U0346974

做药如做人，发现问题，创新性解决矛盾，是成为优秀人才的必要因素，也是药物发现、发明、应用于人类发展史的重要基础和全过程。简史不简，启示莫多！

周新华

中组部千人计划专家、嘉和生物药业有限公司首席执行官、沃森生物副总裁

芮国忠

中国医药科技成果转化中心主任、全国生物医药产业集群（园区）协同创新联盟秘书长

随着新药研发成本攀升、失败率增大，对药物创新和研发的产出率提出了更高要求和更严峻挑战。本书通过一百多个药物发现案例，揭示了药物发现的客观规律和价值规律，给当代科学界、工业界和投资界以很多启示和指导。

众多新药的发现，是近代科学兴起的重要组成部分。本书不但介绍了众多的新药发现创新案例，而且从近代科学发展的角度，阐述了新药发现过程中，新兴科学思想如何冲破旧的观念束缚，促使生命科学在短短一百多年的时间内发生了翻天覆地的变化。深入地说明了，新药发现对于人类历史有极为重要的意义。

杨青

药明康德集团执行副总裁、首席运营官

陈春麟

上海美迪西生物医药股份有限公司创始人，中组部千人计划专家

本书显而易见地把新药研究从传统经验发现，到现代化学、生物学及综合研究过程的具体新药案例呈献给读者，对现代新药研发具有启迪和指导意义，同时也彰显中华民族在人类进程中对新药研发的贡献，相信未来中国必定会在新药发现更显贡献力。相信这会是一本优秀读物，阅读本书会给新药研发工作者重要的启示，也为普通读者揭开新药研发的神秘面纱。

本书不仅仅是一本精彩的创新故事集。作者将基础研究、创新成果、产品市场有机地融合在一起，再现了近 150 个新药发现的历史。随着一次次思维火花迸发，一个个新药犹如一面面旗帜，被插在攀登科技高峰的路途上。高山仰止，更美的风景在最前沿。

王喆

上海长森药业董事长，中组部千人计划专家

史志东

114产学研协同创新服务平台创始人

技术转移的最高境界，是把创新思维从技术方转化至应用方。本书中大量新药成果转化案例，值得每一个技术经纪人细细品悟。

极简

新药发现史

DRUG
DISCOVERY
A Brief History

彭雷◎编著

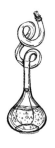

清华大学出版社
北京

图书在版编目（CIP）数据

极简新药发现史/彭雷编著.—北京：清华大学出版社，2018
ISBN 978-7-302-47231-5

Ⅰ.①极…　Ⅱ.①彭…　Ⅲ.①新药－药学史－世界　Ⅳ.①R97-091

中国版本图书馆 CIP 数据核字（2017）第 122626 号

责任编辑：胡洪涛　王　华
封面设计：蔡小波
责任校对：王淑云
责任印制：沈　露

出版发行：清华大学出版社
　　　　网　　　址：http://www.tup.com.cn，http://www.wqbook.com
　　　　地　　　址：北京清华大学学研大厦 A 座　邮　　编：100084
　　　　社 总 机：010-62770175　　　　邮　　购：010-62786544
　　　　投稿与读者服务：010-62776969，c-service@tup.tsinghua.edu.cn
　　　　质量反馈：010-62772015，zhiliang@tup.tsinghua.edu.cn
印 装 者：北京嘉实印刷有限公司
经　　销：全国新华书店
开　　本：148mm×210mm　　印　张：10.625　　字　　数：239 千字
版　　次：2018 年 1 月第 1 版　　　　　　　印　　次：2018 年 1 月第 1 次印刷
定　　价：49.00 元

产品编号：075085-01

序　言

　　药物的概念，历经了古代、近代、现代几个历史阶段。新药发现，从古代的经验积累式的偶然发现，伴随近代化学技术、生物学技术发展，逐渐演变为化学、生物实验式的发现。今天，新药的发现不仅是免疫学、微生物学、化学、药理学、毒理学、医学等多种学科研究和应用的成果，而且也成为这些学科向前发展的重要推动力量。

　　而伴随着新药发现，制药技术、监管法规、健康理念也随之不断发展。新药发现的前端是蓬勃发展的科技体系，中间是高度发达的制药工业，后端是日益庞大的健康需求和医药市场。在今天，新药发现已经成为一个高度跨学科、跨行业、跨领域的概念。

　　新药发现，不但有科技、工业、市场等要素，更有许多人文、社会价值要素蕴含其中。毫不夸张地说，众多新药的发现，深刻地影响了近代以来的历史进程。而国家、政府层面的新药研究决策，也同样极大地影响了新药发现的进展。

　　爱因斯坦曾说："提出一个问题往往比解决一个问题更为重要。"在今天，很多人把新药发现看成一项工程，分解为多个工序，按部就班地进行实验。但事实上无论事先的实验计划如何周密，实际的过程也往往会偏离原先计划的路径。我们仍然需要一双智慧的眼睛来发现问题。本书就有大量新药发现案例可以证明，发现问题的意识越强，越能在竞争中把握先机。

本书内容丰富，资料翔实。书中的内容建立在文献追溯基础上，没有因为要增加故事性而虚构情节，并且还特别涵盖了十余位国人及海外华人发现的新药，如陈克恢、李敏求、沈宗瀛、王振义、屠呦呦等，让大家了解到，在现代新药发现史上国人及海外华人做出的巨大贡献！

本书按历史时间顺序，沿着新药发现的脉络，不但介绍了新药从偶然现象、科学实验、临床治疗中被发现，还阐明部分新药发现的合作形式、上市途径，勾画出跨国制药企业伴随新药发现而不断扩张的发展路径。

由于具备上述特点，本书对于推动我国新药研究发展将是一本非常有用的参考资料；对于我国药学领域的广大青年同志了解药学学科发展历程、增进知识、启迪思路，将发挥重要作用。我相信，对于医药健康领域相关人士，本书都将是一本很值得阅读的优秀读物。

陈凯先

中国科学院院士

上海市科协主席

2017 年 9 月

前　言

在古代，人们对药物的寻找、加工和应用，始终处在一个天然经验、简单技术水平上的阶段。虽然大部分药物来自植物和它们的简单提取物，并且药物研究对于植物学和动物学的发展有一定帮助，但对于大部分疾病，特别是传染病，医生们束手无策。

近代科学应用于新药开发后，以疫苗为代表的生物药出现，使得包括天花在内的令人闻之色变的传染病被攻克，大大提高人类健康水平。有机合成药物也开始从化学、染料工业中独立出来。新药也伴随着近代科学体系的形成而不断涌现。

全球知识传播体系伴随地理大发现和商品贸易形成，国家创新系统随着专利保护不断完善，使得现代医药领域在短短百年间出现分属数百个系列的数千个新药。这一波澜壮阔的新药发现历史使得整个人类社会出现了翻天覆地的变化。当代人可能会偶尔感慨，为什么眼下的医院连治个感冒也这么困难？但了解到新药发现的历史后，我们就能够明白以医药为代表的科学技术、工业体系乃至人们的观念取得了何等的进步！同时也认识到全球知识传播体系的形成和国家创新系统的建设是何等重要！

笔者在制药企业工作时便开始整理新药发现方面的资料，后来经常与院士、专家、留学人员接触，从他们那里得到了许多宝贵的资料，并陆续发表了一些文章。

虽然有介绍医药发展史的专业著作，但随着更多文献资料公开，一些新药发现与以前所述有所不同，且国外的新药发现专著不能及时与中国人见面。笔者一直在做这方面的尝试，并在科学网实名博客上发表了一些关于新药发现的文章，得到了读者的积极反馈，于是决心整理成册，以期为当代新药发现提供借鉴，也使更多的人了解新药发现的辉煌历程。

本书并未采用其他类似读物中常用的按照不同治疗类别分类叙述药物发现的模式。因为这种模式仅适合药物受体理论确立以后，世界卫生组织（World Health Organization，WHO）正式建立解剖学治疗学及化学分类系统（ATC 代码系统，Anatomical Therapeutic Chemical Classification System），新药发现才开始按照不同类别发展。所以本书采用了历史视角的架构与药物分类叙述结合的模式，以案例总结为主线，中间分阶段总结伴随新药发现而建立起来的现代科学体系，以及相应的工业体系。从而能够把波澜壮阔的新药发现史更加生动地呈现出来，让读者了解新药发现在人类历史上具有多么重要的意义！

作　者
2017 年 10 月

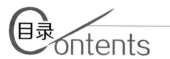

目录 Contents

◎ 目 录 ◎

VII

◎ 目 录 ◎

第6章

当代抗微生物药物和抗肿瘤药物的发现   198

第7章

当代的药物发现   245

◎目 录◎

第8章

现代生物药的发现   291

第 *1* 章

近代新药发现：从尝百草式的
经验阶段到近代科学兴起

近代科学以前，新药发现多是偶然性的，以天然植物药为主，加工过程也简单。我国最早的药学著作成书于秦汉时期，托名神农氏编著的《本草》，其中多种药物至今仍在应用。当时的新药发现方式就是"尽可能小心"的人体试验，所谓的"神农尝百草"也同时存在，但更重要的是在患者身上看到疗效，而使用麻黄治疗哮喘就来自这本书的贡献[1]。

人们就是通过这种不断尝试的方法，发现了最早的药物。公元前 5 世纪，古希腊医生希波克拉底（Hippocrates，前 460—前 370），编著了医生需要遵守的《希波克拉底宣言》（*Hippocratic Oath*），其记载从柳树皮提取的苦

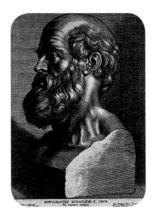

希波克拉底雕像
引自：http://www.historyinanhour.
com/wp-content/uploads/2011/07/
Hippocrates.jpg

味粉末可用来镇痛、退热。此后柳树提取物一直被收入西方药典，后来通过分析才知道其中含有阿司匹林（乙酰水杨酸）这种镇痛药成分。

在古代，烟草、咖啡、可可、茶等商品非常流行，成为世界贸易史上不可或缺的一部分。而这些商品中，均含有生物碱成分。生物碱的种类很多，各具有不同的结构式，彼此性质也有所差异。但生物碱均为含氮的有机化合物，有毒性或较强的药理作用。古人通过尝百草的方式，发现了各种含有生物碱的草药，用于治疗各类疾病。而从相应植物提取的乌头碱、筒箭毒碱则被涂于箭头和匕首，使攻击更具致命性。人类对生物碱在药学上的应用，可以追溯到文明史的开端。

第一个被全合成的生物碱是毒芹碱，由德国化学家阿尔贝特·拉登堡（Albert Ladenburg，1842—1911）在 1886 年实现。他用 2-甲基吡啶与乙醛反应生成 2-丙烯基哌啶，再用钠还原得到产物。而更复杂的奎宁的全合成则到了 1950 年左右才实现。

20 世纪，色谱法、分光法相继出现，生物碱的研究大大提速。到 2008 年，约有 12 000 种生物碱被发现。在对生物碱的研究过程中，大量合成技术、分离技术被发明，一些新的药品被发现。当时人们的化学和医药知识大大增多。许多化学家的工作，包括诺贝尔化学奖获得者的工作很大一部分涉及生物碱。

为预防天花，各国开始推广接种牛痘并建立严格的标准，开启了免疫学的经验阶段。巴斯德发现的减毒活疫苗进一步打开了免疫学发展的大门。在对霍乱的调查和防范中，建立起了统计学、流行病学，这为病因寻找做出了贡献。科赫的微生物病原寻找原则至今仍在应用。路易·巴斯德（Louis Pasteur，1822—1895）、罗伯特·海因里希·赫尔曼·科赫（Robert

Heinrich Herman Koch，1843—1910）等人，还建立起了微生物学及细菌分类学，为抗生素（抗锥虫病的砷剂、抗梅毒的606、抗细菌的磺胺）的大量发现打下了基础。基于此，我们的新药发现就从天花疫苗说起。

从人痘到牛痘（近代免疫学的发轫）：天花疫苗的发现

天花，英文 smallpox，意指小疹，相对于梅毒（great pox）而言。前者的病因是天花病毒，后者的病因是梅毒螺旋体。古代人们不知道二者病因，因为天花主要患者是小孩子，梅毒这种性病主要传染成人，就有了这样两个名称。

这两种疾病的不同点是，天花患者如果能够康复，便可得到终身免疫力。美国首位总统乔治·华盛顿年轻时得过天花。而我国清朝的康熙皇帝，因为得过天花，而被选为皇位继承人。梅毒与天花不同，患者如果没有相应的药物治疗，度过潜伏期后会进行性发病。晚清的同治皇帝，19 岁去世，清朝皇室的官方说法是得了天花，这一说法获得后来的一些历史和医学研究支持，但许多人怀疑他得了梅毒。

天花疫情虽然有几千年的历史，但世界各地的发病情况不同，只是 16 世纪开始，随着人类活动的世界化，天花才开始肆虐。18 世纪，英国移民把天花带到了澳大利亚，最终传遍整个世界[2]。天花病毒可通过接触传播、呼吸道传播，从而引发恶性传染病，并且天花病毒对外界环境的抵抗力强，可以在患者痂皮和用过的被服上生存数月或更久。

中国从唐宋时代就有记载预防天花的种痘法，具体方法是：用棉花蘸取痘疮浆液塞入接种儿童鼻孔中，或将痘痂研细，用银管吹入儿童鼻内，使人因吸入少量死病毒产生免疫抗体。后来又有医生用皮肤接种的方法。明清时期我国还有了专职的"痘医"。1568年，明朝著名小儿医生万全（1495—1580）出版《痘疹世医心法》，对中国古代的各类种痘方法做了总结。不过，因为古代的接种技术有限，难免混入活病毒并引起个别接种者感染天花致死，并且方法各不相同，没有统一标准，加上迷信和战乱，所以没有大规模推广。

中国的这些种痘方法后来通过丝绸之路传到东欧，1714年，君士坦丁堡医生伊曼纽尔·蒂莫尼（Emmanuel Timoni）在一篇杂志上发表了这一方法，引起了西欧的注意。蒂莫尼同时还为当时在土耳其的英国大使做翻译工作。大使的夫人玛丽·沃特利·蒙塔古（Mary Wortley Montagu）女士也注意到这一方法，并为自己的孩子接种，取得了成功。她于1717年写信回英国介绍这一方法，于是天花接种自18世纪20年代开始在英国逐渐施行[3]。

但当时这一接种方法缺少相应的实施标准，有的医生在接种处让人流出血来，有的则使用接种物中活病毒过多，结果引起了部分死亡病例，其中还包括一位皇室成员，引起不少反对意见。但从统计学角度来看，英国社会显然认同了接种带来更多益处。1754年，皇家医学院把天花接种列入教学课程，使得英国成为当时天花接种最广泛的国家。

后来，外科医生佩特里亚克·罗伯特·萨顿（Patriarch Robert Sutton）改进了接种方法，使接种处皮肤损伤大大减轻，结果使接种方法更加安全。他主持一个家族诊所，并把自己的方法传授给儿子们。他们为几十万人做了接种，收入丰厚。当时还有医生在接种的同时注射其他物质，用以加强效果。这种人痘接种方法英文是 variolation，因为天花的拉丁名称是 variola。

通过预防的方法，使人们摆脱了以往无法治疗的传染病，是近代医药学的最大成就。疫苗是将病原微生物（如细菌、立克次体、病毒等）及其代谢产物，经过人工减毒、灭活或利用基因工程等方法制成的用于预防传染病的自动免疫制剂。但最初的天花（人痘）接种方法并未涉及病毒培养等方面，而且全凭经验接种，效果不好，还会导致个别接种者死亡。

在社会对天花接种如此关注的氛围中，一些医生注意到牛痘与天花的关系，并有人进行了相应的牛痘接种以预防天花。西方人有喝牛奶的习惯，英国乡村还有一些专门的挤奶工，多是女性。她们在为患有牛痘的牛挤奶后，有可能感染牛痘病毒，使她们手上长出痘疹。许多人都注意到一个现象：得过牛痘的人不会得天花。英国军队也做过调查，发现骑兵部队中天花的发病率要明显低于其他军种。于是后来就发展了接种牛痘的免疫方法，即牛痘天花疫苗。

天花疫苗成为人类第一种疫苗有其必然性，其中一个重要的原因是，在动物之间有一种与天花病毒类似的传染病病毒——牛痘病毒。它在啮齿类动物之间特别容易传播，也会从动物传染到人。但是，这种牛痘的毒性弱，一般只引起人手上起一些痘疹，并会自愈。在动物身上，牛痘比起牛瘟这种在 2011 年绝迹的传染病危害轻得多。

1765 年，英国医生约翰·费卫斯特（John Fewster）在伦敦医学协会发表一篇文章，探讨了得过牛痘的人获得了对天花的免疫力。在 1790 年以前，至少有 6 个人发现了这一现象，不止一人使用牛痘病毒接种的方法预防天花，但都没有发表相关的结果。

英国医生爱德华·詹纳（Edward Jenner，1749—1823）原本研究动物学，并且第一个说明杜鹃鸟托卵寄生的特性。因为这一研究，他于 1788 年成为英国皇家学会会员。1792 年，他又获得医学博士学位，并接受过天花接种的训练。

詹纳回到故乡开始行医，在当地大力宣传鼓励天花接种。当他向挤奶工人们介绍天花接种时，挤奶工们都说自己是受保护的，他由此开始了解牛痘与天花的关系。詹纳经过研究，推断这些牛痘使得人体对天花病毒产生了抵抗力，于是他开始考虑开发牛痘接种的方法，希望这一方法比原来的天花接种方法更安全有效。

1796 年，一位挤奶工得了牛痘，她找到詹纳，请他治疗自己手上的痘疹。于是詹纳用她手上的牛痘来验证自己的设想。5 月 14 日，詹纳为一名 8 岁小男孩詹姆斯·菲普斯（James Phipps，詹纳的管家的儿子）接种了牛痘。詹纳首先把挤奶工手上牛痘的脓液涂在一个木板上，然后划开小男孩两个手臂的皮肤，接种了脓液。随后小男孩出现发烧和躁动，但没有严重病况出现。等小男孩恢复正常后，詹纳又为这个男孩按通常接种方法接种了天花病毒，但小男孩没有出现任何症状；詹纳重复了一次后，认为小男孩已经对天花产生了抵抗力。

约翰·克林奇（John Clinch）医生，是詹纳的同班同学，两人同时受教于著名的外科医师约翰·亨特（John Hunter）医生。克林奇在 1796 年 12 月 1 日给詹纳写了封信，询问了相关研究情况，并开始按詹纳的方法进行试验。1797 年，詹纳向皇家学会写信介绍自己的成果，并给学会主席写信要求进一步研究并推广这一方法。1798 年，詹纳发表了自己的牛痘接种成果。

1800 年，这一成果被欧洲大部分国家得知，并被传播到美国。詹纳把这种牛痘接种方法称为 vaccination，因为牛的拉丁文是 vacca。后来巴斯德提议，用 vaccination 作为所有免疫的名称。

虽然部分医生和民众接受了这一免疫接种方法，但社会普遍对此持反对态度。甚至还有一种观念认为接种牛痘长大后会变成牛。另外，按照詹纳提出的一种方法，一人接种牛痘后，可以用生出的痘疹直接接触另一人的方法接种牛痘。但这种人与人直接接触法有传染梅毒的风险。后来，经过不断的完善和总结方法，到 1840 年，英国政府开始免费为民众实施牛痘接种免疫。

英国微生物学家悉尼·阿瑟·蒙克顿·科普曼（Sydney Arthur Monckton Copeman，1862—1947）在参与疫苗接种评价和优化时，提出把相应的牛痘样品放在 50% 甘油三醇里，这样可以使疫苗产业化，而不必再现场制备、接种。这种方法在 1899 年被英国政府公开推广[4]。

后因微生物学和显微镜的进步，观察到疫苗中存在细菌的情形，于 1925 年又出了相应的灭菌政策。提供天花疫苗的厂家使用多样的动物感染牛痘，有普通牛、羊、水牛，个别还用细胞培养或者鸡蛋胚胎培养法。20 世纪 40 年代末期，英国微生物学家莱斯利·哈罗德·科利尔（Leslie Harold Collier，1921—2011）开发出一种热稳定的冻干粉剂，在疫苗的悬液中加入 0.5% 的苯酚和 5% 的蛋白胨，混合物可以保护疫苗在冷冻干燥过程中保持稳定。并在未来半年内保持免疫力。1960 年代，惠氏公司（Wyeth，于 2009 年合并到了辉瑞（Pfizer）公司）的本杰明·鲁宾（Benjamin Rubin）发明了一种分叉针，用于接种时浅表皮肤划擦。

1968 年，世界卫生组织发起了消灭天花的卫生运动，冻干粉和分叉针被大力推广。经过数年的努力，1977 年后，除了一次实验室事故外，再也没有天花病例出现。

现今仍有天花病毒毒株保存在个别实验室，只是为了科学研究和预防未知的生物恐怖袭击。

引领潮流的伯明翰月光社与早期麻醉剂的发现（一氧化二氮、乙醚、氯仿）

1775 年，英国化学家和自然哲学家约瑟夫·普里斯特利（Joseph Priestley，1733—1804）发表了自己的著作《对不同气体的实验和观察（*Experiments and Observations on Different Kinds of Air*）》。其中包含了他制得的两种气体：氧气和一氧化二氮（或氧化亚氮）。

在氧气被人们发现以前，科学界普遍流行一种燃素理论：一切可燃的物质因有燃素存在所以燃烧，没有燃素则无法燃烧。但当时这一理论面临一个困境：有机物燃烧后重量降低，无机物（个别金属）燃烧后重量增加。虽然普里斯特利发现了氧气，但他仍然坚定支持燃素理论，并认为自己制得的氧气当中所含燃素极少，或不含燃素，所以无法燃烧。

法国科学家安托万-洛朗·德·拉瓦锡（Antoine-Laurent de Lavoisier，1743—1794）重复他的实验后，指出氧气参与了燃烧，并于 1778 年正式命名氧气：oxygen。他通过密闭小室燃烧实验证实自己的燃烧理论。他还把化学从定性阶段引入定量阶段，最终引发所谓的第一次化学革命。

除了氧气引发的化学革命，普里斯特利于 1772 年合成的一氧化二氮还引发了医学上麻醉药的使用。这种气体是他在铁屑中加入少量硝酸，然后加热制得的一种无色无味气体。

　　当时氢气、氧气等多种气体被发现和制备，引起了英国化学家托马斯·贝多斯（Thomas Beddoes，1760—1808）的兴趣。他在1986年左右到达巴黎游学，与拉瓦锡成为朋友。当时很多人提出吸入某种气体可以治疗某种疾病等观点。贝多斯也计划研究各种气体对疾病的治疗效果，他还试验用牛呼出的气给患者，观察是否有疗效，结果引起当时很多人的反感。

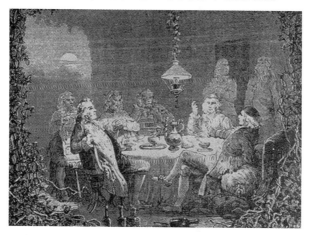

月光会成员集会。月光会是一个致力于技术革新和科技发展的
地方性学会组织，影响深远
引自：http://lowres-picturecabinet.com.s3-eu-west-1.amazonaws.com/43/
main/36/114918.jpg

　　他邀请蒸汽机发明者瓦特为他制造了几种生产和储存气体的设备，并与瓦特一起发表了相关的结果。普里斯特利、詹姆斯·瓦特（James Watt，1736—1819，发明了瓦特蒸汽机，为英国工业革命做出了突出贡献）和贝多斯三人都是伯明翰月光会（Lunar Society of Birmingham）成员，所以他们在研究中能

够互相帮助。

1794 年,贝多斯专门建立了一个"气体研究所"(Pneumatic Institution),研究气体的临床作用,即气体药物(pneumatic medicine)[5]。1798 年, 汉弗莱·戴维(Humphrey Davy, 1778—1829)开始担任气体研究所实验室主任。

戴维的自学能力很强,当他在一个外科医生手下当学徒时,就在药剂房中学习各种实验技能,并在亲戚家的阁楼里(父亲去世后住在亲戚家)做实验。在这期间他从亦师亦友的罗伯特·邓金(Robert Dunkin)这个"科学爱好者"那里学到很多东西。戴维本人能写诗,会作画,再加上化学方面的研究,名气开始传开。蒸汽机发明者瓦特的儿子,在当地做客时,曾指导戴维做实验。因为贝多斯于 1798 年到当地做客时,听说了 20 岁的戴维很有才华,便聘请他担任自己气体研究所实验室主任。

1799 年,戴维发表了几篇文章论述自己的研究成果,其中包括对一氧化二氮的研究。他加热硝酸铵,收集产生的一氧化二氮。当气体不纯时,人吸入就会生成少量硝酸损害呼吸道黏膜,但当纯度高时,吸入会产生兴奋感。他在动物身上、自己身上都得到了"具有麻醉效果"的结论,并提议把这一气体应用到手术麻醉中。但戴维很快离开了气体研究所,到伦敦皇家研究会工作。在那里他通过电化学方法,陆续发现了钠、钾、钡、钙、镁、锶等多种元素,后来又发明煤矿工人用的安全灯,成为名动一时的化学家。虽然他因为后期刻意压制自己的学生迈克尔·法拉第(Michael Faraday,1791—1867)而饱受非议,但他毕竟发现了法拉第并破格提拔他为实验人员。

离开气体研究所后,戴维没有对一氧化二氮继续研究,但他的一些诗人朋友,包括塞缪尔·泰勒·柯尔律治(Samuel

Taylor Coleridge，1772—1834，英国湖畔派诗人），都试用过这一气体。并且很快，这一气体成为社会流行文化的一种，人们称之为笑气，因为它在一些人身上可以引起难以控制的狂笑，成为人们在各类宴会场合寻欢作乐的道具之一。

　　1844 年 12 月 10 日，美国 29 岁的牙科医生霍勒斯·威尔士（Horace Wells）和他的妻子一同到康涅狄格州的哈特福德去看一次舞台表演，表演者让一名观众吸入笑气，这名观众大笑大跳，就连碰伤腿流血都没有受任何影响。威尔士问他伤口感觉，对方说一点儿也不疼。第二天，威尔士就使用笑气，让助手给自己拔牙，亲身体验了笑气麻醉效果。现代第一个麻醉药正式应用于临床。

　　查尔斯·托马斯·杰克逊（Charles Thomas Jackson，1805—1880）是一位美国医生和科学家，研究涉及医学、化学、矿物学、地理学等。他闻名科学界是由于卷入了几项争议，而争议通常是以这种形式出现：有人宣布自己最先发现了某种现象、作用或发明了某物后，杰克逊就立即宣布自己才是最先发现的人，其中包括：硝化棉的发现 [发明者克里斯蒂安·弗里德里希·尚班（Christian Friedrich SCHönbein）]，电报的发明 [发明者塞缪尔·芬利·布里斯·摩尔斯（Samuel Finley Breese Morse）]，胃的消化作用的发现 [发现者威廉·博蒙特（William Beaumont）]，以及乙醚的麻醉效果的发现 [（发现者威廉·汤姆斯·格林·莫顿（William Thomas Green Morton）]。他还称自己最先阐述了一个矿产开发理论。

　　其实在杰克逊和莫顿关于乙醚麻醉作用的发现早晚争议之前，美国医生克劳福德·威廉森·朗（Crawford Williamson Long，1815—1878）已经进行了乙醚的麻醉手术，但朗于 1849

年才发表自己的临床研究文章，比莫顿于 1846 年申请专利的时间要晚。虽然英国有医生于 1840 年就把乙醚与鸦片联用治疗疼痛，但现代一般认为于 1842 年进行了第一例麻醉手术的朗最先发现并在临床上应用了乙醚的麻醉作用[6]。

用乙醚作为麻醉剂比一氧化二氮用起来方便得多，也能更好地控制给药剂量，所以很快传到了欧洲。但乙醚易发生爆炸，而且味道讨厌。爱丁堡大学的詹姆斯·辛普森（James Simpson）教授打算寻找一种新的麻醉剂来替代乙醚。他通过尝试的办法，终于在 1847 年发现氯仿也具有麻醉作用，因为氯仿气味好闻，所以更受大家欢迎。但因为氯仿的毒性非常强，很快出现了死亡病例。在 19 世纪 50 年代为英国维多利亚女王用氯仿麻醉分娩的麻醉师约翰·斯诺（John Snow，1813—1858）在 1848 年发明了一个吸入装置，可以定量地吸入氯仿，大大减少了麻醉剂的副作用，死亡病例明显减少了。

约翰·斯诺去世后，英国医师约瑟夫·托马斯·克洛弗（Joseph Thomas Clover）成为世界最著名的麻醉医生。他本来是外科医生，后来因身体原因转为内科医生，最后专攻麻醉。并先后开发了一些器械，可以把三种麻醉剂或两种麻醉剂混合定量给药。他在 1871 年以前，完成过 1 万多例麻醉，从未出现死亡事故。当时欧洲的著名人物，如拿破仑三世、丹麦王后等，在做手术时，都聘请他来做专职麻醉师。

一氧化二氮于 1772 年合成，1844 年用于临床；乙醚于 1540 年被德国医生、植物学家瓦勒留斯·科杜斯（Valerius Cordus，1515—1544）合成，300 年后才用于临床；氯仿于 1831 年被尤斯图斯·冯·李比希（Justus von Liebig，1803—1873）等几个不同国家的化学家合成，十几年后就应用于临床。

1858 年成立于美国纽约的施贵宝（Squibb）公司，就生产这几种麻醉剂，并在美国内战中成为北方军的主要麻醉剂供应商。

其中一氧化二氮在今天的一些牙科诊所仍在使用，但不再当作麻醉剂使用，而是当作情绪缓解剂。乙醚和氯仿一直使用到 20 世纪初，才被更有效的麻醉剂取代。

睡梦之神与英雄——吗啡和海洛因的发现

德国化学家弗里德里希·威廉·亚当·塞特纳（Friedrich Wilhelm Adam Sertürner，1783—1841）于 1804 年左右从罂粟草（鸦片）中分离到纯的吗啡。这是第一个被分离的生物碱。当时塞特纳还是另一位药剂师的学徒，只有 20 岁。他把这一化合物给狗试验，然后又自己尝试，结果发现吗啡引起人和动物的睡眠。所以他借用希腊睡梦之神 Morphus 的名字，命名为吗啡 morphium，英文译为 morphine。1809 年，他自己开了一间药房行医，到 1815 年，吗啡已被广泛应用到临床。

1817 年，塞特纳公司（Sertürner and Company）成立，并以酊剂（有芳香味的水醇溶液，供口服）形式销售吗啡，用于镇痛。1827 年，德国默克（Merck）公司也把吗啡商品化，并把吗啡开发为其主打产品。1853 年左右，注射器出现，吗啡大多改为通过皮下注射给药。不过，很快被证明，吗啡比鸦片的成瘾性更大。

在圣玛丽医院医学院（St Mary's Hospital Medical School）工作的英国化学家查尔斯·罗幕·奥尔德·莱特（Charles Romley Alder Wright，1844—1894）是第一位报道锑化铝这一金属间化合物的人，其研究领域覆盖金属冶炼、氧化锰、三元合金及化学动力学。并且他还是第一个合成海洛因的人。1874年，莱特一直想找一个吗啡替代药物，他尝试把各种酸与吗啡反应，效果均不佳，直到他把乙酸酐和无水吗啡加热数小时，得到了二乙酰吗啡。他把样品送到曼彻斯特的欧文斯学院（Owens College，即今天的曼彻斯特大学），请 F. M. 皮尔斯（F. M. Pierce）教授分析，后者观察到样品在狗和兔子身上出现一些惊恐、加快睡眠、瞳孔放大、流大量口水、易吐等症状，不过未进一步研究。

1895 年，德国拜耳公司（Bayer，德国著名制药企业）的费利克斯·霍夫曼（Felix Hoffmann，1868—1946）在亚瑟·艾兴格林（Arthur Eichengrün，1867—1949）指导下研究用吗啡制成可待因时，制成了二乙酰吗啡。拜耳公司迫不及待地把它作为非处方药推向市场，宣称它不会成瘾，并可以代替吗啡，用于止咳等疾病治疗。因为它能产生兴奋感，于是命名为海洛因（heroin），意指英雄。不过，很快发现海洛因具有更强的成瘾性。拜耳公司被迫于 1913 年将它退市。1914 年，美国出台法案，禁止所有的阿片类药物作为非处方药销售。

染料工业先驱发现可待因

法国化学家皮埃尔·让·罗比凯（Pierre Jean Robiquet，1780—1840）自己或与其他化学家合作，制备纯化了多个生物碱，他还是第一位分离到氨基酸的人。1803 年，他在另一位化学家实验室里工作，从芦笋（天冬）中提取天冬酰氨酸，即茜素。茜素自古就在中亚、埃及、欧洲和中国被作为红色染料使用。1804 年，英国的乔治·菲尔德（George Field）发现用明矾水溶液处理茜素后，茜素会发生色淀，变为不溶的固体染料，从而延长了它作为染料的使用寿命，用其他金属盐代替明矾，可以得到其他颜色的染料。

　　1826 年，已经成为巴黎药学院教授的罗比凯（Robiquet）确认并分离了茜草根含有的两种染料，即茜素红及紫茜素（羟基茜素）。这一发现促进了染料工业的进展，给他带来很大荣誉。1832 年，他在研究不同方法纯化吗啡时，在吗啡分离后的提取液中发现了可待因（codeine）[7]，这一当今世界应用最广泛的阿片类镇痛药。

　　可待因的药效为吗啡的 8%~10%，但安全性高，成瘾性小，很快被推向市场。并在 20 世纪初成为临床镇痛、镇咳的首选药。并可以作止泻用。一开始，可待因需要从鸦片中提取，但后来大多通过用吗啡的 O- 甲基化来合成。

最早的滴眼液阿托品

　　公元前 4 世纪，亚里士多德的学术继承人提奥弗拉斯特（Theophrastus，前 372—约前 287）记述了曼陀罗可以治疗外伤、痛风、失眠，当时人们还迷信地认为它是个有魔力的"爱情药水"，而其中就有阿托品的成分。埃及的一种植物——天仙子（henbane）的提取物中也含有阿托品。让恺撒和安东尼拜倒的埃及艳后克里奥佩拉，就用它来滴眼，使她的眼睛更诱人。文艺复兴时代，女性用颠茄类植物（atropa belladonna）的提取物来滴眼，所以后来有效成分被命名为阿托品（atropine）。

　　公元 1 世纪的古希腊医生佩达纽斯·迪奥斯科里季斯（Pedanius Dioscorides，40—90）发现用曼陀罗酿的葡萄酒有麻醉作用，可用于治疗疼痛或失眠，以及手术前处理或烧灼。这些含有阿托品的提取物再结合鸦片用于治疗疾病的方法风行整个古代西方医学世界，直到近代才被乙醚、氯仿和其他现代麻醉剂取代。

发现苯酚（石炭酸）的德国化学家弗里德利布·费迪南德·伦格（Friedlieb Ferdinand Runge，1795—1867）首先研究了阿托品的散瞳效应。后来药理学进一步发展，贝措尔德（Bezold）和布勒鲍姆（Bloebaum）于1867年发现了阿托品可以阻断迷走神经刺激对心脏的影响。1872年，其他药理学家又发现它可以阻断鼓索神经刺激分泌唾液的效应，于是阿托品类生物碱的应用范围进一步拓展。

1831年，德国药剂师海因里希·弗里德里希·格奥尔格·迈因（Heinrich Friedrich Georg Mein，1799—1864）成功从植物中得到阿托品纯结晶[8]。后来李比希（Liebig）在自己的生物碱著作中给出了一个不正确的阿托品分子式，但随后进行了修正。而首次合成阿托品是1901年由德国化学家里夏德·维尔施泰特（Richard Willstätter，1872—1942，因研究植物色素于1915年获得诺贝尔化学奖）完成的。他首先合成托品酮，然后再合成阿托品硫酸盐。但他的合成工艺收率较低，合成托品酮工艺步骤以环庚酮作为起始原料，尽管路线中每一步的产率均较高，但由于步骤较多，使总产率大大降低，只有0.75%。

第一次世界大战中，制药业无法满足托品酮的需求。1917年，英国化学家罗伯特·鲁宾逊（Robert Robinson，1886—1975，因研究植物染料和生物碱于1947年获得诺贝尔化学奖）发明了简单的托品酮合成法。该法是有机合成中的经典路线之一，仅以结构简单的丁二醛、甲胺和3-氧代戊二酸为原料，在仿生条件下，利用胺甲基化反应（Mannich 反应），仅通过三步反应（一锅反应）就合成了托品酮，而且产率达到 17%。

治疗痛风的秋水仙碱和治疗疟疾的金鸡纳（奎宁）

　　法国化学家约瑟夫·别奈梅·卡旺图（Joseph Bienaimé Caventou，1795—1877）与发现可待因的皮埃尔·让·罗比凯同是巴黎药学院的教授。卡旺图与另外一位化学家皮埃尔·约瑟夫·佩尔蒂埃（Pierre Joseph Pelletier，1788—1842）合作，一起研究植物和蔬菜中的生物碱。1817 年，两人分离得到叶绿素和吐根碱；1818 年，得到士的宁；1819 年，得到马钱子碱；1821 年，得到咖啡因。他们最重要的发现是在 1820 年从金鸡纳树皮中分离得到了奎宁。同年，他们又从秋水仙（autumn crocus，colchicum autumnale）中分离出了秋水仙碱[9]。

　　公元前 1500 年的古埃及医学记载中就有秋水仙可以治疗风湿和水肿，公元 1 世纪的迪奥斯科里季斯（Dioscorides）在所著的《药物志》（*De Materia Medica*）中描述其可治疗痛风。从此这一植物的药理作用被越来越多的人认识。1618 年，《伦敦药典》（*London Pharmacopoeia*）中记述了这一药物。本杰明·富兰克林（Benjamin Franklin，1706—1790，美国科学家、政治家）因为自己患有痛风，还把秋水仙带到北美去栽种。

　　1833 年，法国化学家 Ph.L. 热日尔（Ph.L. Geiger）分离到其中的活性物质，并起名秋水仙碱（colchicine）[10]。这一药物很早就被广泛使用，并且一直未被美国食品药品监督管理局（Food and Drug Administration，FDA）审核过，直到 2006 年，FDA 开展一项对未批准药物的核查行动，秋水仙碱才获得美国药品正式批文。因为这一核查行动由 URL 制药公司（URL Pharma）资助，所以该公司获得了秋水仙碱为期 7 年的市场独占权。

　　古罗马时期，疟疾流行，因此曾一度被称为"罗马热"。后来人们又以为这种疾病与空气有关，因此命名为 malaria（古意大利语的意思为"坏的空气"）。16 世纪，西班牙传教士发现美洲土著人使用一种树皮作为药材治疗热病，于是把它带回了欧洲。因这种新药治好了伯爵夫人 Chinchón 的病，于是就被命名为 Cinchona，中文译名金鸡纳。金鸡纳中的有效物质就是奎宁。后来清朝的康熙皇帝患疟疾，御医们束手无策，最后用了传教士进献的金鸡纳才痊愈。

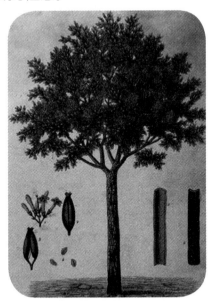

金鸡纳树（花与树皮）

引自：http://media.web.britannica.com/eb-media/30/144930-004-4732ED98.jpg

西方人使用印第安人的方法，先把金鸡纳树皮干燥，然后研成粉末，溶入酒中饮用。1850 年后，这种预防疟疾的方法在西方开始流行。有了金鸡纳，欧洲探险家和劫掠者才能安全地深入非洲大陆。

奎宁虽然于 1820 年被成功分离，但它的合成太难了，所以使用的绝大多数奎宁都是提取的。1826 年，巴黎的佩尔蒂埃（Pelletier）等人在药剂房里开始大规模提取奎宁。他们从 150 吨金鸡纳树皮中提取了 1800 千克奎宁，开了制药工业中工业化大规模提取的先河。

1816 年，艾曼纽·默克（Emmanuelle Merck，1794—1855）接管了家族自 1668 年就经营的药店，并开始扩大药品生产规模，成为默克公司的前身。除了生产当时流行的鸦片酊类药物外，他还生产片剂、粉剂、糖浆剂。随着生物碱的分离，他也把目光转向生物碱的生产。1848 年，他的儿子分离得到罂粟碱，把生意拓展到奎宁等药品。

拜耳公司的费利克斯·霍夫曼于 1897 年 8 月，在亚瑟·艾兴格林指导下进行合成奎宁的研究，不过在这一过程中，他合成了乙酰水杨酸（阿司匹林）这一百年名药（见阿司匹林一节）。

随着原料树木被过度砍伐，金鸡纳树越来越少，而防疟又是如此重要，秘鲁等金鸡纳树的产地开始限制出口，并严禁树种、树苗外运。荷兰商人通过走私树种，在爪哇等殖民地种植了大量金鸡纳树，最终占世界奎宁供应量的 97%。

1906 年，修建巴拿马运河的 26 000 名工人中，有 21 000 人因感染疟疾而住院。而主管部门引进奎宁控制疟疾后的 1912 年，在近 50 000 名工人中，住院者减少到 5600 人。第二次世界大战中，德国占领了荷兰，日本也占领了东南亚，结果盟军得不到奎宁供应，在非洲和南太平洋作战的大量士兵感染疟疾，上万人因此丧生。

这也导致了第二次世界大战中交战各国投入巨资研制抗疟疾新药。

陈克恢发现麻黄碱的抗哮喘作用

《神农本草经》就记载了麻黄的止咳舒喘作用，可以说麻黄是中医对世界的一项贡献。自唐朝开始，日本就学习中医中药。但日本比中国更早接受了西方的影响，19世纪就派出大量留学生学习西方科技文化，并初步建成了现代科技体系。

长井长治（Nagai Nagayoshi，1844—1929）就是留学生中的一员。他在大阪时，就学习兰医（荷兰医学，天然草药和西方外科手术融合）。1871年，他被日本政府派到柏林留学，受到化学家奥古斯特·威廉·冯·霍夫曼（August Wilhelm von Hofmann，1818—1892，曾受教于李比希）的影响，于1873年学习有机化学。

1883年，他与德国妻子回到日本，并担任东京帝国大学化学系教授，开始了对中草药有效成分的研究，引起他注意的是麻黄这一药物。经过不断实验，他提取出了麻黄碱（ephedrine）。1885年，他又通过合成方法，合成了麻黄碱，并发表了研究结果。由他担任顾问的住友制药株式会社，最早生产并上市了这一药品，商品名借用了长井姓名中的"Nagai"向其致敬。麻黄碱在德国由默克公司上市，商品名为Ephetonin。不过，由于他们当时的研究不够深入，所以主要适应证是用于扩瞳。长井长治是日本第一届医药协会主席，他的儿子担任驻德国外交使节。1923 年，爱因斯坦夫妇访问日本时，就住在他家里。

　　就在 1923 年左右，中国药理学创始人——陈克恢（1898—1988）和北京协和医学院同事卡尔·F. 施密特（Carl F. Schmidt，1893—1988，从美国宾州大学到中国做研究）分离出了麻黄碱以及左旋麻黄碱，并研究了相应的药理作用。他们发现麻黄碱的作用与肾上腺素的作用类似，都能够对哮喘动物模型产生作用，并且麻黄碱还可以口服，相关文章于 1924 年发表[11]。他们把样品提供给美国宾州大学的托马斯·G. 米勒（Thomas G. Miller），米勒与梅奥医学中心（Mayo Clinic）的 L.G. 朗特里（L.G. Rowntree）一起研究麻黄碱治疗哮喘的作用，本品治疗哮喘的适应证于 1926 年被批准临床应用。之后，麻黄碱被广泛应用于支气管哮喘、百日咳以及很多过敏性疾病的治疗中。后来，陈克恢曾担任美国礼来公司（Eli Lilly and Company）药理部负责人，在众多新药发现中做出了贡献。

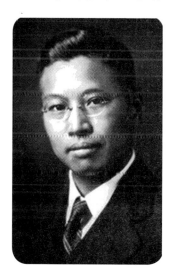

中国药理学创始人——陈克恢
（1898—1988）
引自：http://tech.gmw.cn/scientist/2015-08/25/content_16799439.htm

　　陈克恢经过研究发现，世界各地产的麻黄草，中国和东南亚地区产的含麻黄碱最多。而当时，因为主要来源仍是植物提取，而中国是主要原料产地，所以美国礼来公司就从中国进口。而治疗哮喘的作用被发现后，需求量大幅增加，麻黄出口从 1926

年的 4 吨，增长到 1928 年的 216 吨。直到第二次世界大战时，麻黄碱被合成，我国麻黄的出口才降下来。

抗心衰药物洋地黄与早期药理学的建立

"赫顿妈妈"（Mother Hutton）是一个英国什罗普郡的老妇人，她配制出多种草药茶（药），治疗心脏和肾脏疾病，包括"水肿"（由心衰引起）这一疾病。1776 年，牛津大学一个学院院长慕名前来请她为自己治疗，结果喝了她的草药茶后，没有多久院长的症状竟然消失了。这件事传到了院长的同乡威廉·维瑟林（William Withering，1741—1799）那里。

维瑟林出身医生世家，毕业于爱丁堡医学院。他的妻子是一种植物插画爱好者，在找他看病时相识，两人于 1772 年结婚。在妻子的影响下，维瑟林于 1776 年，出版了英国最早的植物志：《大不列颠自然植物志》（*The Botanical Arrangement of all the Vegetables Naturally Growing in Great Britain*）。同时，维瑟林还是一位化学家和地理学家，做了大量的化学实验，并对矿物有研究。在做科研时，维瑟林与科学、工业界人士交流加深，并加入了伯明翰月光社。

1776 年，维瑟林找到"赫顿妈妈"，买下了她治疗心衰的配方。这个配方含有 20 余种草药的复方。维瑟林经过实验，推断出洋地黄（foxglove）是这个复方的"活性"成分。随后的九年里，他小心翼翼地收集不同季节的洋地黄，并用洋地黄不同部位制成相应制剂。最后他才把洋地黄制剂（包含多种洋地黄化合物，如地高辛、洋地黄毒苷等）应用于治疗患者，并记录了156 例临床案例，得到了洋地黄的最佳剂量和使用方法。1785 年，维瑟林发表了自己的研究结果：《洋地黄组分研究及其医学应用》(*An Account of the Foxglove and some of its Medical Uses*)。文中记录了他的临床病例，而其中一个病例是由内科医生、自然哲学家伊拉斯谟斯·达尔文［Erasmus Darwin，1731—1802，伯明翰月光社的创始人之一，他的孙子查尔斯·罗伯特·达尔文（Charles Robert Darwin）提出了著名的生物进化论］介绍的患者。同年，伊拉斯谟斯·达尔文撰文给伦敦内科医生学会，描述洋地黄治疗心衰的临床研究，虽然在文章最后他提到维瑟林已经用来治疗很多患者，但还是引起两人之间的争论。

维瑟林通过对洋地黄的研究，开启了近代药理学。而在此之前，瑞典病理、药理、毒理学家，著名医生约翰·雅各布·韦佛（Johann Jakob Wepfer，1620—1695，对脑血管疾病有研究，最早提出脑卒中机制和应对方法）把动物实验用于检验药品、化合物的药理和毒理作用。他研究了毒芹、嚏根草、附子的毒性，并对砷、锑、汞在临床上的使用做出了警告。这一点是不容易的，因为当时人们正大量应用含有砷和汞的药品治疗疾病，后来治疗梅毒的"神奇子弹"砷凡纳明也是含砷化合物。韦佛（Wepfer）于 1679 年出版了相关的著作，药理学和毒理学人士均把他看作学科奠基人。

虽然实验动物的应用，大大开拓了药理研究领域，但当时的药物都是像洋地黄之类的混合物，且限于技术手段，对其体内代谢无从检测。所以当时只有模糊的论述，猜测某化合物作用于何种器官，产生何种作用。

公元 1 世纪前后的《神农本草经》记载了 300 多种药物，其中就包括大黄导泻、麻黄止喘等药理学记载。公元 77 年前后，希腊医生迪奥斯科里季斯（Dioscorides）编著的《药物志》一书，记载了约 600 种生药，此书直至 15 世纪在药物学及植物学上仍占重要地位。许多药草名称仍沿用至今。但此后，无论是东方还是西方，药理学进展都不大。

随着西方世界的兴起，其医学和药学水平也随之提高。意大利生理学家费利切·丰塔纳（Felice Fontana，1730—1805，还对物质固液气三态转变的作用力有研究）对千余种药物进行了毒性测试，认为天然药物都有活性成分，且选择性作用于某个部位。

而当 19 世纪初，吗啡、奎宁、可待因等生物碱相继被分离纯化并应用于临床后，可以通过检测血液中的这些物质，进一步研究其代谢、分布等药理作用。

德国药理学家鲁道夫·布赫海姆（Rudolf Buchheim，1820—1879）于 1849 年被多帕特大学（Dorpat University）聘为药理学教授，第二年他在该大学建立了药理研究所。他通过建立生物活性测定方法、化合物定量测定方法，把药理学从实证研究推向科学分析。前文所说合成氯仿的化学家李比希已经建立了定量测定氮、氢、氧的化学方法，有机化学体系已经建成，为药理学的发展提供了技术基础。1856 年，布赫海姆出版了他的科研成果《药理学》。

他的学生奥斯瓦尔德·施米德贝格（Oswald Schmiedeberg，1838—1921）建立了现代药理学。施米德贝格于 1866 年获得博士学位，论文是《血液中氯仿的测定》。他研究了透明质酸的成分，并探讨了其与胶原蛋白、淀粉样蛋白和硫酸软骨素的关系；发现聚氨酯有催眠效果；他还与学生汉斯·霍斯特·迈尔（Hans Horst Meyer，1853—1939）合作，发现葡萄糖醛酸在细胞代谢中起到重要作用，同时参与软骨形成。1869 年，他发现蕈毒碱可以对迷走神经产生类似电刺激的现象。在布赫海姆退休后，施米德贝格接替了他的位置。

斯特拉斯堡（Strasbourg）是原法国阿尔萨斯省的首府，1870 年普法战争，拿破仑三世令人大跌眼镜地遭到惨败，本人也被俘，为了镇压巴黎公社，新成立的法国梯也尔政府迅速与德国签订停战协议，把阿尔萨斯和洛林两个省割让给德国。1872 年，施米德贝格来到斯特拉斯堡大学（Strasbourg University）建立了一个更大的药理系。1883 年，施米德贝格出版了他修订过的《药理学》。他培养了众多学生，包括 20 多个国家的留学生，这些学生回国后大部分成为药理学教授，药理学也随着人才增多而在新药发现中发挥更大作用。

硝酸甘油：诺贝尔的师兄的贡献

法国化学家泰奥菲勒 - 朱尔·珀卢兹（Théophile-Jules Pelouze，1807—1867）是一位工业化学家的儿子，珀卢兹除了化学外，还学习过一段时间的药学。他的研究领域众多，还曾与李比希合作开展酒醚方面的研究，虽然他没有独立做出大的成果，但与许多科学家一起出版了不少科技著作。

珀卢兹曾在多个大学执教，有一段时期，他在意大利都灵大学从事火药棉的研究工作。在他的指导和启发下，他的两个学生在炸药方面作出了创造性贡献。其中一个学生阿斯卡尼奥·索布雷罗（Ascanio Sobrero，1812—1888）于 1947 年发明了硝酸甘油，但由于这种物质极不稳定、易于爆炸，索布雷罗把他的发明隐藏了一年左右才公开，后来又在给朋友的信中极力警告硝酸甘油的危险性。珀卢兹的另一个学生阿尔弗雷德·贝恩哈德·诺贝尔（Alfred Bernhard Nobel，1833—1896），在 19 世纪 60 年代进行了长期的实验，利用硝酸甘油研制出了稳定的炸药。在去世前，诺贝尔把自己财富捐献出来，成立了当今科学界的最高荣誉奖项——诺贝尔奖。

有学者发现在封闭实验室处理硝酸甘油及类似物时，会导致突发性剧烈头痛，这表明硝酸甘油具有某种形式的舒张血管作用。英国医生托马斯·劳德·布伦顿（Thomas Lauder Brunton，1844—1916）是威廉·维瑟林（William Withering）的校友，当他还在爱丁堡医学院读书时，便写了一篇关于洋地黄的论文，并获得表彰。他使用亚硝酸异戊酯，希望通过其扩张血管的作用，使冠状动脉舒张以缓解心绞痛，这一方法获得了成功。

英国医生威廉·默雷尔（William Murrell，1853—1912）尝试使用硝酸甘油，以缓解心绞痛，降低血压，并证明了头痛发生是因为硝酸甘油过量所致。他于 1878 年开始在临床上尝试用硝酸甘油治疗心绞痛[12]，不过为了避免人们对于火药的恐惧，药物的名称改为 glyceryl trinitrate，而不是原来的 nitroglycerin。他于 1879 年在《柳叶刀》杂志发表了他的临床研究结果。

瘴气理论的衰落与苯酚在手术消毒中的应用

人们对于药物，往往有不科学的认识，如 1675 年，英国国王查尔斯二世颁布法令，禁止人们饮用咖啡，因为当局怀疑咖啡可能会导致不育。20 世纪初，美国还迫使可口可乐公司把可乐中的咖啡因去除。同时，一个新药出来后，都希望该药无所不治。很多 19 世纪的医药公司，都生产一些打着"提高健康、减少疾病"的万灵药剂，如同中药的大力丸、福勒溶液之类的砷剂和美国的"微生物杀手（Microbe's Killer）酊剂"等。这是因为人们对疾病的病因没有科学的认识所致。

上文所述的约翰·斯诺（John Snow）除了在麻醉医学的贡献外，还大大促进了医学卫生学的发展。在相应的致病微生物被发现以前，对于霍乱、鼠疫这些疾病，科学界提出了一种"瘴气"理论，认为疟疾、霍乱、鼠疫等流行病都是由污染或有毒的"坏空气"而导致的疾病，疟疾（malaria）在古意大利语的意思即为"坏的空气"。这与古代中国的认识相同，我国古代也称疟疾为瘴气。西方一些支持这一理论的学者还进一步提出：所有不良气味都是疾病。不过，瘴气与现代所说的沼气是两个概念，前者是古时人们对流行病病因的假设，后者则是一种能源气体。

因为瘴气理论的流行，社会普遍认为提高公共卫生水平是消灭诸如霍乱、伤寒等流行病的必要手段。于是，1846 年，英国通过了一部法案，支持民众挖井，并大力扩建下水道，力图把所有居民都包纳进去。又于 1848 年经由立法通过了一部公共健康法案。

约翰·斯诺经过思考，于 1849 年提出一种假设，认为是水中的病原引起了疾病，而不是所谓的瘴气。1854 年，伦敦爆发一场霍乱，共夺去了 1.5 万人的生命。斯诺经过流行病学调查，发现这场霍乱起源于索霍（SOHO）地区的一处水井。他在地图上以水井为中心，标出了发生的病例地点，他通过调查为居民提供用水的两家水务公司：南瓦克与威克斯豪（Southwark & Vauxhall）公司和拉姆波斯水（Lambeth water）公司，发现前者从污染的水井中取水送入居民家中，导致了更大规模的发病情况。相关部门立刻采取措施，大大降低了霍乱发病率。斯诺这一研究成为流行病学的开端。

1955年，斯诺进一步提出，水中的病原被人吃进胃肠道后，在肠道大量繁殖，引起霍乱。但因为斯诺没有通过化学方法发现这个水井的水与其他水井的水有何不同，也没有在显微镜下发现致病菌，所以瘴气理论仍然占主导地位，支持者们辩称，就算不对那个被污染的水井采取措施，霍乱也会因为卫生情况改善而中止流行。

1866年，英国伦敦又爆发一场霍乱，曾任英国国家人口统计局主管的威廉·法尔（William Farr，1807—1883）发现从伦敦东部一个水库中用水的居民发病率远高于其他居民，于是立刻下令所有人用水必须煮过。这一命令被执行后，发病率迅速下降。经过这次事件，斯诺的理论得到更多重视。1875年，英国新的公共卫生健康法涉及住房、通风、污水排放、饮水供应、阻挠行为、危险性贸易、触染性疾病等多种公共卫生问题，是当时世界上最高效、最全面的公共卫生法。

意大利解剖学家菲利波·帕奇尼（Filippo Pacini，1812—1883）于1831年发现了环层小体，卵圆形或球形，直径为1~4mm，广泛分布在皮下组织、肠系膜、韧带和关节囊等处，感受压觉和振动觉。1840年后，他发表了研究结果，引起解剖学界的轰动，因此环层小体又被称为帕奇尼小体（Pacinian corpuscles）。1854年，他从霍乱患者的粪便中分离得到病原，并在显微镜下观察到霍乱弧菌。虽然他今后不断提及这一发现（最后一次是在1881年），但没有影响到瘴气理论占统治地位的医学界。

早在1676年，荷兰商人、科学家安东尼·菲利普斯·范·列文虎克（Antonie Philips van Leeuwenhoek，1632—1723）已经用自己研制的显微镜观察到了微生物。

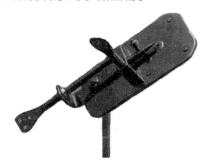

列文虎克显微镜

引自：http://www.quekett.org/wp-content/uploads/2015/09/replica-01.jpg

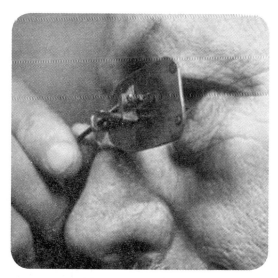

列文虎克显微镜使用方法

引自：http://physicsmuseum.uq.edu.au/van-leeuwenhoek-microscope-replica

随后，大量的细菌被发现。但是，瘴气理论还有一个雄厚的理论基础——传自亚里士多德（Aristotle，前 384—前 322）的自发理论。这一理论认为跳蚤可以从尘土中自发生长，自发理论还被用来解释腐肉可以长菌等现象，即生命可从没有生命的物质中自发生成。就像中国古代认为一些自然宝玉是吸收了日月精华而产生的，且具有灵气，如同孙悟空可以从石头中蹦出来。

因为自发理论在人们思想中根深蒂固，帕奇尼的发现没有人重视。国际卫生大会（International Sanitary Conference）在1851—1892年间召开7次讨论霍乱问题的会议，斯诺的理论和帕奇尼的发现都没有被列入讨论议程。瘴气理论和自发理论，仍大行其道，直到病原生物致病理论的建立，两种理论才逐渐失去市场。

病原生物致病理论自16世纪开始，就不断有人提出并用实验证实，直到意大利科学家阿戈斯蒂诺·巴西（Agostino Bassi，1773—1856）于1803—1813年间，证实一种"蔬菜寄生虫"（其实是一种真菌）是造成蚕生病的病因。巴西又把这一现象推广到人，认为人的疾病、瘟疫也是由病原生物造成的，有力地支持了病原生物致病理论。

德国微生物学家费迪南德·尤利乌斯·科恩（Ferdinand Julius Cohn，1828—1898）出生于一个富有的犹太商人家庭，在他获得植物学博士学位后，他的父亲于1849年为他买了一台当时最先进的显微镜，由奥地利著名的光学仪器专家西蒙·普罗素（Simon Plössl，1794—1868）亲手制作，能够消除色差。用这台显微镜，科恩在植物和微生物领域取得了许多重要成果。1776年，科恩接待了一位自称有重大科学发现的乡间医生——罗伯特·科赫（Robert Koch），科赫向他清楚地展示：炭疽杆菌是炭疽病的病因，炭疽病菌的生活史是从杆菌-芽孢-杆菌的循环，芽孢可以放置较长时间而不死。而科赫用的显微镜只是很一般的档次，是他妻子省吃俭用于 1773 年送给他的生日礼物。

经科恩的推荐和介绍，科赫的发现引起德国科学界的轰动。科赫也受邀到柏林继续开展微生物学研究。在柏林，科赫开发出细菌染色剂，优化了他的细菌摄影技术，发明了固体培养基，并且分离培养得到了结核杆菌。1884 年，科赫提出了微生物致病理论的核心原则：第一，这种微生物必须能够在患病动物组织内找到，而未患病的动物体内则找不到；第二，从患病动物体内分离的这种微生物能够在体外被纯化和培养；第三，经培养的微生物被转移至健康动物后，动物将表现出感染的征象；第四，受感染的健康动物体内又能分离出这种微生物。这四个原则一直应用到今天。1905 年，科赫获得诺贝尔生理学或医学奖。

1882—1883 年，科赫开始研究霍乱。当埃及发生霍乱流行时，他立即赶去，但到达时流行已停止了，于是他又赶往印度。在印度，他从霍乱患者的粪便中分离得到霍乱弧菌。1884 年，当他把这一结果发表后，科学界才重新认识到帕奇尼理论的正确性。

而法国科学家路易·巴斯德（Louis Pasteur）则是一位非凡的科学家。巴斯德本来是化学专业的，在化学家安托万·杰罗姆·巴拉尔（Antoine Jérôme Balard，1802—1876，溴元素的发现者之一）指导下从事化学研究，于 1848 年得出从酒糟中提取的酒石酸与从化学合成得到的酒石酸分子式相同，但旋光性相反，二者混在一起还有消旋性。

1854 年，巴斯德因对酒石酸旋光性研究被任命为里尔大学（University of Lill）科学院院长。里尔是法国酿酒业的中心，巴斯德的一个学生家里就生产酒，但当时他们家面临酒类储存

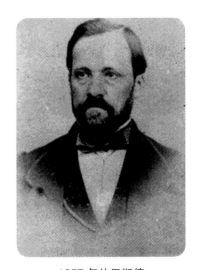

1857 年的巴斯德
引自：http://www.todayifoundout.com/wp-content/uploads/2015/10/Louis_Pasteur.png

一段时间就变酸的问题，学生的父亲请巴斯德帮忙解决。通过研究，巴斯德发现酵母通过发酵把糖转化为乙醇，而乳酸杆菌则会在酒溶液中大量繁殖使酒变酸。1858 年，他发表研究结果。然而，医学界仍然坚持自发理论，对巴斯德的发现持否定态度。还有人讽刺，说巴斯德作为一个化学研究人员，其在微生物领域的工作是不可信的。

　　巴斯德毫不气馁，决定把自己的理论付诸实践。经过反复实验，他发明了巴氏消毒法，在不影响酒的品质的情况下，通过适度加热杀死乳酸杆菌，从而使酒类长期保存（中国已经在1117 年使用类似方法来解决酒类保存问题）。这一发明迅速推广，不但促使法国酒工业走向繁荣，还应用到了奶制品工业。他于 1865 年申请了专利。工业界以极大的热情迎接巴斯德的发明，科学界的观念也开始被改变了。

　　巴斯德的发现引起了英国外科医生约瑟夫·李斯特（Joseph Lister，1827—1912）的注意。古代有很多外科医生不但没有消毒的概念，有时候还故意穿着沾染了几年污渍的手术服以显示自己经验丰富，这就使继发手术感染率大增。又由于当时没有抗生素有效地治疗感染，所以外科手术对很多人来说曾是一件很恐怖的事情，许多人因继发感染、坏疽而在痛苦中死去。

　　李斯特猜想外科手术中引发的伤口感染、坏疽也可能是病原微生物引起的。他于 1865 年开始在手术时采用苯酚进行消毒，取得了极大成功，大大减少了继发手术感染率。手术消毒理念迅速被医学界接受。这进一步打击了自发理论。

　　李斯特采用苯酚作消毒剂带来的巨大成功又反过来激发了巴斯德，使他也发明了一种乙醇消毒剂，降低了产褥热的死亡率。

粗心的助手帮助巴斯德发现鸡霍乱疫苗

　　巴氏消毒法取得巨大成功时，法国的养蚕业又受到困扰，巴斯德在法国农业部的指派下调查蚕大量死亡的病因。果然，巴斯德发现了一种使蚕生病的微生物，经过几年的研究，他发现这种微生物通过感染蚕的卵使蚕染病。

　　虽然一时找不到消灭它的办法，但巴斯德指导蚕农把染病的蚕处理，并销毁有可能沾染这种微生物的用品，用各种手段避免这种微生物在蚕之间的传染。于是，蚕病的损失减低了。

　　几次的成功，让巴斯德对微生物产生了极大兴趣，他已经注意到了阿戈斯蒂诺·巴西的病原生物致病理论，于是他把巴西的头像挂在自己办公室，定下了向微生物及传染病方向研究的目标。

　　他首先开始研究的是鸡霍乱这种动物疾病。他经过努力，成功地分离出了病菌，接下来打算用这种病菌制造疫苗，然而，直到 1880 年，经过许多次实验，总不能成功。1880 年夏天，巴斯德在外出度假前，交代自己的助手查尔斯·尚贝兰（Charles Chamberland，1851—1908，后来发明高压釜和细菌过滤器）做一次病菌接种实验，但尚贝兰却径自去度假一个月。等尚贝兰回到实验室后才用放置了一个月的鸡霍乱菌接种鸡，结果这次鸡虽然出现一些症状，却全部存活下来。尚贝兰认为是自己实验操作失误，但巴斯德要求他再接种一次新菌种，结果所有的鸡都没有发病，于是他们确信所有的鸡都产生了免疫力。

巴斯德意识到了这一发现的重要意义，立即做了相关的组合实验，证实放置一段时间的鸡霍乱病菌毒性降低，并可以作为一种很好的免疫剂。鸡霍乱疫苗研制成功了。随后，巴斯德又用类似方法发明了炭疽减毒疫苗。不过，有学者通过实验记录发现，炭疽疫苗的发现者有可能是法国的一位兽医让 - 约瑟夫 - 亨利·图桑（Jean-Joseph-Henri Toussaint，1847—1890），他曾是巴斯德的仰慕者。他通过细菌培养，得到了炭疽杆菌并寄给了巴斯德，后者还首先通过氧化法得到了减毒活疫苗[13]。

这两个疫苗的成功大大提振了巴斯德的信心，为他发明狂犬病疫苗奠定了实践和理论基础。

两个小男孩与狂犬病疫苗的发现

狂犬病在当时仍是不治之症，即便在 2010 年，全世界仍有2.6 万人死于本病。在古代，人被疯狗咬过或被患者传染后，相当于判了死刑。我国晋朝医生、炼丹士葛洪（284—364）在《肘后备急方》中记载了一种治疗狂犬病的办法，有了一些免疫学的影子：杀死疯狗，用狗的脑子敷在被疯狗咬伤的患处，可以取得一些治疗效果。不过，从整个历史来看，只能采取两种办法：杀死疯狗，控制患了疯狗病的人，以免引发更多感染。

1804 年，德国科学家格奥尔格·戈特弗里德·青克（Georg Gottfried Zinke）率先用疯狗的唾液感染了兔子与鸡，揭开了科学认识狂犬病的序幕。随后在 1813 年，两位法国医生弗朗索瓦·马让迪（Francois Magendie）与吉尔贝·布雷谢（Gilbert Breschet）用狂犬病患者的唾液感染了狗，证实了该病在人与动物身上发生类似病程。但人们对病因研究进展不大，医生针对疯狗咬伤束手无策，直到巴斯德改变了此类患者的命运。

巴斯德在鸡霍乱与炭疽疫苗上取得了巨大成功，激励他向寻找狂犬病疫苗进军。1880 年 12 月，他用骆驼毛刷在一个死于狂犬病的 9 岁幼童的口腔里获取了适量黏液，然后接种了两只兔子，不到两天，兔子就死了。巴斯德原以为狂犬病也是一种细菌性疾病，但他发现无法用患者的血液传染狂犬病，而且用一般细菌过滤的方法，无法过滤这种病原。他们在显微镜下看不到病原，一般的培养办法也无法培养出病原。但他们用脑组织与脑脊液培养病原取得了成功。这使他确信狂犬病是一种神经性疾病，病原集中在中枢神经系统。他们通过干化脊髓 5~10 天来弱化病毒的毒性，结果获得了减毒疫苗。

到了 1883 年，巴斯德实验室中已经有了四条对狂犬病毒免疫的狗，就是反复接种弱化病毒产生的结果。1885 年，巴斯德在国际医学会议上报告了他们的工作，除了没有在人身上试验外，他们在 50 条狗身上试验都取得了成功。随后，通过两个感染了狂犬病毒的小男孩，验证了狂犬病疫苗的成功。

第一个小男孩叫约瑟夫·迈斯特（Joseph Meister）。1885 年 7 月 6 日，巴斯德首次在迈斯特身上接种了他发明的减毒疫苗。小迈斯特于两天前被一条疯狗咬伤，多达 14 处，在当时，相当于被宣判死亡。巴斯德在征求两位医生的意见后，决定提前进行人体实验，将尚未成熟的疫苗技术用于迈斯特。他在 10 天内为迈斯特接种了 13 次疫苗。巴斯德早期的方式是渐次接种毒力强的疫苗——最后接种的疫苗病毒株的效应本就可以引起狂犬病，经过免疫过程后，迈斯特没有发病，疫苗获得了成功。迈斯特后来成为巴斯德研究所的守夜人，直到逝世。

第二个小男孩叫让·巴蒂斯特·朱皮耶（Jean Baptiste Jupille），在治疗小男孩迈斯特3个月后，这位15岁的牧羊娃朱皮耶，因保护其他人而被疯狗严重咬伤。在巴斯德那里，勇敢的朱皮耶也被成功治愈。至今，巴斯德研究院仍树立着巴斯德和少年朱皮耶的雕像，传颂这个故事。

巴斯德发明狂犬病疫苗的消息迅速传遍全球，远至北美、俄罗斯，都把被疯狗或狼咬伤的患者送到巴黎救治。不过，当时有人指责，巴斯德本人并没有行医执照却治疗狂犬病患者，是不合法的。但当时巴斯德聘请了著名的儿科大夫全程密切监护。而且，疫苗挽救了这么多人的生命，没有多少人愿意难为这位科学伟人。

经过巴斯德、科赫等人的研究，微生物学成为一门重要的学科。病原生物致病理论也得到全面确立。微生物学的发展，不但使许多疫苗被开发出来，而且为后来的抗生素的发现打下了基础。制药业将在20世纪上半叶迎来抗生素的黄金时代。

参考文献

［1］尚志均.神农本草经校注[M].北京：学苑出版社，2008.

［2］HAYS J N. Epidemics and pandemics: their impacts on human history[M]. Santa Barbara: ABC-CLIO,2005.

［3］ABOUL-ENEIN,BASIL H, ROSS, et al. Smallpox inoculation and the Ottoman contribution: A Brief Historiography[J].Texas Public Health

Journal,2012,64(1):12-16.

[4] COLLIER L H. The development of a stable smallpox vaccine[J].The Journal of hygiene,1955,53(1):76-101.

[5] STANSFIELD D A,STANSFIELD R G. Dr Thomas Beddoes and James Watt: Preparatory work 1794-96 for the Bristol Pneumatic Institute[J]. Medical History,1986,30(3):276-302.

[6] KRANTZ J C. The First Anesthetic.The Story of Crawford Long.by Frank Kells Boland[J]. The Quarterly Review of Biology,1951,16(26):541-544.

[7] WAROLIN C. Pierre-Jean Robiquet[J].Rev Hist Pharm (Paris), 1999, 47 (321):97-110.

[8] MEIN H F G. Ueber die Darstellung des Atropins in weissen Kristallen(On the preparation of atropine as white crystals)[J]. Annalen der Pharmacie,1831,6(1):67 72.

[9] DELEPINE M. Joseph Pelletier and Joseph Caventou[J]. Journal of Chemical Education, 2015, 28(9):454-457.

[10] GEIGER P L. Ueber einige neue giftige organische Alkalien[J]. European Journal of Organic Chemistry, 2010, 7(3):269-280.

[11] CHEN K K, SCHMIDT C F. The action of ephedrine, an alkaloid from Ma Huang[J].Proceedings of The Society for Experimental Biology and Medicine, 1924, 21:351-354.

[12] MURRELL W. Nitro-Glycerine as a Remedy for Angina Pectoris[J]. The Lancet, 1879, 113(2894):225-227.

[13] GEISON G L. The Private Science of Louis Pasteur[M]. Princeton: Princeton University Press, 1995.

第*2*章
伴随药理学完善而渐兴起的新药发现

发现洋地黄的伯明翰月光社成员威廉·维瑟林（William Withering）写出了英国第一本植物志，他的妻子也是一个植物爱好者。植物分类学隶属于启蒙运动的百科全书派，而维瑟林的研究，进一步推动了药理学的发展。药理学最终由德国的奥斯瓦尔德·施米德贝格（Oswald Schmiedeberg）建立起来，他培养的药理系毕业生成为德国制药工业的中坚力量。药理筛选动物模型为新药发现奠定了基础。

水合氯醛是在兔子身上验证的，苯巴比妥则利用了狗作为验证模型，百浪多息的发现得益于小鼠葡萄球菌感染模型，这些都离不开药理学的发展。除了药理筛选模型的增多，阿司匹林、苯佐卡因、普鲁卡因、磺胺类抗生素、可的松类激素的发现也离不开合成技术进步。胰岛素、肝素、青霉素被推向临床，得益于提取工艺优化及制药企业（简称药企）进行大生产工艺开发。

第一个安眠药：水合氯醛

水合氯醛（chloral hydrate）最早是在 1832 年，由德国化学家李比希使用氯气与乙醇反应生成的，他还发现在碱性环境下，水合氯醛生成氯仿和甲酸。德国药理学家鲁道夫·布赫海姆（Rudolf Buchheim）在 1869 年之前就发现了水合氯醛的催眠作用，但布赫海姆的初衷是解决一些疾病中，患者血液呈现出碱性化的问题，他希望水合氯醛在碱性条件下生成的甲酸可以解决这一问题，但并没有达到目的，于是终止了这一研究。

德国药理学家奥斯卡·利布来希（Oscar Liebreich，1839—1908）在柏林大学病理研究所担任助教期间也研究化合物的催眠作用，他着眼于水合氯醛在碱性条件下生成的氯仿，希望观察到更好的催眠效果。他首先在兔子身上验证了自己的假设，然后设计了不同剂量的实验研究，相关结果于 1869 年发表。很快，水合氯醛被应用于临床的催眠和镇痛。并且它在水中和乙醇中都很稳定，所以被大量应用于临床。先灵（Schering）公司建设了一个工厂生产这一药品，商品名为 Noctec，作为瓶装溶液出售。这是临床上第一个被真正应用于催眠的药物，还可用于儿童，但使用者不能饮酒。短短几年，水合氯醛的需求量每年超过 1 吨。

不过，实验显示，虽然水合氯醛有催眠作用，但使用者的血液中氯仿成分非常低。发现胰腺降血糖作用的德国医生约瑟夫·冯·梅灵（Joseph von Mering，1849—1908）在研究巴比妥类催眠药物时对水合氯醛也做了研究。他推测水合氯醛的作用机制有可能是在血液中生成了三氯乙醇，三氯乙醇在血液中发挥了催眠作用，但这一推测直到 20 世纪 40 年代才被验证。1962 年，葛兰素史克推出了三氯乙醇的磷酸盐——磷酸三氯乙酯钠，用于催眠。

1962 年，好莱坞女明星玛丽莲·梦露（Marilyn Monroe）由于服用药物过量致死，当时就发现她饮酒的同时使用了水合氯醛。另外，她胃内还有另一类药物——巴比妥类药。

解痉催眠药巴比妥：GMP（良好生产规范）的推手

1864 年 12 月 6 日，德国化学家阿道夫·冯·拜耳（Adolf von Baeyer，1835—1917，1905 年诺贝尔化学奖获得者）利用动物的尿素与丙二酸二乙酯（苹果酸衍生酯）合成了巴比妥酸（barbituric acid）。但当时拜耳并未发现它有什么实用价值，于是把它放在了一边。

直到 1903 年，拜耳的学生，当时在拜耳公司担任顾问的化学家赫尔曼·埃米尔·路易·菲舍尔（Hermann Emil Louis Fischer，1852—1919，1902 年诺贝尔化学奖获得者）和上文提到的德国医学家梅灵 [（Joseph von Mering），切除狗的胰岛后，得到了高血糖的狗，这导致后来胰岛素的发现] 发现了二乙基乙酰脲（diethylacetylurea）可以非常有效地使狗进入睡眠状态。它是以乙醇钠为催化剂，通过冷凝的二乙基丙二酸乙酯与尿素反应而生成的。

作为医生的梅灵在寻找一个比水合氯醛更好的催眠药，他合成了一个对狗有催眠效果的化合物，但由于对化学不精通，所以他咨询了菲舍尔，请菲舍尔帮助确证自己所推测的化合物的结构是否正确，分析其化学性质，并进一步纯化它。菲舍尔精通碳水化合物，重复了他的实验，并合成了几个化学结构相关的药物，其中包括效果更好的二乙基巴比妥酸（5,5-diethylbarbituric acid）。然后菲舍尔和梅灵于 1903 年共同发表了结果，并且又以巴比妥（barbital）为名申请了专利[1]。

1904 年，拜耳公司把巴比妥作为镇静催眠药推向市场，

商品名为 "Veronal"。1912 年，拜耳公司又推出了苯巴比妥（phenobarbital，商品名为 Luminal）。另外一个可溶的巴比妥盐则被先灵公司（Schering）以商品名 Medinal 推向市场。它一直应用到 20 世纪 60 年代，才被后来上市的苯二氮类药物取代。

巴比妥被推向市场后，一位年轻的医生阿尔弗雷德·豪普特曼（Alfred Hauptmann，德国神经学家）发现，癫痫患者服用本药后，癫痫发作次数明显减少了，它的效果远比溴化钾要好。但他也同时发现，患者一旦断药，癫痫发作会比以前更频繁。于是巴比妥类药物开始应用于解痉治疗。

在随后的应用过程中，临床医生们又发现，巴比妥还可以治疗新生儿黄疸。不过，这种用法于 20 世纪 50 年代光疗法被发现后终止。

另外，巴比妥药还因一起严重的药品安全事故促进了《良好生产规范》（GMP）颁布实施。1940 年 12 月，温斯洛普化学公司（Winthrop Chemical）在生产磺胺噻唑时，使用了未清洁的苯巴比妥生产设备，结果使得磺胺噻唑片中混有苯巴比妥，每片苯巴比妥剂量达到 350mg，这是引起成人嗜睡剂量的 2 倍。这一药物上市后导致数百人死亡，所引发的公众的强烈反应也加快了 GMP 的实施。

阿司匹林——百年名药的"罗生门"

早在公元前 5 世纪，古希腊医生希波克拉底已记载从柳树皮提取的苦味粉末可用来镇痛、退热。此后柳树皮提取物一直被收入西方药典。

英国一位传教士爱德华·斯通（Edward Stone，1702—

1768），在一次乡间散步时，疟疾发作的他感到身上有些难受，便从身边一棵柳树上揭下一块树皮咀嚼，希望柳树皮的苦味可以减少不适感。没想到过了一会儿真的有效了。那时人们已经知道金鸡纳树皮中的奎宁可治疗疟疾，于是斯通设想柳树皮中也有治疗疟疾的物质，并开始这方面的研究。斯通花了 5 年时间收集柳树皮，提取有效成分并在人们身上验证。他于 1763 年分离得到了水杨酸溶液，并写信向英国皇家学会主席介绍了自己的成果，这封信后来被保留在英国的博物馆内。

1827 年，柳树皮中的活性成分水杨苷被分离、纯化了出来。随后几年，化学家在不同的植物中提取到了相应的水杨苷成分，但提取工艺复杂，并且产率很低。

1853 年，曾在李比希实验室工作过的法国化学家查尔斯·弗雷德里克·热拉尔（Charles Frederic Gerhardt，1816—1856）成功制备了乙酰水杨酸。他研究各种酸酐的合成与性能，有一次他把乙酰氯与水杨酸钠混合加热，得到一个新产物，他称之为水杨酸乙酸酐，但产物并不纯，而且他没有进一步加以分析。1859 年，化学家冯·希尔曼（von Gilm）用水杨酸和乙酰氯合成了纯的乙酰水杨酸。1869 年，其他化学家重复了两人的实验后得出结论，两个人得到的产物是相同的。但是，这一物质的药理作用仍没有被发现。

19 世纪 80 年代，德国的染料工业发展迅速，并且煤焦油工业也开始发展，大量化学物质被合成。其中不乏具有药理活性的新物质。卡乐公司的乙酰苯胺（Antifebrine，退热冰）原本是一个染料衍生化合物，1886 年偶然发现其有解热镇痛作用，被推向药品市场后大卖。

这一药物鼓舞了化学家弗雷德里希·卡尔·杜伊斯贝

格（Friedrich Carl Duisberg，1861—1935）。杜伊斯贝格曾在阿道夫·冯·拜耳的实验室学习，1883 年应聘到弗雷德拜耳公司（Friedr. Bayer & Co.，即拜耳公司前身）的法本沃克（Farbenwerke）染料工厂。在乙酰苯胺被发现之后，他说服公司高层，也开始进军解热镇痛药研究。很快，在他的带领下，1887 年，解热镇痛药非那西丁（phenacetin）被研发出来，接着镇静药索佛那（sulfonal，丙酮二乙基砜）和甲基砜（trional）在 1988 年被推向市场。这些成功使杜伊斯贝格在拜耳公司一路升迁，于 1890 年担任研究部门负责人，并进入董事会。他于 1900 年担任公司 CEO。第一次世界大战后，他主导拜耳公司等 5 家德国主要化学企业，合并为 IG 法本（IG Farben）这一当时世界排名第四的大公司。

德国化学家费利克斯·霍夫曼（Felix Hoffmann）于 1894 年加入了拜耳公司，1897 年 8 月，他在药学部主管亚瑟·艾兴格林（Arthur Eichengrün）指导下进行合成奎宁的研究，不过在这一过程中，他在乙酸环境中乙酰化水杨酸，合成了乙酰水杨酸（阿司匹林）这一百年名药。艾兴格林将包括水杨酸在内的几种化学品送到公司的药理组进行初步试验，认为其中乙酰水杨酸的效果最佳。但是药理组负责人海因里希·德莱塞（Heinrich Dreser，1860—1924）认为乙酰水杨酸对心脏有害，拒绝进行临床试验。于是艾兴格林首先在自己身上进行试验，觉得乙酰水杨酸无害，然后递交给同事，召集医生秘密地进行临床试验。试验的结果非常好，但德莱塞仍认为该产品没有价值。

在拜耳公司研究负责人杜伊斯贝格的干预下，公司才开始全面评估乙酰水杨酸。之后，德莱塞改变了看法，在 1899 年发表一篇介绍这个新药发现经过的文章，并取名为阿司匹林

（Aspirin），文章中既没有提艾兴格林，也没有提霍夫曼。当年，本品以瓶装粉剂上市，很快被推广到全世界[2]。

德莱塞是三人中唯一一个从阿司匹林销售中获利的人。艾兴格林、霍夫曼和公司签的协议是他们将从他们发明的专利产品中获得专利费。而德莱塞和公司的协议是任何由他引进的产品他都能从销售中分成。不过，霍夫曼在阿司匹林上市后，从研发部门转到销售部门工作，并在1934年提出，自己研发阿司匹林是为了治疗老父亲的风湿病。这受到纳粹当局的吹捧，因为艾兴格林是犹太人，正受当局迫害。于是拜耳公司也把这个故事传遍全世界，以提高本品的销量。

艾兴格林还同时主持了另一个药品的研发，即银粒子蛋白（silver proteinate，商品名为Protargol），通过银酸盐与白蛋白结合而成，用于染色。后来发现对细菌有作用，便用来治疗淋病，于1897年上市。

"二战"结束后，大约在1949年，艾兴格林提出自己是阿司匹林的发明人，但不久他就去世了。后来，英国医药史学家沃尔特·斯尼德（Walter Sneader）几经周折获得德国拜耳公司的特许，查阅了公司实验室的档案，宣布艾兴格林为发明人。

艾兴格林除参与新药开发，还与西奥多·贝克尔（Theodore Becker）一起，于1903年开发出第一个可溶性的醋酸纤维素。在阿司匹林上市后，他便转向研究塑料、油漆、人造纤维等。他在塑料注射成型技术方面也有贡献。

而拜耳公司是建于1863年的一家化工小公司，原来主要是生产染料。在19世纪80年代后期，拜耳公司转而研究化学制药，获得了巨大成功。不过，第一次世界大战对拜耳公司造成了不小的损失，美国没收了拜耳公司的海洛因、阿司匹林等商标权。阿司匹林的生产原料之一苯酚（还可以应用于塑料、火药等工业）的主要供应商英国还对德国进行封锁，拜耳公司不得不利用德国间谍从美国以生产消毒剂名义进口原料。

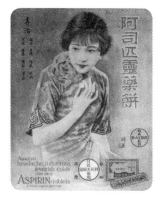

第一次世界大战后，阿司匹林再度红火，还分销到中国市场。民国影星阮玲玉就做过阿司匹林的代言人，为其做广告。阿司匹林在中国取得不小的成功，1936年，拜耳公司还开始在上海生产阿司匹林。可以说，巴比妥、阿司匹林等药物的成功，奠定了拜耳公司在世界制药业的地位。

民国影星阮玲玉为阿司匹林代言。图中英文指治疗头痛、流感、发热、伤风

引自：http://lxcdn.dl.files.xiaomi.net/mfav2/download/s008/v01Sgt0deTdQ/bBNPHCoMW6VZxh.jpg

局麻药可卡因与弗洛伊德（精神分析学家）失之交臂

欧洲人发现美洲后，探险家们便注意到南美土人通过咀嚼古柯植物的叶子来提神。1855 年，德国化学家弗里德里希·歌得克（Friedrich Gaedcke，1828—1890）首次从古柯叶中提取出麻药成分，但并不纯。合成尿素的德国化学家弗里德里希·维勒（Friedrich Wöhler，1800—1882）也对古柯叶子感兴趣，希望提取出相应的有效成分。他请一位探险家给他带回了一些古柯叶，然后交给自己的博士生阿尔贝特·奈曼（Albert Neiman，1830—1861，他合成了芥子气这个用于"一战"的化学武器，也不幸地死于芥子气中毒）研究。1859 年，奈曼精制出高纯

度的化合物，维勒品尝过后（在当时发现新化合物，很多化学家都会亲自品尝一下），感觉味苦且麻，把它命名为可卡因（cocaine），又称古柯碱。

其后，有人在酒中加入古柯叶提取物，最初的可口可乐当中（1886 年的配方）也有古柯提取物。1884—1885 年，好几组医生发现可卡因的麻醉和镇痛作用，其中还包括心理学家西格蒙德·弗洛伊德（Sigmund Freud，1856—1939）。弗洛伊德的好友卡尔·科勒（Karl Koller，1857—1944）也在寻找一种局麻药，希望用于眼科手术，他注意到了可卡因，并与德国默克公司联系，尝试把可卡因用于临床，取得了良好的效果。很快，可卡因被普及到临床中。

由于可卡因有成瘾性，水溶液不稳定，高压灭菌时易分解，以及资源有限，于是可卡因的临床应用就受到了限制。化学家们便对可卡因的结构进行研究和改造，以寻找更好的局部麻醉药。

局麻药普鲁卡因是美国的抢仿品

苯佐卡因（benzocaine）于 1890 年由德国化学家爱德华·里策特（Eduard Ritsert, 1859—1946）合成，并于 1902 年以"麻醉"（Anästhesin）为商品名上市。阿米洛卡因（amylocaine）是由巴斯德研究所埃内斯特·富尔诺（Ernest Fourneau，1872—1949）于 1903 年发现，临床应用于脊髓麻醉[3]。

德国化学家阿尔弗雷德·艾因霍恩（Alfred Einhorn，1856—1917）于莱比锡（Leipzig）大学学习，后来曾于 1882 年加入慕尼黑大学阿道夫·冯·拜耳（Adolf von Baeyer）的研究团队。并一直在慕尼黑大学任职。在研究麻醉类药品时，艾因霍恩于 1905 年首次合成了一个有效化合物，并以奴佛卡因（novocaine）为名申请了专利。

外科医生海因里希·布劳恩（Heinrich Braun，1862—1934）在莱比锡享有盛名，1901 年，他设计了一种混合多种麻醉气体的医疗器械，1903 年，他又发表文章，提议局部麻醉手术中可以把前列腺素作为血管收缩剂。艾因霍恩合成奴佛卡因后，请布劳恩实验。布劳恩发现奴佛卡因有很好的局部麻醉作用。从而，奴佛卡因很快被推向市场。

虽然奴佛卡因的麻醉效果不如可卡因，并且对少数患者有致过敏副作用，但安全性仍强于可卡因，并且没有成瘾性。艾因霍恩希望奴佛卡因可以取代普鲁卡因，但外科医生们仍然喜欢在手术中全身麻醉，但牙科和眼科医生对奴佛卡因青眼有加。

"一战"后期，美国对德国宣战，取消德国药企的相关专利。于是美国制药商立即开展了抢仿，把它以普鲁卡因（procaine）的名字上市。国内后来也采用了普鲁卡因的名字。普鲁卡因目前基本被利多卡因取代，但仍在口腔麻醉中使用。

科赫门下"三杰"与白喉抗毒素

德国微生物学家罗伯特·科赫（Robert Koch）自发现结核分歧杆菌后，就一直寻找相应的"疫苗或杀菌剂"，但总不能成功。不过，他的实验室聚集了大量被称为"微生物的猎手"的人才。科赫实验室中，以贝林、北里柴三郎、埃尔利希等三人最为优秀，他们开创了免疫学的新时代。

1889 年，上尉军医埃米尔·冯·贝林（Emil von Behring，1854—1917）被调往科赫实验室。出身贫困不得不学医，并担任多年军医的贝林非常珍惜这次机会。他在科赫实验室的第一个同事是北里柴三郎（Kitasato Shibasaburō，1853—1931）。

北里柴三郎于 1885 年受日本政府派遣到科赫实验室学习。1892 年回日本，并于 1894 年在香港与巴斯德研究所的亚历山大·耶尔森（Alexandre Yersin，1863—1943）几乎同时发现了鼠疫的病原菌，但科学界把荣誉给了耶尔森。

1883 年，皮埃尔·保罗·埃米尔·鲁（Pierre Paul Émile Roux，1853—1933）与亚历山大·耶尔森一起发现了白喉杆菌，并对其毒素做了研究。白喉毒素（diphtheria toxin）也相继被发现，只要有毒素作用于动物，不需要细菌，动物也会出现相应的症状。

在当时还没有办法培养厌氧菌，但北里柴三郎通过实验，于 1890 年成功地培养出了破伤风病原菌。这时贝林已经通过实验研究发现，小鼠对白喉病原体有抵抗力，而豚鼠对霍乱也有抵抗力。并且白喉杆菌[可引起急性呼吸道疾病白喉（diphtheria）]免疫动物后，动物血清中有一种抗菌物质（即抗体），于是科赫让两人合作。他们发现这是一种"抗毒素"物质，于是共同发表了一篇文章。贝林又单独发表一篇文章，阐明了他们发现的"抗毒素"。这些成果开创了免疫学的新时期[4]。

同样在科赫实验室从事研究工作的保罗·埃尔利希（Paul Ehrlich，1854—1915）也转向免疫学研究，并以植物毒素免疫动物，得到了动物血清中的"抗毒素"。埃尔利希曾经为科赫改进过细菌染色方法，赢得科赫的赏识。

因为贝林同科赫在抗毒素研究的专利权上产生分歧，结果离开了科赫实验室。一家染料企业赫希斯特公司（Hoechst AG，后来成为安万特的前身，即赛诺菲安万特的一部分）也在医药产业上升之际进行转型。它已经资助科赫对结核疫苗和抗结核药物的研制，虽然不成功，但得知白喉抗毒素之后，该公司又与贝林签订合同，开发这类新药。

但贝林的工艺方法无法达到工业生产的要求，于是他邀请埃尔利希来帮忙。埃尔利希凭借自己在植物毒素免疫，以及化学方面的高超技能，通过把白喉菌反复注射到马的体内，得到了马免疫血清。1894 年，本品临床试验取得成功，赫希斯特公司随后把这一制剂作为治疗白喉的新药推向市场，这种新药在随后的一次白喉流行中获得极大成功。[第一个白喉抗毒素血清由巴斯德研究所的鲁（Roux）等人制备成功，虽然他们也是根据贝林等人的研究原理，但在贝林与埃尔利希成功之前，他们已经在 300 多位儿童身上得到了成功验证。]

1895 年，柏林设立了血清学研究所，埃尔利希担任第一届所长。然后埃尔利希开发出一种定量白喉抗毒素的方法，从而将其开发为一种注射制剂。使得血清抗毒素的产品质量变得稳定。不过，贝林和埃尔利希因为利益分配产生矛盾。两人从一开始的平均分配利益，变成埃尔利希只得到 8%，这伤害了两人之间的友谊。贝林因抗毒素的研究而获得了第一届诺贝尔生理学或医学奖（1901 年），并依靠与制药企业的合同变得富有。但遗憾的是，与贝林一起获得首届诺贝尔奖提名的北里柴三郎和埃尔利希却没有得到相应的回报。而科赫于 1905 年才获得诺贝尔奖。

贝林和埃尔利希虽然存在一些不快，但还是把友谊维持终生。另外，跨国生物制品药企杰特贝林（CSL Behring）的前身即为贝林创立。贝林诊断（Behring Diagnostics）公司是从赫希斯特分离出的一个公司，延续了贝林的名字。

花柳病终于有救了：埃尔利希团队发现"神奇子弹"砷凡纳明

保罗·埃尔利希（Paul Ehrlich）在研究免疫的工作中得到启发，他用亚甲蓝给活神经细胞染色，而不影响周边组织。所以他认为病原与抗毒素之间的关系，如同染料化合物的"侧链"，化合物侧链不同，就表现出不同的颜色和性状。而相应的病原则会引起生物产生相应的抗毒素（抗体），这就是所谓的"侧链"理论。

这在那个时期是一种很有见地的推测，但由于当时尚未发现抗体或受体，所以引起了同辈科学家的争议，他们认为埃尔利希过多地借用了有机化学的概念。但埃尔利希在后来的梅毒药物研究中，发挥了自己的"侧链"理论。因为免疫学的成就，埃尔利希获得了 1908 年诺贝尔生理学或医学奖。

20 世纪之前，梅毒没有有效的药物治疗。大哲学家卢梭就曾在《忏悔录》中描述自己在一次性行为后，因深信自己感染梅毒而陷入为期三周的极度恐惧状态。梅毒的起源有两种假说，一种是哥伦布从新大陆带回来的，另一种是本来就存在于欧洲，只是一直没有引起人们注意。首次有记录的梅毒的传播被发现是在 1495 年左右的意大利那不勒斯，由法国入侵士兵引起，也称"法国病"。在传入中国以后，被称为"花柳病"。许多历史人物，包括蒋介石都被怀疑患过梅毒。

1905 年在柏林一家医院里，植物学家弗里茨·里夏德·绍丁（Fritz Richard Schaudinn，1871—1906）和皮肤病医生埃里克·霍夫曼（Erich Hoffmann，1868—1959）从一位梅毒患者的样本中观察到了梅毒螺旋杆菌这一致病菌。

于是埃尔利希组织了一个包括保罗·卡勒（Paul Karrer，1889—1971，1937 年获得诺贝尔化学奖）以及卷入伦敦狗活体解剖事件（引起了动物保护者与医学界之间的长期冲突和司法纠纷）的亨利·哈利特·戴尔（Henry Hallett Dale，1875—1968）在内的团队，通过筛选先导化合物的形式寻找治疗梅毒的药物。

因砷剂在当时非常流行，福勒溶液这种砷剂被写进多个国家的药典，甚至被当成万能药应用。1859 年，法国化学家、生理学家安托万·贝尚（Antoine Béchamp，1816—1908，发明贝尚还原反应，助推了染料工业进展。但反对巴斯德的病菌学，坚持"疾病自然生发说"。）在研究苯胺染料时，利用自己发明的贝尚还原反应，合成了对氨基苯胂（arsanilic acid）。经过检测发现它的毒性比福勒溶液要低得多，把它命名为 atoxyl。1905 年，英国的 H.W. 托马斯（H. W. Thomas）和 A. 布赖因（A. Breinl）用对氨基苯胂成功地治愈了动物的锥虫病（trypanosomiasis）。1906 年，罗伯特·科赫把它应用到人类锥虫病患者，取得了一定疗效，这是第一个有机砷药物。

鉴于这些，埃尔利希让工业化学家们合成多种有机砷的化合物，其中阿尔弗雷德·贝特海姆（Alfred Bertheim，1879—1914）就把"对氨基苯胂"（atoxyl）进行了详细研究，提出了它的正确结构，并于 1906 年左右合成了砷凡纳明等大量有机砷化合物。不过，他们发现砷凡纳明对锥虫病没有效果。

埃尔利希等人把它们按结构分成类别，然后通过筛选先导化合物，并不断优化，接近自己的目标。这是历史上首次以团队的形式，运用类别筛选先导化合物的方法来发现新药。

埃尔利希的助手秦佐八郎（Sahachiro Hata，1873—1938）

是位非常细心、专注的实验专家，他在北里柴三郎的推荐下从日本到德国学习。1909年他在重复埃尔利希实验室以前的实验时，发现一种有机砷化合物可以选择性地杀死梅毒螺旋杆菌。这种化合物被命名为"606"，即砷凡纳明（arsphenamine）[5]。606并非是第六百零六次试验，而是第六类化合物的第六个。在此药物出现之前，梅毒的治疗主要是用汞化物，不但效果不显著，副作用也非常大。当606被开发出来后，很快被赫希斯特公司推向市场。商品名为洒尔佛散（Salvarsan）。虽然本品副作用也不小，但它治疗梅毒非常有效，被称为"神奇子弹（magical bullet）"。

埃尔利希还根据自己的化学结构理论，合成了一个有类似活性的易溶的同族化合物，使得它可以肌内注射。在青霉素出现之前，这两种砷化物就成为治疗梅毒的最主要药物。

切除术、结扎术与胰岛素的发现

德国病理研究所的医学生保罗·朗格汉斯（Paul Langerhans，1847—1888）于1868年在显微镜下观察氯化金染色后的皮肤细胞，发现了不成熟的树突状细胞，后来以他的名字命名为朗格汉斯（Langerhans）细胞。第二年，他在研究胰腺细胞时，发现大量的胰岛细胞聚在一起，与周围分开形成岛状，后来称为朗格汉斯（Langerhans）岛。但当时大家都不明白这些细胞有什么功能。

在参与巴比妥药物的发现之前，德国医学家约瑟夫·冯·梅灵（Joseph von Mering）对胰腺很感兴趣，希望了解这一器官的功能。1889年，他正在斯特拉斯堡大学，于是与同事德国医学家奥斯卡·闵可夫斯基［Oskar Minkowski，1858—1931，是数学家赫尔曼·闵可夫斯基（Hermann Minkowski，1864—1909）的哥哥］合作。两人为了研究人体胰腺的功能，闵可夫斯基动手将一只狗的胰腺切除掉，然后观察狗的变化。实验管理员发现，实验场上一摊狗尿布满了苍蝇，而旁边的一摊狗尿却一只苍蝇也没有。敏锐的科学思维使他们意识到这两摊狗尿的成分一定不同。经过分析，发现那条被切去胰腺的狗尿中含有大量的糖分。这说明糖尿病与胰腺之间有某种关系。通过胰腺切除术，科学家明白了胰腺的作用。

　　1901 年，胰岛与糖尿病之间的确切关系已经得到了证实。但要从胰岛中分离出相应的有效成分分泌物并不容易，因为胰腺分泌的胰液中的许多酶会破坏这种分泌物。第一个分离胰岛素的是罗马尼亚生理学教授尼古拉·保列斯库（Nicolae Paulescu，1869—1931）。他在 1916 年成功分离胰岛素，但工作被第一次世界大战打乱，他于战后 1921 年发表了相关文章。被"一战"打乱相关胰岛素工作的还有其他科学家，否则很难说谁会最快把胰岛素推向市场。

　　1920 年 10 月，加拿大一个小镇上的医生弗里德里克·班廷（Frederick Banting，1891—1941），在参加完第一次世界大战后，看到梅灵和闵可夫斯基关于胰腺与糖尿病关系的论文，想要把胰岛的分泌物提取出来。他想到母校——多伦多大学，那里的实验室设备先进、试剂齐全。于是，便先后两次找他的老师约翰·麦克劳德（John Macleod，1876—1935）教授，请求在麦克劳德去苏格兰度假期间使用那里的实验室。

　　1921 年，麦克劳德教授答应将实验室借他使用一个暑假，并为他提供了 10 只狗和两个学生助手。因为班廷只需要一个助手，所以查尔斯·赫伯特·贝斯特（Charles Herbert Best，1899—1978）通过掷硬币选择的方式幸运地留下来。班廷分析了同行失败的原因后，设计了实验方案。为了停止胰腺外分泌部分泌酶类的工作，他把胰腺里的胰管结扎掉，然后再提取胰岛的分泌物。时间一天天过去了，可实验并没有取得进展。班廷重新审查了实验设计方案和操作方法，发现了失败的原因：胰腺里的胰管结扎不紧，造成胰腺外分泌部仍在分泌酶，从而影响了提取工作。

1921 年 7 月 27 日，班廷重新又做了一次实验。他们结扎了几只狗的胰管，待 7 天后，这些狗的胰腺都萎缩了，并且失去了消化器官的功能，然而胰岛在外观上仍是完好的。他们从这些胰腺中分离出一种液体，注射给因切除胰腺而患糖尿病的狗，结果此提取物很快缓解了那只狗的糖尿病症状。胰管结扎术使胰岛素提取成功。

麦克劳德教授度假回来后，了解到他们的结果，但心存疑虑。当班廷重新为麦克劳德教授做了一次演示性的实验后，教授信服了，并表示要帮助班廷将实验进一步开展下去。他还为班廷提取的这个物质起名胰岛素（insulin）。而班廷也要求麦克劳德教授给自己和贝斯特发工资。

但班廷和贝斯特对胰岛素进行提取的工作进展很慢。擅长生物化学的詹姆斯·科利普（James Collip，1892—1965）刚好从美国作为交流学者在多伦多大学生理系工作。于是麦克劳德教授邀请他参加改进提取、纯化岛素的工作，他们用乙醇提取法终于得到较纯的胰岛素。1922 年利用胰岛素进行第一例临床试验，获得成功。班廷、贝斯特和科利普申请了专利，并以1 美元的价格转让给了多伦多大学。

在口才较好的麦克劳德教授的宣传下，他们提取胰岛素的
实验得到医学界承认。不过，
他们希望在多伦多大学下属
的康诺特实验室（Connaught
Laboratories）进行大规模生
产。康诺特实验室是由卫生
系教授约翰·杰拉尔德·菲
茨杰拉德（John Gerald
FitzGerald，1882—1940）创
办于 1917 年。在此之前，他
和妻子 起买马，生产马血
清抗白喉毒素，后来把实验
室捐献给了多伦多大学。因
为这一实验室主要做公益性
工作，所以发展一般，对胰
岛素大生产显得力不从心。

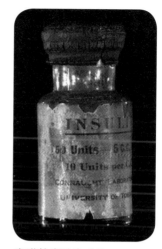

康诺特实验室（Connaught
Laboratories）生产的胰岛素。英文标
示为 50 单位，每次 10 单位
引自：http://www.tudiabetes.org/forum/
uploads/default/original/3X/5/6/56a76c048a
c6335a2ef34bbb38a2281107bc199c.jpg

于是礼来公司参与进来，大大提高了胰岛素的产量和质量。

为了避免一家独大的情况，多伦多大学把胰岛素生产权授
予多家企业，包括丹麦专门为此成立的诺和诺德公司。从此，
大量上市的胰岛素使糖尿病成为一种可控疾病。

1923 年班廷和麦克劳德获得诺贝尔生理学或医学奖，这是
加拿大人首次获得诺贝尔奖。当时，班廷准备放弃诺贝尔奖，
因为奖金给了麦克劳德教授一份，而没给贝斯特，他认为贝斯
特的工作被忽略了。经过劝说，当时 32 岁的班廷接受了奖金，
然后把自己的奖金分给贝斯特一半。而麦克劳德也把奖金分给
了科利普一半。因为班廷和麦克劳德之间的误会，麦克劳德无

心继续在多伦多工作，他于 1928 年离开了加拿大。而贝斯特接替麦克劳德教授，成为多伦多大学生理学系教授，他成立了肝素研究团队，开发了肝素这种抗凝生物药。

从科研助手到领军人物：贝斯特在肝素发现中独当一面

1913 年，德裔美国外科医生里夏德·勒威森（Richard Lewisohn，1875—1961）在美国芒特西奈医院（Mount Sinai Hospital）发明了一种新的抗凝血方法，他在血中加入柠檬酸物质，使得血液凝结时间延长，从而可以实施体外输血。他用这种方法，把自己的血输给患者，这是历史上第一次体外输血。

1916 年，约翰·霍普金斯（Johns Hopkins）大学的二年级学生杰伊·麦克莱恩（Jay McLean）在教授威廉·亨利·豪厄尔（William Henry Howell，1860—1945）指导下研究抗凝血机制。他从狗的肝脏组织中提取了一种脂溶性的磷脂，而这种磷脂加入血液中，可以延长凝血时间，具有抗凝血效果。1918 年，豪厄尔把它称为肝素（heparin，肝脏的希腊文是 hepar）。1920 年后，麦克莱恩转做外科医生，但仍与豪厄尔合作抗凝剂的研究。豪厄尔又发现了一种水溶性的多糖类物质，也具有抗凝作用，他把这种物质也命名为肝素（heparin）。现在的肝素指多糖类的生物大分子物质。豪厄尔在很长一段时间研究肝素的临床应用，但他的产品因为纯度不够、副作用大，效果不明显。但仍然引起了一些药企和科学工作者的注意。

1928 年，因为与班廷不和，麦克劳德教授伤心地离开加拿大，接任多伦多大学生理系教授的正是查尔斯·赫伯特·贝斯特（Charles Herbert Best）。他当时还兼任了另一个职务：加拿大多伦多大学的康诺特医学研究实验室（Connaught Medical Research Laboratories）副主任。1929 年,瑞典科学家埃里克·约尔佩斯（Erik Jorpes，1894—1973，发现胰岛素重结晶后可降低不良反应）拜访了贝斯特，并参观胰岛素生产线。他向贝斯特建议开发肝素。

在开发过胰岛素后，贝斯特也希望找到一种新的生物活性物质开发成药品。因为肝素有抗凝作用，但其生产工艺尚未建立，难以大生产，所以只能做科研用。同时，相应的动物实验资料不全，临床试验也未开展。贝斯特希望优化肝素生产工艺，得到纯化肝素并进行临床试验，争取能把它作为抗凝血药品推向市场。

于是他邀请有机化学家阿瑟·F. 查尔斯（Arthur F. Charles，1905—1972）、多伦多全科医院外科医师戈登·默里（Gordon Murray，1896—1976）和参加过胰岛素工作的大卫·A. 斯科特（David A. Scott）加入自己的肝素研究团队。

他们首先开发从牛肝中提取肝素的工艺，不过当年食品涨价，牛肝的成本升高，他们又转向尝试从牛肺和牛肠中提取肝素。这一工艺首先让原材料腐败,然后再进行提取，以提高产量。1933 年，工艺成功了，他们得到了结晶的肝素，并把它制作成盐溶液，用来做动物实验。又经过两年的优化，于 1935 年发布了肝素钠盐的工艺标准。同年，临床试验开始，证明了它的安全有效[6]。1937 年，肝素正式上市。

而埃里克·约尔佩斯也一直关注着肝素的生产情况。1936 年，约尔佩斯在研究了肝素的结构后，发表了相应的结果，随后还发现肝素在肝脏、肺脏、肥大细胞中都存在。1937 年，瑞典维切姆制药公司（Vitrum AB）也把肝素推向市场，静脉注射使用。直到现在，肝素都在临床大量使用，不过，肝素的来源多为半合成。

非那西丁与扑热息痛（对乙酰氨基酚）：从辉煌到低谷的互换

美国化学家哈蒙·诺思罗普·莫尔斯（Harmon Northrop Morse，1848—1920）最知名的成就是对渗透压的研究，但他留给后世最大的医学贡献是他合成了对乙酰氨基酸。1877年，他使对-硝基酚和冰醋酸在锡催化下反应合成了对乙酰氨基酚（paracetamol，也称 acetaminophen）。1878年，他又用对乙酰氨基酚与乙基碘以碳酸钾为催化剂进行，得到苯胺衍生物非那西丁（phenacetin）。

19世纪80年代，德国拜耳公司的科学家弗里德里希·卡尔·杜伊斯贝格（Friedrich Carl Duisberg）说服公司高层，也开始进军解热镇痛药研究。很快，在他的带领下，1887年，非那西丁被研发出来，成为一种畅销的解热镇痛药。这是第一个非阿片类的镇痛剂。

发现胰腺对血糖的作用后，临床药理学家约瑟夫·梅灵（Joseph Mering）将对乙酰氨基酚与非那西丁的临床效果做了比较，他于1893年发布一份报告，认为对乙酰氨基酚有产生高铁血红蛋白血症的倾向。于是非那西丁就迅速热卖，而对乙酰氨基酚则慢慢被遗忘。

澳大利亚医生哈利·约翰·克莱顿（Harry John Clayton，1887—1928）把阿司匹林、非那西丁和咖啡因组合在一起，并于 1918 年推向市场，即 APC（aspirin-phenacetin-caffeine）。当时多家药企生产非那西丁。此药曾在我国民间应用广泛，并且还有这样一句话，"感冒发烧，APC 一包"。

但因为非那西丁的副作用不断被报道，FDA 于 1983 年将其撤市。非那西丁从辉煌迅速走向谷底。罗氏（Roche）公司推出的原本含有非那西丁的散利痛（Saridon），也在 1981 年替换了相应成分，替换非那西丁的，居然是对乙酰氨基酚。从而这两个由莫尔斯合成的解热镇痛药新药，完成了从辉煌到低谷的互换。

与非那西丁同时用于临床的还有乙酰苯胺（即退热冰）。乙酰苯胺是第一个被发现具有镇痛和解热性质的苯胺衍生物，并迅速以商品名 Antifebrin 于 1886 年左右推向市场。随后有几位德国科学家研究，退热冰其实会在人体内代谢为对乙酰氨基酚，但未能引起人们的注意。后来因为乙酰苯胺的副作用而于 20 世纪 40 年代被撤市，但随后关于对乙酰氨基酚的研究得到了关注，使对乙酰氨基酚取得了巨大的成功。

几十年后，人们注意到阿司匹林的消化道副作用，如引起胃溃疡、胃肠出血等，有不少专家呼吁控制阿司匹林的使用。美国消化医学专家詹姆斯·罗斯（James Roth）博士就在全美巡回演讲，警告阿司匹林的副作用。再加上药物发现技术的增多，医药工业的发展，医药学界重新开始对解热镇痛类药物的研究有了兴趣。

1946 年美国止痛与镇静剂研究所（the Institute for the Study of Analgesic and Sedative Drugs）拨款给纽约市卫生局（New York City Department of Health）研究止痛剂的问题。伯纳德·布罗迪（Bernard Brodie，1907—1989）被分配研究非阿司匹林类退热剂为何产生高铁血红蛋白症（一种非致命的血液疾病）这一副作用。布罗迪和他的实验技师、同事兼学生朱利叶斯·阿克塞尔罗德（Julius Axelrod，1912—2004，1970 年诺贝尔生理学或医学奖获得者）等人合作，发现对乙酰氨基酚的解热镇痛作用，而非那西丁与退热冰能够在人体内代谢为对乙酰氨基酚[7]，相关结果于 1948 年发表。

1950 年，美国上市的一个镇痛剂 Triagesic（商品名），即包含乙酰氨基酚、阿司匹林和咖啡因，但个别患者中出现粒细胞缺乏症，随即被撤市。美国另一家制药企业，麦克尼尔（McNeil）制药公司对对乙酰氨基酚产生了兴趣，并在实验中确证了相关的研究结果。于是他们聘请了詹姆斯·罗斯（James Roth）博士作为公司顾问，开始这一药物的研发。1953 年，麦克尼尔制药公司把仲丁比妥钠（sodium butabarbital）与对乙酰氨基酚的复方酏剂推向市场；1955 年春天，该公司又把对乙酰氨基酚的酏剂以商品名泰诺（Tylenol）推向市场。泰诺随即在美国取得了成功，成为最为畅销的解热镇痛药。1959 年，强生公司（Johnson & Johnson）收购了这家公司。

该药在英国也取得了成功，以必理痛（Panadol）为商品名，后来本品收归葛兰素史克公司。

第一个磺胺类抗生素：百浪多息

1909 年，维也纳大学一个叫保罗·杰尔莫（Paul Gelmo）的化学系学生合成了对氨基苯磺酰胺（sulfanilamide），他申报了专利并把研究结果写入了他的博士论文，但杰尔莫只是把它作为一种染料中间体来研究。

1932 年，拜耳公司的病理学和细菌学研究所研究主任杰拉德·约翰内斯·保罗·多马克（Gerhard Johannes Paul Domagk，1895—1964），以保罗·埃尔利希（Paul Ehrlich）发现洒尔佛散（606）的原理为基础，对染料化合物进行筛选，希望发现具有杀死细菌的化合物，即潜在的抗生素。

他的同事约瑟夫·克拉雷（Josef Klarer）和弗里茨·米奇（Fritz Mietzsch）合成了 2,4- 二氨基偶氮苯 -4- 磺酰胺（sulfonamidochrysoidine）等数千种染料化合物。多马克当时已经使用从患者身上得到的细菌，建立了小白鼠的疾病模型。他首先通过细菌培养试验来验证这些化合物的抗菌性，结果效果不佳。但当他把 2,4- 二氨基偶氮苯 -4- 磺酰胺应用到动物模型后，发现对感染链球菌的小白鼠疗效极佳。接着，多马克（Domagk）又研究了 2,4- 二氨基偶氮苯 -4- 磺酰胺的毒性，发现小白鼠和兔子的耐受量为 500mg/kg 体重，更大的剂量也只能引起呕吐，说明其毒性很小，使用相当安全。由于"一战"后，拜耳公司合并入德国法本（IG Farben）公司，所以 1932 年，法本公司申报了本品的专利。

正在这时，多马克的女儿因为手指被刺破,感染上了链球菌,病情危急。无可奈何之下，多马克以自己的女儿作为人体实验对象，用自己新发现的这种抗细菌药物挽救了爱女的生命。随后，经过几年的临床试验研究，1933 年，该药物以"Streptozon"为名推向市场。在缺乏抗生素的当时，它最初几年的表现相当神奇。1935 年，本品更名为百浪多息（Prontosil），迅速普及到个世界，挽救了美国总统富兰克林的儿了了。

这样，百浪多息作为人类征服链球菌引起的各类感染性疾病的第一个抗生素，使得现代医学进入化学药物医疗的新时代。1939 年，多马克被授予诺贝尔生理学或医学奖，不过因为受到纳粹阻挠（当年的和平奖被授予了一位正关在纳粹集中营的犯人，激怒了纳粹党人），直到"二战"结束后他才接受该奖[8]。

一方面，拜耳公司对这个药物的市场前景充满了希望；另一方面，百浪多息的神奇，吸引了数百支科学家队伍参与到磺胺类药物的研究当中，不久，巴斯德研究所的雅克·特福（Jacques Tréfouël）和特蕾莎·特福（Thérèse Tréfouël）夫妇，及其同事丹尼尔·博韦（Daniel Bovet，1907—1992 年，1956年诺贝尔生理学或医学奖获得者）等人揭开了百浪多息的作用原理，即百浪多息在体内能分解出磺胺——对氨基苯磺酰胺。磺胺与细菌生长所需要的对氨基甲酸在化学结构上十分相似，被细菌吸收而又不起养料作用，细菌就会死去，并且这种物质是无色的。

虽然百浪多息有专利，但磺胺的结构在 1909 年由杰尔莫公开过，所以大家纷纷开发相关的衍生化合物。众多第二代的磺胺类药物迅速被开发出来并推向市场。而随后青霉素这种比磺胺药物更有效、有更小副作用的药物被开发出来后，磺胺类药物的市场就小了。

有人认为德国拜耳公司，包括多马克等人，当时已经知道了对氨基苯磺酰胺的抗菌作用，但因为其专利已经在 1908 年被申报而转向合成新的、能够申报专利的百浪多息。不过，丹尼尔·博韦却对此持不同看法，他于 1988 年发表文章，称如果没有自己与巴斯德研究所同事们的研究，多马克等人是不了解对氨基苯磺酰胺的抗菌作用的。

1937 年，美国制药商 S. E. 麦森吉尔（S. E. Massengill）公司在制造磺胺制剂使用二甘醇作为溶剂，二甘醇的毒性已经为当时知道，但药剂师哈罗德·瓦特金斯（Harold Watkins）并不知情。公司也未做任何动物实验。这种称为"磺胺酏剂"的药物于当年 9 月份被推向市场。导致了 100 多人的死亡。但由于无法可循，该公司仅受到了很小的处罚，不过化学工作者瓦特金斯因内疚而自杀。鉴于公众对此事件的强烈反应，美国于 1938 年通过了《食品、药品与化妆品法》。

1943 年，新开发出来的磺胺吡啶治愈了英国战时首相丘吉尔的疾病，但因为磺胺类药物是由德国科学家最先发现，所以英国报纸把这一功劳给了英国的发现：青霉素。

从溶菌酶到青霉素：新药发现需要有准备的头脑

1909 年，拉斯切斯可夫（Laschtschenko）首次描述了鸡蛋清有一定的抗菌作用，其他科学家还发现在人的唾液里也有抗菌物。但直到 1922 年，才由英国细菌学家亚历山大·弗莱明（Alexander Fleming，1881—1955）对溶菌酶进行了系统研究，并正式命名为 lysozyme。

弗莱明有着坎坷的少年时代，他于 20 岁时才在做医生的兄长鼓励下学习医学。后来，虽然他取得了外科医师及独立开办诊所的资格，但在他参加的来福枪会朋友的说服下，转而从事细菌、免疫学工作，并在短时间内赢得了声誉。除了免疫接种、梅毒治疗方面的成绩，弗莱明还在"一战"中积极参加前线的求助工作，改正了以往伤口感染的处理方法。1922 年，弗莱明用 个重感冒患者的鼻黏液处理一个细菌培养基，结果发现溶菌酶的抗细菌作用。虽然他后来从鸡蛋清中提出大量溶菌酶，但只对一部分致病性不强的细菌有效果，所以缺乏临床应用价值[9]。

1928 年 7 月底，弗莱明计划与家人一起外出度假，他在出发前把所有葡萄球菌培养基放到了实验室的一个架子上。当弗莱明于 9 月 3 日回到实验室后，他注意到一个培养基上被污染了真菌，并且真菌周边的葡萄球菌被杀灭了。他立即兴奋地把这一结果展示给同事默林·普赖斯（Merlin Price）看，后者提醒他："这和你发现溶菌酶抗菌类似。"（后来弗莱明把这个培养皿，捐献给大英博物馆收藏。）

于是弗莱明在一个干净的培养基上接种上这种真菌，随后他发现，不仅这种青霉菌具有强烈的杀菌作用，而且就连黄色的培养汤也有较好的杀菌能力。于是他推论，真正的杀菌物质一定是青霉菌生长过程中分泌的代谢物，他称之为青霉素（penicillin）。并且，即使这种物质被稀释 1000 倍，也能保持原来的杀菌力。

1929 年 2 月 13 日，弗莱明向伦敦医学院俱乐部提交了一份关于青霉素的论文[10]。在这篇文章中，他阐明了青霉素的强大抑菌作用、安全性和应用前景。但在当时的技术条件下，即使对于专门的生化学家来说，提取青霉素也是一个重大的难题。因为当时提取的青霉素杂质较多，性质不稳定，疗效不太显著。另外一个原因是，弗莱明并未在疾病动物模型上进行药效试验，他只是在健康动物身上验证了一下毒性，然后就开始用细菌培养的方式筛选青霉素对哪些细菌有效，所以未能充分认识到青霉素的医学价值。这些因素都延缓了青霉素的开发。在 1930 年就开始有医生把它尝试着应用到临床治疗感染，虽然有几例取得成功，但因为提取的青霉素不纯等原因，也出现几例失败。而后青霉素的研究就沉寂下来。

1938 年，在牛津大学威廉·邓恩爵士病理学院（Sir

William Dunn School of Pathology）工作的澳大利亚裔学者厄恩斯特·鲍里斯·钱恩（Ernst Boris Chain，1906—1979）计划研究溶菌酶的效能，他在研究中再次发现了真菌分泌物的抗菌作用。幸运的是，他的同事那里刚好有弗莱明研究青霉素用的真菌，于是他开始接手青霉素的提取和药理作用研究。而学院的院长，是同样来自澳大利亚的病理学教授霍华德·弗洛里（Howard Florey，1898—1968）。弗洛里在 1932 年就对青霉素有过一定的了解，于是他建议钱恩调整研究计划，重点关注青霉素这一抗菌物质。

到了 1939 年年底，弗洛里等人通过改进提取方法，终于成功地分离出像玉米淀粉似的黄色青霉素粉末，并把它提纯为药剂。实验结果证明，这些黄色粉剂稀释 3000 万倍仍然有效。它的抗菌作用比最厉害的磺胺类药物还大 9 倍，比弗莱明当初提纯的青霉素粉末的有效率还高 1000 倍，而且没有明显的毒性。有了初步的结果，英国医学研究委员会为研究提供每年 300 英镑的资助，美国洛克菲勒基金会也为研究提供每年 5000 美元的资助。

1940 年 8 月，钱恩和弗洛里等人把对青霉素的重新研究的全部成果都刊登在《柳叶刀》杂志上[11]。弗莱明看到了钱恩和弗洛里的报告，立刻动身会见这两个人。并把自己培养了多年的青霉素产生菌送给了弗洛里。三人着手进一步把青霉素开发成药物，但他们四处寻求支持，都反响不佳。当时的欧洲，第二次世界大战已经打响，他们只得到美国的研究资助。

1941 年 12 月，美国军方宣布把青霉素列为优先制造的军需品。随后人们发现了一种来源广泛又非常便宜的营养液。又在皮奥里亚的一家杂货店里腐烂的罗马甜瓜中，找到了一种青霉菌。利用这个菌种，科学家们培养出一种产量更高的真菌突变种。当时为了大规模培养真菌，还发明了一种有两层楼高的巨大的容罐，里面装上 25 000 加仑营养汤，用巨大的搅棒在罐中不停地搅拌，使纯净的空气源源不断地通过容器内的营养汤。这样，真菌就不仅仅生长在营养汤的表面，而且也可以在全部营养汤内部生长。有了这三个方面的突破，青霉素的产量一下子提高了。

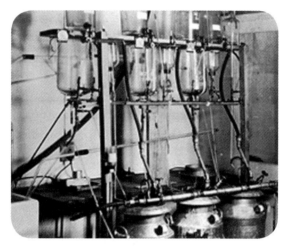

早期的青霉素生产设备

引自：http://www.mhs.ox.ac.uk/wp-content/uploads/science_penicillin1.jpg

有 11 家美国药厂参与了青霉素的开发工作，其中就包括辉瑞、礼来、美国默克（已经与德国默克分开）等公司。由于这项工作对拯救士兵的生命如此重要，所以它由战时生产部直接领导。而生产工艺改进措施对于青霉素生产率的提高是极为明显的，1943 年的青霉素价格还是 20 美元一剂，到了 1946 年，其价格已经跌至 0.55 美元一剂。第二次世界大战后，美国成为世界制药工业的领导，到 20 世纪 40 年代末，美国几乎生产世界一半的药品，在药品国际贸易中占 1/3 多。

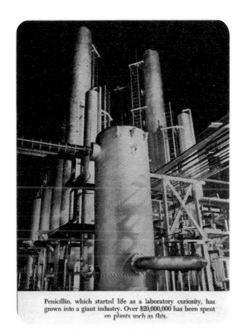

Penicillin, which started life as a laboratory curiosity, has grown into a giant industry. Over $20,000,000 has been spent on plants such as this.

改进后的青霉素生产工厂

图中英文：青霉素生物从实验室制备开始，已经形成了一个巨大的工业，像
这样一个生产车间约需要 2000 万美元
引自：https://www.nlm.nih.gov/news/plant.jpg

　　南京农业大学校长、中国微生物学家和农业教育家樊庆笙
教授（1911—1998）于 1940 年赴美留学。1944 年 1 月，他随
身带着刚在美国问世不久的三试管盘尼西林菌种，经印度沿驼
峰路线飞越喜马拉雅山回到了中国。1944 年他在昆明西山极简
陋的条件下，与朱既明合作，制造出中国第一批 5 万单位一瓶
的盘尼西林制剂，并由他审定了中国学名——青霉素。在同一
时期，从美国约翰·霍普金斯大学医学院获得博士学位的童村
（1906—1994）于 20 世纪 40 年代获准在施贵宝等公司参观青
霉素制造工艺。新中国成立后，童村任华东人民制药公司青霉

素实验所所长，他与上海药物所合作，研究提高青霉素发酵的产量，并解决了青霉素的分离、提纯、结晶等一系列问题，于1951年3月13日，试制成功青霉素钾盐结晶。在国内首先合成了青霉素 G 钾盐结晶，随后成功生产出青霉素。

原来风湿不是感染：可的松的发现与激素产业爆发

美国梅奥医学中心的风湿病学家菲利普·肖沃尔特·亨奇（Philip Showalter Hench，1896—1965）一生致力于风湿性关节炎的治疗。他在 1930 年左右就细心地发现得黄疸或怀孕的患者风湿病情会减轻，于是猜测关节炎不大可能是感染引起的疾病，而可能与内分泌有关，相应的治疗药物也应当是人体自身分泌的物质。

同在梅奥医学中心的化学家爱德华·卡尔文·肯德尔（Edward Calvin Kendall，1886—1972）也正在研究激素，他曾提纯了甲状腺素。塔德乌什·赖希施泰因（Tadeusz Reichstein，1897—1996，与同事合作，最先合成了维生素 C）是波兰裔瑞典科学家，他曾研究过肾皮质激素并发表了相应结果。肯德尔参考了赖希施泰因的研究结果，并在亨奇的要求下制备了几种肾上腺分泌物，不过由于纯度不高而无法体现出疗效。

最后，美国默克公司参与进来，该公司的资深化学家刘易斯·萨雷特（Lewis Sarett, 1917—1999）通过 36 步全合成反应，打通了可的松的合成工艺。在 1948—1949 年间，亨奇得到了纯度较高的可的松并进行临床试验，临床效果非常喜人。

由于发现用激素来治疗风湿性关节炎的方法，整个科学界为之震动。1950 年，肯德尔、赖希施泰因和亨奇一起获得了诺贝尔生理学或医学奖。其颁奖速度可与胰岛素相媲美。

虽然因可的松的副作用大而无法在临床推广，但用激素治疗免疫性疾病的疗法却从此被广泛应用，氢化可的松等相关衍生物也迅速被推向市场。

20 世纪 30 年代，随着可的松的发现，激素需要越来越迫切，但受限于生产技术，始终无法满足市场需求。珀西·拉万·朱利安（Percy Lavon Julian，1899—1975）是一位非裔美籍科学家。他第一个合成了天然化合物毒扁豆碱［又名依色林（eserine）］用于治疗青光眼，还可作为解毒剂。他还在激素药物的大规模生产方面做出了贡献，为可的松及衍生物以及避孕药的工业化生产奠定了基础。

朱利安的祖父是被贩卖到美洲的黑奴，并曾因学习文化而被砍掉三个手指。他的家庭付出了许多努力，以使他能够进入接受黑人学生的迪堡（DePauw）大学接受高等教育。朱利安是在备受歧视的环境中读完大学的。因为皮肤颜色，他无法继续在他喜爱的化学专业取得博士学位。幸而他在 1929 年得到洛克菲勒基金会的支持，前往维也纳大学，师从埃斯特·史帕斯（Ernst Späth，1886—1946，最先合成致幻剂——酶斯卡灵。"二战"中一无所有，朱利安为他办了葬礼）学习，并取得了博士学位。

1932 年左右，朱利安回到美国，成为迪堡大学的讲师。1935 年，他与皮克尔（Pikl）一起，完成了毒扁豆碱的全合成。他还提取了豆甾醇，期望作为合成激素的前体物质。1934 年，德国科学家验证豆甾醇的确可以通过有机化学反应转变为孕酮。

因为是黑人，他无法被提升为教授，杜邦公司也因肤色拒绝录用他。他通过一次偶然机会，来到格利登（Glidden）公司，主持了从大豆中提取蛋白的工艺开发。他还把大豆蛋白的水解物加入水中，再利用一个充气阀门，制造出大量的泡沫，从而制成了消防用的泡沫灭火器。它对汽油、机油等引发的火灾非常有效，成为海军非常喜爱的灭火工具。

1940 年左右，他又利用这种泡沫技术，分离了植物中的甾醇化合物，并以此为基础合成人体性激素。当时的性激素产品主要由提取获得，非常珍贵和稀缺，因为他的工作，化学合成得到的公斤级的性激素成品被推向市场，使产品价格大大降低。

1949 年 9 月，朱利安宣布他以胆汁酸为原料，大大提高了可的松的产率。1953 年，辉瑞公司和先达（Syntex）公司从格利登公司获得了孕酮专利的许可。因为辉瑞公司已经开发出从微生物发酵制得的 11β- 氧化物，把孕酮通过一步反应转化为 11β- 氢化可的松的技术，而先达公司则可以把这一工艺放大。

先达公司的拉塞尔·马克（Russell Marker，1902—1995）以墨西哥野生山药为原料，通过四步反应，将薯蓣皂甙元转换成孕酮（黄体酮），这种反应后来被命名为马克（Marker）分解反应。这对于所有的甾体激素，包括可的松和激素避孕化学品的大规模生产非常重要。

1952 年，普强（Upjohn）公司的 D.H. 彼得森（D.H. Peterson）和 H.C. 默里（H.C. Murray）使用根霉菌（Rhizopus），把孕酮氧化为一个更易于转变为可的松的化合物。

随着新技术的应用，类固醇激素的成本从每克 80 美元降低到 1955 年的每克 0.31 美元。因为高额利润，先灵、默克等公司也加入了这一行列。跨国公司通过相互协议，把价格稳定在每克 5 美元左右。

　　朱利安后来离开了格利登公司，自己开办一家企业，生产激素药物中间体。虽然他取得了一些成功，还把激素中间体的得率提高了 4 倍，但终归不是辉瑞公司与先达公司的对手。1961 年，他把公司拆分，以总额 230 万美元的价格出售给史克公司（Smith Kline，即 GSK 的前身之一），以及普强公司。

参考文献

［1］COLLINS G W, LEECH P N. The indispensable uses of narcotics. Chemistry of barbital and its derivatives[J]. Journal of the American Medical Association,1931,96(22):1869-1871.

［2］SNEADER W. The discovery of aspirin: a reappraisal[J]. Bmj Clinical Research,2000,321(7276):1591-1594.

［3］LOFGREN N, LUNDQVIST B. Studies on local anaesthetics II[J]. Svensk Kem Tidskr,1946,58: 206-217.

［4］GRUNDBACHER F J. Behring's discovery of diphtheria and tetanus antitoxins[J]. Immunol Today,1992,13(5):188-190.

［5］EHRLICH P. Pro und Contra Salvarsan[J].Wien Med Wochenschr,1910,61:14-20.

［6］MURRAY G D, BEST C H. The Use of Heparin In Thrombosis[J]. Annals of Surgery,1938-08,108(2):163-177.

［7］BRODIE, B B, AXELROD J. The estimation of acetanilide and its metabolic products,aniline, N-acetyl p-aminophenol and p-aminophenol (free and total conjugated) in biological fluids and tissues[J]. Journal of Pharmacology and Experimental Therapeutics,1948,94(1):22-28.

［8］KYLE R A, SHAMPO M A. Gerhard Domagk[J]. JAMA: the Journal of the American Medical Association,1982,247 (18):2581.

［9］FLEMING A. On a remarkable bacteriolytic element found in tissues and secretions[J]. Proceedings of the Royal Society, 1922,93(653):306-317.

［10］FLEMING A. Cultures of a penicillium, with special reference to their use in the isolation of B. Influenzae[J]. International Journal of Experimental Pathology,1929,10:226-36.

［11］CHAIN E B, FLOREY H W, GARDNER AD, et al. Penicillin as a chemotherapeutic agent[J]. Lancet,1940,2: 226-228.

第 **3** 章

第二次世界大战前后的新药发现

　　早期药理学主要研究药物或毒物对动物的影响，以探索的方式发现药物可应用于人体的原理和基础，主要研究领域是天然物质，特别是植物提取物。至于以人体为研究对象，研究药物在体内的代谢途径、效应机制的现代药理学，则是通过技术进步，在"二战"中后期开始发展，并逐渐完善起来的。

　　精神病类药物、化疗药物、降糖药物以及更多的抗生素和疫苗在战后短时间内涌现出来。

美国的拿来主义：阿的平、氯喹等抗疟药物的发现

　　如果说药理学的建立是在 19 世纪的德国，那么药理学的革命是在 20 世纪的美国。詹姆斯·奥古斯丁·香农（James Augustine Shannon，1904—1994）是前美国国立卫生研究院（National Institute of Health，NIH）院长。他于纽约大学医学院毕业后，留校研究肾功能，并开创了全新的肾生理学科。1943 年，香农担任起金水（Goldwater）纪念医院的研究负责人（隶

属纽约大学），并在药理学家 E.K. 马尚（E.K.Mashall）的介绍下，接受美国政府的研究课题，从事抗疟疾药物的研究。

在第二次世界大战中，由于当时日本对美国宣战，并出兵占领了奎宁的主要产地——位于东南亚的荷属东印度群岛，美国急需新的抗疟疾药物。但以替代奎宁为目的开发的新药阿的平的治疗效果远不如奎宁，使美军战斗力大降，造成了大量不必要的非战斗减员。

美国抗疟疾药物研究计划开始于 1942 年，作为军事紧急计划推出，实施单位包括几十家大学、科研院所、企业和军事单位。他们共对 15 000 种药品做了筛选研究，除了在鸡、鸭、鼠上试验外，还把监狱犯人、梅毒患者拿来做人体试验（因伦理问题引起后人批判）。而金水纪念医院是人体试验的地点之一，香农领导的第三医疗部发挥了重要作用，并促进了现代药理学的出现，进而促进更多新药被发现。

阿的平（quinacrine，商品名为 Mepacrine 或 Atebrine）首先由德国拜耳公司的科学家于 1931 年合成开发，并推向市场。随后美国也仿制了这一药品，在"二战"中大量分发给军队使用。但阿的平可引起黄疸等多种副作用，疗效也很差。

当时 E.K. 马尚已经开发出了一种通过测定患者血液药物浓度的方法精确衡量患者服药剂量。而在此之前，药物服用剂量判定主要基于疗效和不良反应的大小。香农等人接手抗疟疾药研究计划后，把其中一个方向定为提高阿的平的疗效。而检测阿的平的血药浓度成为一种研究途径。伯纳德·布罗迪和悉尼·伍登法兰（Sidney Udenfriend，1918—2001，后担任罗氏公司分子生物学负责人）被指派来从事这一研究。

　　两人首先通过阿的平的极性与代谢物不同的方法，而成功使用不同溶剂从血液中分离出阿的平，然后进行荧光光度法进行精确测量其浓度。使用这种方法，他们发现服用阿的平的狗的肌肉纤维中药物浓度是血浆中的 200 倍，而肝中浓度更高，达到 1000 倍。由于血液中药物浓度低，所以难以杀死血液中的疟原虫。虽然增加服用剂量会增加血药浓度，但带来的副作用却更加剧烈。于是他们通过试验，确定了新的给药方法：在首日给予大剂量，使血药浓度达到要求，然后持续给予小剂量维持这一浓度。在 1943 年春天时，他们制定了新的剂量表并予以推广。随着新的疗法被推广，美军对抗疟疾的抵抗力大大增加了。

　　氯喹是 1934 年由德国拜耳公司科学家汉斯·安德柴克（Hans Andersag，1902—1955）与同事发现的，由于认为它对人体毒性太大，就没有进一步研究。这一化合物当时的编号为 SN7168。"二战"结束后，相关研究资料被美国没收，交给美国制药界和科学界研究，香农团队也参与了氯喹的研究，认为它使用安全。它于 1946—1947 年开始被用于临床，临床使用情况也显示它比阿的平疗效更好，副作用更少。

　　在"二战"期间抗疟疾药物研究计划中，金水纪念医院名声大显，做出了许多贡献，也为香农在战后获得了大量荣誉。而布罗迪等人也在这一过程中开创了药理学的新时代，那就是通过检测患者的血液中药物及其代谢产物的浓度来研究药物。这使得新药发现进入一个全新的时代。布罗迪等人对他们的工作方法做了总结，并写成一篇 45 页的论文发表，从而使新的药理方法在全世界传播开来。

人体会对药物起作用：抗心律失常药普鲁卡因胺的发现

伯纳德·布罗迪（Bernard Brodie）的技师、同事兼学生朱利叶斯·阿克塞尔罗德（Julius Axelrod，1970 年诺贝尔生理学或医学奖获得者）在加入金水纪念医院后，很快学会了布罗迪的一整套技术方法。当他研究止痛药"乙酰苯胺"的副作用时，布罗迪告诉他："人体对药物产生作用。"后者认为人体把这一药品代谢后，其代谢物产生了副作用，这一代谢物很可能就是苯胺。两人的研究证实了这一点，同时也发现了它的镇痛有效成分：对乙酰氨基酚。除了对乙酰氨基酚外，他们又研究了多种药物，如安替比林、非那西丁、双香豆素、美沙酮等。

1905 年合成的普鲁卡因开始被用于治疗过敏和局部麻醉。布罗迪在研究了普鲁卡因在人体内的代谢物后，与美国施贵宝公司合作，合成了大量衍生物并进行筛选，最终得到抗心律不齐的普鲁卡因胺这种血药浓度相对稳定的药品。

新的药理研究方法，奠定了现代药理学的基础[1]，大大加速了 20 世纪 50 年代的药物研发进展，医药工业在多个学科的支持下，以不可阻挡之势进入了为期 20 年左右的黄金时代。

布罗迪和阿克塞尔罗德的工作取得了大量的成就，当时只有硕士学位的阿克塞尔罗德曾经这样赞美布罗迪："……能真正鼓励人，他让每一个实验都显得惊天动地……和他谈话会让你觉得自己的思路很伟大，自己正在搞伟大的科学。"而布罗迪的名言就是："噢，让我们来试一下。"

布罗迪出生于英国，后随家庭移民到加拿大。在高中时，因与校长有矛盾而加入了军队，在军队时成为一名拳击手，并获得了荣誉。拿着在军队里赌博赢来的钱，他加入了麦吉尔（McGill）大学，但学习仍无动力。直到大四时，他的化学教授 W. H. 哈彻（W. H. Hatcher）安排他做自己的实验助手，他的科学激情迸发了，为了实验，他可以废寝忘食，不眠不休直到实验顺利结束，他的学习成绩也从 C 一举变为 A。

　　科学家需要自由思考，他们用自己的知识结构建造了一个属于自己的思考世界。大多数时候，这个思考世界只能由他们本人来开发、改造。如果助手能够把自己的思路准确地进行实验验证，他们会觉得生活在天堂。但当助手自己选择一些方案并尝试，甚至在独立完成一些成果时，科学家的思维世界就受到了干扰。同样的事情发生在了布罗迪和阿克塞尔罗德之间。当后者完成肝微粒体酶的发现后，前者把自己的名字放在了文章的第一作者位置，并在其他场合宣扬自己在其中的功劳。两人最终因为肝微粒体酶系统的发现权属争议而分道扬镳。

　　随后，阿克塞尔罗德进入华盛顿大学，取得了博士学位。好笑的是，在他最拿手的药物代谢课上，他的考试成绩还不如其他学生。例如有一道关于安替比林代谢的多项选择题，教材采用他的研究成果作为标准答案，但他竟然做错了！由此可见，创新和应试的区别还是非常大的。毕业后，他前往香农担任院长的 NIH（1955—1967）任职，在神经药理学领域取得了更大成就。

　　老师与学生的竞争，在科学界里是永远也无法回避的话题。随着学生的声誉增长，师生的关系也趋于缓和。1967 年，布罗迪获得了拉斯克（Lasker）奖，鉴于他对于现代药理学的贡献，很多人认为他将被授予诺贝尔奖，但最终没能获奖。不过，阿克塞尔罗德在三年后被授予诺贝尔生理学或医学奖，而布罗迪也出席了为阿克塞尔罗德举办的诺贝尔奖庆功宴，后者对前者的到来表示衷心感谢。两人毕竟谱写了一曲和谐的科学佳话。

但另一对师生就没有这么幸运地达成和解，他们因链霉素发现的权属闹上法庭。老师尽力抹杀学生的功劳，而学生也对老师做出各种反击，两人最终都未能原谅对方。他们就是下文要说的 1952 年诺贝尔奖获得者塞尔曼·亚伯拉罕·瓦克斯曼与他的学生艾伯特·沙兹。

师生关系从合作到敌对：链霉素的发现

塞尔曼·亚伯拉罕·瓦克斯曼（Selman Abraham Waksman，1888—1973）是一位土壤微生物学家，自大学时代起就对土壤中的放线菌感兴趣，1915 年他还在罗格斯（Rutgers）大学进行本科学习时与其同事研究了灰色链霉菌。

人们注意到结核杆菌在土壤中会被迅速杀死的现象，这就成为研究抗结核药物的一个方向。1932 年，在罗格斯大学生物化学和微生物学系任教的威克斯曼受美国对抗结核病协会的委托，研究了这个课题，他的结论是即便是土壤中的结核杆菌也保留着致病性。1939 年，在美国默克公司的资助下，瓦克斯曼领导其团队开始系统地研究是否能从土壤微生物中分离出抗细菌的物质。

1940 年，瓦克斯曼和同事 H. B. 伍德拉夫（H. B. Woodruff）分离出了他的第一种抗生素——放线菌素。它的毒性很强，直接作用于基因。通过综合研究后，FDA 于 1964 年批准美国默克把它作为一种抗肿瘤的化疗药物推出，这是第一种具有抗肿瘤效用的抗生素。

　　瓦克斯曼领导的学生最多时达到了 50 人，他们分工对 1 万多个菌株进行筛选。1942 年，瓦克斯曼分离出第二种抗生素——链丝菌素。链丝菌素对包括结核杆菌在内的许多种细菌都有很强的抵抗力，但是对人体的毒性也太强。在研究链丝菌素的过程中，瓦克斯曼及其同事开发出了一系列测试方法。

　　1942 年 5 月，艾伯特·沙兹（Albert Schatz，1920—2005）在罗格斯大学土壤学专业毕业后，来到瓦克斯曼的实验室，希望取得一个博士学位。在初到的 6 个月内，沙兹参与了延胡索酸及放线菌素、开放青霉素、链丝菌素的研究工作，虽然没有重要的进展，但他学会了一整套的实验技能。

　　1942 年 11 月，由于"二战"愈演愈烈，沙兹被征召入伍，作为空军医学部的细菌医师，在佛罗里达州的一个医院工作。他使用磺胺药、短杆菌肽类抗生素及新出现的青霉素为士兵治疗细菌感染。在此期间他利用习得的技能，在当地土壤及环境中分离细菌培养，还把两份样本寄给了瓦克斯曼。1943 年 6 月，沙兹因背部受伤而退出军队医院工作。

　　他重新来到瓦克斯曼的实验室工作，并接受了抗结核药物的研究工作。正在这时，梅奥医学中心的威廉·费尔德曼（William Feldman）主动与瓦克斯曼合作，开展抗结核药物的研究。而瓦克斯曼就把这一任务交给了沙兹。

　　沙兹称自己通过培养两种不同样品中的灰色链霉菌，这种菌与瓦克斯曼于 1915 年接触过的菌是不相同的，并且从这两种菌里，分离出对结核杆菌有特效的物质——链霉素，这正是两人日后争议的焦点所在。

　　沙兹所用的样品 H-37 结核杆菌是费尔德曼（Feldman）分离的，费尔德曼本人也在研究过程中被感染了结核病菌，所以他警告瓦克斯曼等人，要格外小心。正是面临着这种危险，沙兹通过几个月的努力工作，终于发现了链霉素（streptomycin）[2]。他本人还亲自制作了第一份临床样品，并治好了费尔德曼的结核病。

费尔德曼与时为胸科医生的同事 H. 科温·欣肖（H. Corwin Hinshaw）在梅奥医学中心进行链霉素抗肿瘤实验，他们首先在豚鼠上检验，55 天后豚鼠的结核被治愈，随后他们又在患者中进行了临床试验，最终证实了链霉素对结核的有效性。欣肖也因此获得诺贝尔奖提名。

根据瓦克斯曼和美国默克公司在 1939 年签署的资助协议，美国默克公司将拥有链霉素的全部专利。瓦克斯曼担心美国默克公司没有足够的实力满足链霉素的生产需要，觉得如果能让其他医药公司也生产链霉素的话，会使链霉素的价格下降。于是他向美国默克公司要求取消 1939 年的协议。美国默克公司的总裁乔治·默克（George Merck，1894—1957）慷慨地同意了。默克公司在 1946 年把链霉素专利转让给罗格斯大学，只要求获得生产链霉素的许可。1946 年，沙兹获得了博士学位，在他离开罗格斯大学之前，他在瓦克斯曼的要求下，也将链霉素的专利权益无偿转交给罗格斯大学。

1946 年，军队率先开展链霉素治疗耐青霉素细菌感染的临床应用试验，但前两例患者一例死亡，一例眼盲，只有第三例患者——未来的参议院多数党领袖鲍勃·多尔（Bob Dole）成功痊愈了。多尔在 1969 年后长期担任参议员，并多次参与总统选举，虽然在 1996 美国总统选举败给了克林顿后正式退休，但2007 年仍被小布什起用，调查沃尔特里德陆军医疗中心（Walter Reed Army Medical Center）的卫生问题。

军队开展的临床研究缺乏随机性，也没有设对照组。正式的链霉素的抗结核临床试验由医学研究理事会结核病研究中心（Medical Research Council Tuberculosis Research Centre）主持，于 1946—1947 年展开。该试验是随机、双盲并设有安慰剂对照，这也是第一个被认可的随机临床试验。临床结果表明链霉素对结核杆菌有效，本药随即进入临床。包括美国默克、施贵宝公司在内的多家药企同时生产。此时在施贵宝公司工作的香农（James Augustine Shannon，前 NIH 院长）主持了链霉素的生产工作。

美国默克公司的研究组长约翰·克拉克·希恩（John Clark Sheehan，1915—1982）解决了链霉素发酵后，发酵液中组胺杂质的问题，大大提高了制剂的纯度，降低了副作用。后来希恩到美国麻省理工学院（Massachusetts Institute of Technology，MIT）工作，在那里他第一次全合成了青霉素 V，并开发了 6-氨基青霉烷酸（6-APA）这一中间体，开启了抗生素的化工合成阶段。

罗格斯大学从药企处得到大笔专利收入，其中 20% 给了瓦克斯曼。当沙兹获悉这一消息后，向法庭起诉罗格斯大学和瓦克斯曼，要求分享专利收入。1950 年 12 月，案件获得庭外和解。罗格斯大学发布声明，承认沙兹是链霉素的共同发现者。根据和解协议，沙兹获得 12 万美元的外国专利收入和 3% 的专利收入（每年大约 1.5 万美元），瓦克斯曼获得 10% 的专利收入，另有 7% 由参与链霉素早期研发工作的其他人分享。瓦克斯曼自愿将其专利收入的一半捐出来成立基金会资助微生物学的研究。

瓦克斯曼的另一位研究生休伯特·勒舍里耶（Hubert

Lecehevalier，1926—2015），分离得到新霉素（neomycin），两人联合署名的文章发表于 1949 年的 *Science* 杂志，本品目前仍在临床被广泛应用。勒舍里耶还发现了加地霉素（candicidin），不过临床已经不再使用。

1952 年，瓦克斯曼因链霉素获得诺贝尔生理学或医学奖。他与沙兹的关系更加恶化。而沙兹状告导师与母校的行为也不容于美国学术界，他只得前往国外教学。两人之间终生也未产生宽容和谅解。

应当说，瓦克斯曼实验室的设备、资源和技术为沙兹提供了发现链霉素的基础，而沙兹的执着性格与忘我工作是发现链霉素的关键因素。争论的焦点在于链霉素是从沙兹培养的菌株中提取的还是从实验室原有菌株（瓦克斯曼曾研究过，但并未发现抗结核杆菌效应）中提取的。无论是哪种，沙兹的工作都是不可磨灭的。

但从传统上来说，以前的发明、发现工作量较小，并通常由获奖者一人完成，即便有助手帮助，获奖者也做了大量工作。完全不像今天的基因组计划一样，涉及全世界的科学家参与。所以将诺贝尔奖授予瓦克斯曼一人，也符合科学界这一保守的传统。

四环素新药的发现和四环素诉讼：药企与政府对抗

四环素类抗生素，是由金色链霉菌、龟裂链霉菌菌株产生的二氢化萘取代化合物家族。第一个四环素类药物是于 1945—1848 年左右被发现的。"二战"期间，美军士兵征战世界各地的同时，还负有另一任务，把当地的土壤收集并运回美国，统交由美国氰胺公司立达（Lederle）实验室进行培养，并分离相应的菌种，用以发现新的抗生素。

立达实验室的顾问——植物生理学家本杰明·达格尔（Benjamin Duggar，1872—1956）博士从一种名为金色链霉菌的土壤寄生菌分离获得氯四环素（chlortetracycline），因为其具有金色，所以被命名为金霉素（Aureomycin），这是人们发现的第一个四环素类抗生素。这一工作得到了发现磷酸肌酸和三磷酸腺苷（ATP）体内作用的印度生化学家亚乐帕拉科达·萨巴罗（Yellapragada Subbarow，1895—1948，被认为首先合成了叶酸和甲氨蝶呤）的协助。

辉瑞公司原本是一家小药坊，在 19 世纪后期因为使用发酵工艺生产柠檬酸而获得成功。也正因为该公司的发酵技术，所以被美国任命为青霉素生产的指导单位。青霉素的成功造就了辉瑞公司的先进制药企业地位，激励该公司继续寻找更多的抗生素。

1950 年，辉瑞公司的芬利（Finlay）和同事用公司附近的土壤培养皲裂链丝菌，然后从培养液中分离出土霉素［氧四环素（terramycin）］[3]。1950 年，哈佛大学的诺贝尔奖获得者罗伯特·伯恩斯·伍德沃德（Robert Burns Woodward，1917—1979）确定了土霉素的化学结构，并申报了发酵法生产土霉素的专利。以劳埃德·希利亚德·康诺弗（Lloyd Hillyard Conover，1923—　）为首的一个辉瑞公司 7 人团队，与伍德沃德合作两年，成功地研究出它的化学合成工艺，应用于工业大生产。

金霉素和土霉素都是天然产物，因为当时人们相信，细菌产生的抗生素是完美的，人工化学修饰后，反而可能破坏其效果。康诺弗尝试着将这两个抗生素结构优化，得到了四环素（tetracycline）。四环素是通过还原金霉素使其去氯得到的。在今天,四环素的生产方法仍采用半合成,首先通过发酵得到前体,然后通过化学修饰得到终产物。

当时有多家美国制药企业把目光投向新生的四环素,争先申报专利,开发新产品。其中四环素的专利,除了辉瑞公司外,还有美国氰胺(American Cyanamid)公司和海登化学品(Heyden Chemicals)公司申报。他们之间的争议引起了著名的四环素专利诉讼,在这一过程中,为了保证自身的利益,各个公司先后达成谅解。因为专利申报优先权存在缺陷,辉瑞公司与美国氰胺公司(购买了海登化学品正在申报的四环素专利)达成协议,许可后者生产这一药品。随后,为了避免在官司中被法院判定专利无效,两家公司又允许百时美(Bristol-Myers)公司参与进来。

美国联邦贸易委员会发现了这一交叉许可,认为这是一垄断行为,随之对上述三家企业及其总裁提出了诉讼,但没有成功。为了达到使专利无效的目的,该委员会甚至针对相关专利的审查员进行受贿罪调查,但因制药企业的强大游说力量,最终仍没有影响到相关的专利有效性。本次诉讼在 1982 年以政府的失败而告终。

1967 年,FDA 批准了辉瑞公司的多西环素(doxycycline)。2005 年,FDA 又批准了辉瑞公司的新一代四环素:替加环素(tygacil)。辉瑞公司通过四环素类药品,大大提升了自身实力。

在 1956 年,有人发现了四环素会使牙齿变色的副作用,而在我国直至 20 世纪 70 年代中期才引起重视。因为儿童免疫力低,易感染,所以四环素类抗生素的广泛使用导致大量儿童出现四环素牙。主要表现为牙齿变黄,严重的引起牙釉质发育不良(牙齿表面不光滑,出现小凹陷)或牙齿畸形。

从抗抑郁药到抗结核药：异烟肼的新疗效

链霉素推向市场仅几个月的时间，具有抗药性的结核杆菌就被发现了。20 世纪 40 年代末期，英国 MRC 研究所发现链霉素与另一种抗结核药物——对氨基水杨酸联用的话，不但比二者单独使用更有效，且能够更好地防止病菌产生抗药性。

1944 年，瑞典药学家约尔延·埃里克·莱曼（Jörgen Erik Lehmann，1898—1989，还合成了双香豆素这一抗凝药物）合成了对氨基水杨酸（PAS），这是第二个对结核分枝杆菌有效的抗生素。本品为对氨基苯甲酸（PABA）的同类物，通过对氨基水杨酸钠对叶酸合成的竞争性抑制作用而抑制结核分枝杆菌的生长繁殖。对氨基水杨酸口服用药的临床试验显示效果优异，其至比链霉素更好。雅格布斯（Jacobus）医药公司于 1951 年将其以 "Paser" 为商品名推向美国市场。

布拉格的查尔斯大学（当时属德国）化学系的研究生汉斯·迈耶（Hans Meyer）和约瑟夫·马利（Josef Mally）于 1912 年写博士论文的时候，用乙基异烟酸和联氨合成了异烟肼（isoniazid）。当时作为最早的几个抗抑郁药物之一推向市场，但因为较强的肝脏毒性而被迫退市。

沃尔什·麦克德莫特（Walsh McDermott，1909—1981）在 1934 年获得哥伦比亚医学博士学位后来到纽约医院做住院医师，主要治疗梅毒患者，他通过临床试验证实青霉素比砷化物治疗梅毒更有效，但他在工作的第二年被诊断患上了结核病，从而接受间断的治疗，也因此与结核结上不解之缘。他后来成为《结核病》杂志主编，他的研究团队在动物药理学研究中发现异烟肼对小鼠的结核很有效，并且联合治疗比单一用药更有效。

美国的罗氏公司、施贵宝公司和西德的拜耳公司的研究人员几乎同时注意到异烟肼可以抗结核，于是，三个公司在申报专利上产生了纠纷，结果专利局均未授权。异烟肼的临床试验于 1951 年在纽约开始。1952 年，异烟肼由罗氏公司首先在美国上市，商品名雷米封（Rimifon）。其工艺为通过 4- 甲基吡啶合成异烟酸，再进一步合成异烟肼，大大降低了成本。

但异烟肼不是作为单独用药，而是以联合用药（与链霉素合用）的方式上市的。临床医生又发现链霉素、对氨基水杨酸和异烟肼三种药物结合使用疗效大大提高，使大部分结核病患者得到治愈。得益于对异烟肼的研究，麦克德莫特（McDermott）本人的结核病也在联合疗法的治疗下大为好转，并于 1952—1972 年期间担任了《美国呼吸和急救杂志》（*American Journal of Respiratory and Critical Care Medicine*）主编。

1957 年，意大利利比德（Lepetit）药业公司米兰研究所得到了一份来自法国维埃拉松树林的土壤样品，皮耶罗·森西（Piero Sensi）和玛莉娅·特蕾莎·坦巴尔（Maria Teresa Timbal）在样品中发现了一种新的细菌，而这种新细菌可以产生一类新的抗菌活性分子。他们给这类分子起名为利福霉素，并通过不断优化得到了利福平（rifamycin B）。这种药物具有较好的脂溶性，作用于 DNA 依赖的 RNA 多聚酶，并对结核杆菌有很好的疗效，增加了人们治疗结核的药物选择。

抗生素短杆菌肽与诺贝尔奖技术——分配色谱法

短杆菌肽是美籍法国科学家勒内·朱尔·迪博（René Jules Dubos，1901—1982）最先发现的，它是最早的多肽抗生素。

迪博生于法国，1927 年获得罗格斯大学博士学位，然后加入了由洛克菲勒基金会支持的奥斯瓦尔德·西奥多·埃弗里［Oswald Theodore Avery，1877—1955，于 1944 年与同事发现脱氧核糖核酸（DNA）是基因和染色体的构成物质］的医学研究实验室，从事微生物学的研究。埃弗里（Avery）当时希望找到一种可以像土壤中微生物分解木头一样的物质来分解多糖，并希望这种物质会以这种机制杀死引起肺炎的微生物。

1939 年，迪博（Dubos）在洛克菲勒研究所的生物化学家罗林·霍奇基斯（Rollin Hotchkiss）的帮助下，分离了芽孢杆菌所分泌的、可以杀死或抑制革兰阳性菌的短杆菌素（tyrothricin）和短杆菌肽（gramicidin）。1942 年，美国药企夏普多姆公司（Sharp& Dohme，后被美国默克公司收购，成为默沙东公司）将短杆菌肽作为抗生素推向市场。直到今天，短杆菌肽仍然用于临床，国内由一家匈牙利药企进口。

阿彻·约翰·波特·马丁（Archer John Porter Martin，1910—2002）于 1938 年加入位于英国纺织城市利兹（Leeds）的毛纺织工业研究所（Wool Industries Research Institution），从事维生素等相关的化学研究。1941 年，英国化学家理查德·劳伦斯·米林顿·辛格（Richard Laurence Millington Synge，1914—1994）也来到这里，两人一起合作，在研究分离氨基酸的过程中，发明了分配色谱法。他们使用硅柱作为固定相，用两种不同的流动相，分离相似的化学物[4]。这一发明为分析化学提供了强有力的实验方法，也使两人共享了 1952 年的诺贝尔化学奖。1943 年，两人用这一方法，分离并鉴定了短杆菌肽的氨基酸序列。后来，弗里德里克·桑格（Frederick Sanger，1918—2013）又通过优化的分配色谱法，确定了胰岛素的氨基酸序列和相应基因（RNA 和 DNA）的序列，这些成果使他分别于 1958 年和 1980 年两次获得诺贝尔化学奖。

1942 年，迪博预言由于抗生素的应用会导致耐药菌的产生。他因对于抗生素的研究，还获得过诺贝尔奖的提名。同时迪博还是格言"放眼全球，立足当下"（Think globally，act locally）的创作者。1972 年他还担任了联合国在人类环境方面的顾问，就人类与自然环境的关系提出了一系列影响深远的观点。

从小女孩创口培养分离得到的抗生素杆菌肽

杆菌肽（bacitracin）是由枯草杆菌和地衣芽孢杆菌产生的环肽，是一种多肽抗生素。本品于 1945 年被约翰·T. 戈雷（John T. Goorley）报道。戈雷博士曾在宝威公司制药公司（Burroughs Wellcome Pharmaceutical Company）担任分析部门负责人，后自己创业。"二战"中他在军队中从事医学研究，获上尉军衔。在"二战"结束时，戈雷博士正研究如何重建截瘫患者的脊髓神经。他从一个胫骨骨折小女孩的创面组织中用肉汤培养基培养出一种杆菌，培养液中含有一种非常强的抗生素。

弗兰克·L. 梅勒尼（Frank L. Meleney，1889—1963，曾于"一战"时在洛克菲勒基金会支持下到中国北京做了 4 年外科医生）和巴尔比纳·A. 约翰逊（Balbina A. Johnson）等人对这种抗生素进行了研究。认为本品中性、溶于水、对热稳定，且安全无毒，因小女孩的名字叫崔茜（Tracy），所以他们把这一抗生素命名为 Bacitracin。相关文章发表于 1945 年的 *Science* 杂志[5]。

本品中文译名使用学名杆菌肽。它于 1948 年被 FDA 批准。后来的应用中发现，本品对革兰阳性菌有效，但全身使用（口服和注射）会产生较大的毒性，因此主要外用于皮肤感染或滴眼。

2010 年，美国批准本品可以通过肌内注射，用于新生儿的葡萄球菌肺炎及脓胸症，但必须严密监视血药浓度。目前国内只有华北制药生产。

美国伊利诺伊州农场和南美委内瑞拉土壤中都发现的氯霉素

1949 年，氯霉素上市，这是第一个用合成方法大规模生产的抗生素。因为它是一种广谱抗生素，并且与四环素一样，易于生产，价格便宜，所以被广泛应用，特别是在第三世界国家。

大卫·戈特利布（David Gottlieb，1911—1982）是美国伊利诺伊州立大学的植物病理学教授，主要从事真菌生理学和植物抗生素的研究工作。他于 1947 年与同事，从伊利诺伊大学附近农场的一份土壤中得到一株链霉菌，通过培养成功分离出氯霉素。这一研究是在雅培、礼来以及帕克戴维斯公司资助下进行的[6]。不过，当他们正在写论文时，帕克戴维斯公司资助的另一项目率先发表了同样结果。

耶鲁大学的保罗·伯克霍德（Paul Burckholder）在帕克戴维斯公司的资助下从土壤中培养细菌，在 7000 多份土壤中，他从一份南美洲委内瑞拉的土壤内培养得到委内瑞拉链霉菌（Streptomyces venezuelae）。他把菌种送到帕克戴维斯公司，而后公司的研究人员约翰·埃尔利希（John Ehrlich）和昆廷·巴茨（Quentin Bartz）在这一菌液中得到氯霉素[7]，而他们的结果发表于 1947 年，为当时同时发现氯霉素中三个实验室中最先发表的。

当年，本品在玻利维亚开始治疗斑疹伤寒的临床试验，22名服用本药的患者痊愈，而 50 名未使用本药的患者中有 14 人死亡。

氯霉素因在 1950 年被发现大量的副作用如贫血、白血病等而减少了应用范围。氯霉素不溶于水，它的静脉制剂是琥珀酸酯。氯霉素琥珀酸酯需要在体内通过水解转化为氯霉素才能发挥作用。水解的过程中会有约 30% 的剂量不能转化而在尿液中流失，所以血清内氯霉素的浓度只有口服的 70%。因而相比静脉注射，口服用药是首选。

因氯霉素副作用大，目前在发达国家，除外用或滴眼、滴鼻等途径外，本品已经被禁用。而许多发展中国家由于其成本效益高，仍然继续使用。世界卫生组织建议在低收入的国家将氯霉素油剂作为脑膜炎的一线治疗，并列入世界卫生组织的基本药物清单之内。1998 年，国际药房协会（International Dispensary Association）再将曾经停产的氯霉素油剂于马耳他推出，并于 2004 年 12 月在印度发售。

菲律宾土壤中发现的红霉素

红霉素是一个大环内酯类抗生素，最早从放线菌属（saccharopolyspora erythraea）的分泌物中发现，是一种碱性抗生素，最早由礼来公司上市。红霉素可以透过细菌细胞膜，与细菌核糖体的 50S 亚基成可逆性结合，抑制细菌蛋白质合成。红霉素的抗菌谱与青霉素相似，所以对青霉素过敏的患者可以使用本抗生素，多用于呼吸道感染的治疗，它对非典型微生物如支原体和军团菌也有效。

它的结构是一个包含 14 个酯的大环、10 个非对称中心和 2 个糖，是一个非常难合成的化合物。本品由诺贝尔奖获得者罗伯特·伯恩斯·伍德沃德（Robert Burns Woodward）和同事们合成，但在伍德沃德去世后公布。

1949 年，礼来公司收到了前员工——菲律宾科学家阿韦拉多·阿吉拉尔（Abelardo Aguilar）从当地寄来的一些土壤样品。公司的研究团队在詹姆斯·麦圭尔（James McGuire）和邦奇（Bunch）带领下，从样品中的一种链霉菌属（Streptomyces erythreus）菌株的分泌物中发现并分离了红霉素（erythromycin）。礼来公司就此申报了专利，并于 1953 年取得授权，专利号为 2 653 899。1952 年，本品正式上市，商品名为 Ilosone，取名于土壤样品所在地——菲律宾的 Iloilo。

1958 年 7 月，美罗药业在中国率先独立研制成功红霉素。

河水中的抗菌物质：头孢菌素的发现

头孢菌素化合物最初是于 20 世纪 40 年代，由意大利卡利亚里（撒丁岛首府）大学的医学教授朱塞佩·布罗楚（Giuseppe Brotzu，1895—1976）从撒丁岛排污河中的顶头孢霉菌中提取出来的。"二战"结束时，意大利许多城市因为卫生条件落后而发生了伤寒流行，但卡利亚里有一个地区，虽然人们在一个排污的河流中游泳并吃河里的生鱼，却少有生病者。布罗楚注意到了这 情况，当时他已经了解到了青霉素，并对微生物学有一定研究。于是他怀疑河中有对抗病菌的物质，很可能由河中的微生物产生。于是他用琼脂糖培养基培养河水，并得到了一种顶头孢霉菌。

極簡新 藥 發現史

他發現這些頂頭孢分泌一種物質，可以有效抵抗引致傷寒的傷寒桿菌。這種物質不穩定，並且難以純化。他經過多次試驗，使用過濾、離心、提取（水、乙醚、丙酮等多種溶劑），最後得到了一種混合狀態的物質。他把包含了有效物質的混合物用於臨床試驗，得到了振奮的結果，特別是對於葡萄球菌感染及傷寒有特效。

由於缺乏經費，1948 年布羅楚把自己的研究結果發表在一本小雜誌上。但未能引起意大利科學家的注意。幸運的是，布羅楚把一份頭孢製劑和相關說明送給了撒丁島上的盟軍軍醫布萊思·布魯克（Blyth Brooke）（少校軍銜），希望能夠引起重視。布魯克諮詢了英國醫學研究委員會，委員會中的一位學者推薦他們聯繫因發現青黴素而獲得諾貝爾獎的科學家——霍華德·弗洛里（Howard Florey）。

1948 年 7 月，弗洛里收到了布魯克的信。當時弗洛里和他的團隊正在進行篩選新型抗生素的研究，於是他立即聯繫布羅楚索取到了菌株，然後組織了牛津大學的蓋伊·牛頓（Guy Newton，1919—1969）和愛德華·亞伯拉罕（Edward Abraham，1913—1999）等人開始研究。

經過 6 年的研究，他們發現了三種頭孢類化合物：頭孢菌素 P、N、C，其中頭孢菌素 C 引起了他們的興趣。1957 年，本丹·凱利（Bendan Kelly）和在克里夫登的同事們得到了一種突變菌株，可以大量產生頭孢菌素 C。

1959 年，蓋伊·牛頓 和愛德華·亞伯拉罕使用多蘿西·霍奇金（Dorothy Hodgkin，1910—1994）優化的 X 射線衍射晶體學方法，對新抗生素的化學結構進行了鑒定，並就頭孢菌素 C 和頭孢菌素的核心結構 7- 氨基頭孢烯酸（簡稱 7-ACA）申請了专利。

　　通过专利许可费，两人得到了巨额的利润，而他们也把大部分利润捐献了出来，并设立了多个基金会从事慈善工作。到20世纪结束时，牛津大学已经得到了他们 3000 万英镑的捐赠，头孢菌素的专利许可费用总计达到了 1.5 亿英镑。

　　牛津大学成功提炼出对 β 内酰胺酶稳定的头孢菌素 C，但它却未有足够的效力用于临床。头孢菌素的核心是 7- 氨基头孢烯酸（简称 7-ACA）是从头孢菌素 C 中衍生出来，并已证实与青霉素的核心（即 6- 氨基青霉烷酸，6-APA）相似。葛兰素和礼来等药企加入进来，对 7-ACA 的旁链做出修改，以得出可以临床使用的抗生素。

　　第一类的头孢噻吩（cephalothin）便是由礼来公司于1964 年上市，商品名 Keflin。葛兰素公司研发的头孢噻啶（cephaloridine）也于同年上市，虽然一度因为可以肌注、血药浓度高等原因更受欢迎，但因不宜口服等因素，逐渐让位，在今天主要作为兽药用于动物感染。

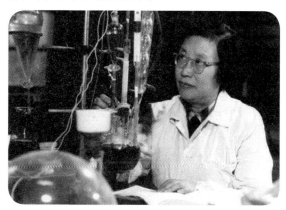

安静娴，中国制药工业企业第一位中国工程院院士，东北制药高级工程师
引自：http://news.xinhuanet.com/science/2015-07/17/134418063_14370220559131n.jpg

我国在 20 世纪 80 年代后才开始头孢类药物仿制，安静娴（1925—2015）院士在东北制药率先仿制成功头孢噻肟、头孢氨苄等药物，这才改写了进口头孢类药物的历史。

"二战"中德军的明星药：镇痛药物哌替啶（杜冷丁）

因为镇痛药，如吗啡、海洛因、丁丙诺啡等都有很强的成瘾性。所以各大药企都在寻找成瘾性不强的替代药品。德国希特勒由于要发动战争，所以在 1936 年发布了一个工业计划，增强工业自主能力，减少关键原料的进口。

制药工业在这种情势下开始加大力量合成新药，解决进口代替问题。而镇痛剂中的吗啡主要从鸦片中提取，但鸦片主要靠进口，所以 IG 法本公司（IG Farben industrie）原赫希斯特分部把主要精力转向阿片类药物的合成、研究。

1937 年，奥托·埃斯莱（Otto Eisleb）合成了编号为 8909 的化合物哌替啶（杜冷丁，Dolantin，Pethidine，Meperidine）。同事 O. 绍曼（O Schaumann）发现了它具有比鸦片更强的镇痛作用。本品于 1939 年上市，正赶上德国侵略波兰。随着第二次世界大战如火如荼展开，鸦片供应来源减少，吗啡紧俏，军队对哌替啶的需求不断增加。1944 年，哌替啶的生产量达到 1699 千克（这是在盟军轰炸的情况下），全部供给德军。

"二战"结束后，德国所有专利都被盟国宣布无效，所有研究资料被盟国没收。美国商业情报局接收了 IG 法本公司的研究资料，这些资料的医药部分由美国医学会药学与化学分会负责。美国公司很快上市了自己的哌替啶。

又为美国做嫁衣：德国合成的镇痛药美沙酮

在哌替啶合成后不久，1938 年，IG 法本公司原赫希斯特分部的另外两位研究人员，马克斯·博克米尔（Max Bockmühl）和古斯塔夫·埃尔哈特（Gustav Ehrhart）合成了 10820 这一化合物，但镇痛效果不如哌替啶，因而这一化合物的专利直到 1941 年才申报。1942 年，他们把这一化合物（起名 Amidon）交给军队，研究其镇痛和解痉作用。很明显，战争阻碍了这一研究。直到战争结束，产品也未上市。

战争结束后，在从德国收缴的研究资料中，礼来公司发现了这一产品。陈克恢等人研究了它的药理作用，研究显示其成瘾性小，作用时间长，有镇痛和镇静等作用[8]。礼来公司于 1947 年把它推向市场，商品名为 Dolophine，化学名为美沙酮（methadone）。

而战后，重新成立的赫希斯特公司，直到 1949 年才把它推向市场，商品名为 Palamidon。1953 年，根据西德与西方国家的协议，美沙酮专利重新生效，又引起了赫希斯特公司与礼来公司等企业的专利纠纷，直到 1957 年才达成谅解。

20 世纪 60 年代初期，临床又发现此美沙酮具有治疗海洛因依赖脱毒和替代维持治疗的药效作用，使其具有更大的临床意义。

·名博士生发现的经典麻醉剂：利多卡因

1943 年瑞典斯德哥尔摩大学的尼尔斯·洛夫格林（Nils Löfgren，1913—1967）在研究麻醉类化合物时，与本特·伦德奎斯特（Bengt Lundqvist）一起合成了利多卡因（lidocaine），当时前者还是一名博士生。伦德奎斯特首先在自己身上注射，感受到了它的麻醉效果。伦德奎斯特建议在卡罗林斯卡学院（Karolinska Institute）开展药理试验，接着他们把专利权卖给了瑞典当时一家制药企业：阿斯特拉公司（Astra AB）。该公司于 1948 年把利多卡因以商品名 Xylocaine 推向市场。同年，洛夫格林取得了博士学位，博士论文即是《利多卡因：一个新的合成药》（*Xylocaine: a New Synthetic Drug*）。

1949 年，利多卡因开始被大规模推广，因其起效迅速，持续时间长，适用于浸润、阻滞和局麻，应用广泛，获得了巨大的商业成功。

另外，阿斯特拉公司还是瑞典青霉素的主要生产商。自此，该公司便把抗生素、麻醉剂定为企业发展的主要目标，取得了商业成功。

虽然制药企业后来陆续合成了几百种卡因类药物，但到目前用得较多的还是利多卡因。

从降血压到治疗精神分裂：利血平的发现

19 世纪以前，人们对精神类疾病的治疗手段有限，很多人使用鸦片类物质、咖啡因、人参等提高精神兴奋；使用缬草、溴盐减轻焦虑；当时人们还使用电休克来治疗抑郁，但效果甚微。

在 1843 年，碳酸锂作为一种溶解膀胱结石的药品使用。后来不少临床医生又认为它可以治疗风湿、抑郁等多种疾病。20 世纪 40 年代，澳大利亚精神病医生约翰·凯德（John Cade,

1912—1980）发表文章称锂盐在治疗精神病患者时，患者尿中尿素增多。他在豚鼠模型上试验，发现使用碳酸锂后，豚鼠进入嗜睡状态，由此确定碳酸锂可以治疗躁狂、双相精神障碍。

对于抑郁症的治疗利于神经药理学的发展，在 20 世纪 50 年代，人们已经认识到多巴胺、去甲肾上腺素、血清素等物质在脑内存在，并使用荧光光度法来测量这些物质及其代谢物，人们还使用了大鼠、小鼠等动物模型以方便这方面的研究。这些研究最终使得新的治疗药物出现在临床上。

印度一种萝芙木属植物 Rauwolfia serpentina，它的提取物被广泛用于治疗精神疾病、发热、蛇咬等，甘地还用它作为镇静剂。从 1931 年开始，人们对它进行研究，先后分离了几种生物碱，但均不是主要的有效物质。1949 年，瑞士药企汽巴（CIBA）公司的埃米尔·施利特勒（Emil Schlittler）和约翰内斯·穆勒（Johannes Muller）等人对此进行了研究，提取到了一种生物碱。药理部的胡戈·拜恩（Hugo Bein）发现它就是植物的有效成分，命名为利血平[9]。本品具有降血压效果，但同时会产生抑郁的副作用。本品于 1956 年由伍德沃德全合成。

1950 年，美国心血管专家罗伯特·华莱士·威尔金斯（Robert Wallace Wilkins，1906—2003）把利血平引入到了美国，用于治疗高血压。精神神经学家内森·舍伦贝格·克兰（Nathan Schellenberg Kline，1916—1983）在 1952 年，于纽约的罗克兰州立医院（Rockland State Hospital）开展了一项精神病学研究，当时美国住院的精神病患者超过了 50 万人，大大超出了医院承受能力。

克兰与同事一起对利血平这种药有了兴趣，经过两年的临床试验，医院里 70% 的精神分裂症患者的症状大为好转，试验的成功令精神医学界振奋。1954 年，本品正式被当作治疗精神分裂药推广使用。克兰去世后，罗克兰州立医院改名为内森·舍伦贝格·克兰精神研究所（Nathan S. Kline Institute（NKI）for Psychiatric Research）以纪念他。

从抗过敏药到治疗精神病药：氯丙嗪的发现

1947 年，法国罗纳普朗克实验室（Rhône-Poulenc Laboratories）公司在研究抗组胺类药物时合成了异丙嗪这个吩噻嗪衍生物。发现它有不错的镇静和抗组胺效果。

当时，巴黎的外科医生亨利·拉博里（Henri Laborit，1914—1995）与麻醉医生皮埃尔·于格纳尔（Pierre Huguenard）在进行一项减少手术患者因麻醉而导致休克的研究。拉博里使用了通常对抗过敏的抗组胺药，其中就有异丙嗪，他发现这些镇静剂可以减少手术患者的不良反应，帮助患者恢复。于是他要求罗纳普朗克公司合成更好的化学结构类似物，以供进一步研究。于是公司的研究人员保罗·沙尔庞捷（Paul Charpentier）于 1950 年 11 月左右，合成了一系列化合物，其中就有编号为 RP4560 的氯丙嗪（chlorpromazine）。

1951 年，拉博里用新得到的氯丙嗪实验发现，当患者使用氯丙嗪后，手术就可以使用更少的麻醉剂，而患者术后也能得到更快的恢复。他认为这是由于药物使患者减少休克，从而能更好地忍受手术。1953 年，这一药品被推向市场，为手术合并用药。

但拉博里积极探索本药在精神病领域的应用前景。拉博里的一位同事把这一研究结果告诉了自己的亲戚——精神学家皮埃尔·德尼凯（Pierre Deniker，1917—1998），后者立即对此产生了兴趣。在拉博里的建议下，1952 年，让·德莱（Jean Delay）和德尼凯（Deniker）在巴黎圣安妮医院开展氯丙嗪治疗精神分裂病的临床试验。试验结果极为出色，那些躁狂的患者在服药后表现与常人无异。结果当年就发表了，在医学界引起了轰动。

拉博里和另外一位精神病医生在治疗一名患者时也获得了成功。20 世纪 60 年代，拉博里又发现了羟丁酸的药理作用，将其引入到临床。

美国的史克公司（Smith Kline，GSK 前身之一）于 1952 年从罗纳普朗克公司外获得了氯丙嗪的许可，用作一种止吐剂。当公司了解到法国的试验后，他们邀请了皮埃尔·德尼凯来公司指导，从事本品的学术推广活动。推广活动在全美获得了巨大的成功。

1954 年，氯丙嗪的新适应证被 FDA 批准了。到 1964 年，全世界约 5000 万人使用了本药，期间也使史克公司利润翻了三番。也因此，西方开始了"精神病患者居家治疗（非住院）"运动。

杨森制药的起家产品：氟哌啶醇

1958 年，一家比利时公司上市了新药氟哌啶醇，公司的创始人就是保罗·杨森（Paul Janssen，1926—2003）博士。杨森原本专业是化学，为了适应新药开发，他又取得了医学和药理学的学位。杨森博士在新药研发界是一位著名的人物，他带领团队先后开发了几十种新药，并获得过多次诺贝尔奖的提名。

他在 20 世纪 50 年代初开发了美沙酮的类似物——右吗拉胺（dextromoramide），并成立了公司，把它作为一个镇痛药上市。1961 年，他的公司被强生（Johnson & Johnson）公司收购，改为杨森药业（Janssen Pharmaceutica）公司。

在进一步开发新药过程中，杨森开始计划通过合成哌替啶结构类似物得到一种新的麻醉剂，虽然他得到了一些不错的结果，但发现新化合物已经被别人申报了专利。于是他又通过修改侧链，改变化合物结构。

其中一个编号为 R1625 的化合物在动物实验中，非但没有表现出止痛作用，反而有着和氯丙嗪相似的作用。于是杨森通过进一步的研究，把它开发成了一个治疗精神病药物——氟哌啶醇（Haloperidol）。

杨森把这一药品的美国权利许可给了舍尔（Searle）公司，而舍尔公司在做临床试验时，剂量有些大，出现了许多不良反应。而在欧洲则是剂量递增法治疗患者，取得了成功。鉴于沙利度胺引起的不良反应在世界引起了震动，因此美国对本品采取了慎重的态度。过了很久才由麦克尼尔（McNeil）实验室公司把它上市。

自从氟哌啶醇上市后，世界上约 5000 种化合类似物被合成出来，其中 4000 种是由杨森公司合成的。

从抗结核到抗抑郁：异烟酰异丙肼的发现

通过动物行为学研究药物的神经精神作用是首先由药理学家大卫·马赫特（David Macht，1882—1961）自 1915 年开始的。他采用了新的实验方法，诸如大鼠迷宫试验，爬绳奖励食品试验，和其他的条件 - 反应行为实验。在研究阿片生物碱对于大鼠行为学中，马赫特和莫拉（Mora）两人于 1920 年创制了"精神药理学"这个词汇。

酰肼类化合物发现于 19 世纪 70 年代。1874 年，埃米尔·菲舍尔（Emil Fischer）在斯特林斯堡的拜耳公司实验室发现了苯肼。由此他开始以此为基础研究糖类物质，这些工作使他在 1902 年获得了诺贝尔化学奖。剑桥大学的玛莉·L. 黑尔（Mary L. Hare）于 1928 年发现一种可以氧化胺的酶。1937 年，另外两支团队给这个酶起名为"单胺氧化酶"（MAO）。

为了发展抗结核药物，人们把异烟肼修饰为异烟酰异丙肼。1952 年，在芝加哥的西北医科大学的厄恩斯特·艾伯特·泽勒（Ernst Albert Zeller）发现异烟酰异丙肼可以抑制 MAO。随后研究发现 MAO 可以在脑内把血清素转变为羟基吲哚乙酸。1957 年，美国 NIH 的伯纳德·布罗迪（Bernard Brodie）和悉尼·伍登法兰（Sidney Udenfriend）等人对此机制进行了进一步的研究。

1952 年，在纽约海景医院（Sea View Hospital）的欧文·J. 塞利可夫（Irving J. Selikoff）和爱德华·罗比泽克（Edward Robitzek）在比较异烟肼和异烟酰异丙肼时，发现后者有更大的中枢神经系统兴奋作用，一开始这被认为是副作用。但一些结核病患者的兴奋状态过于明显，并且闹着要出院。贝勒（Baylor）大学的杰克逊·A. 史密斯（Jackson A. Smith）得知了这件事，开始相关的研究，他发现本品会使抑郁患者的状况得到非常大的改善。世界其他几个地区的学者也发现了酰肼类药物致人兴奋的现象。

1957 年美国精神病学会的大会上，异烟酰异丙肼治疗抑郁的相关结果得到发布。于是人们顺着这个发现继续研究，发现它会使动物脑内的血清素和去甲肾上腺素水平升高，并且这个升高与 MAO 的抑制有关系。同年，罗氏公司参与进来，对数百名抑郁患者进行了相关的临床试验。

它于 1958 年作为第一个正式的抗抑郁药物上市。但 1961 年，由于肝脏毒性而退市，不过法国目前仍在使用。而同类的异唑肼（罗氏公司）、苯乙肼 [华纳兰 - 伯特（Warner-Lambert）公司]、强内心百乐明（史克公司）等更小肝毒性的药物先后上市。

从催眠到镇静再到抗抑郁：丙咪嗪的发现

三环类抗抑郁药则通过抗组胺药物发展而来，氯丙嗪的成功促使药企开始研发相关化合物。在氯丙嗪上市以前，瑞士药企嘉基（Geigy，诺华公司前身之一）公司开发过一些催眠剂，由瑞士州立精神医院（Cantonal Psychiatric Clinic）的医生罗纳德·库恩（Ronald Kuhn，1912—2005）检测，但催眠效果不理想，不过观察到了一些镇静功效。于是库恩建议嘉基公司进一步检测其神经精神药理活性，但建议没有被采纳。当氯丙嗪上市后，库恩发现氯丙嗪的临床表现与之前嘉基公司的样品相似，于是又写了一封长信给嘉基公司。嘉基公司这一次重视了，他们重新开启了这些化合物的研究计划。

有一个编号为 G 22 355 的化合物，与氯丙嗪结构类似。库恩经过检测，发现抑郁患者使用本品后，精神状态得到了很大改善。相关的研究结果发表在 1957 年《瑞士医学杂志》上。并且在当年的第二届世界精神病学论坛上发布了相关结果，引起了广泛关注。

这一药品被命名为丙咪嗪（imipramine），这是第一个三环类抗抑郁药物。本品效果非常强，所以部分患者会产生轻度躁狂的副作用。

电击动物模型与抗癫痫药物苯妥英钠的发现

苯妥英钠（phenytoin，diphenylhydantoin）由德国化学家海因里克·比尔兹（Heinrich Biltz，1865—1943）于 1908 年首次合成。因为暂时没有发现其药理作用，所以他把自己的发明转让给了帕克戴维斯（Parke-Davis）公司。

1934 年，美国波士顿城市医院的神经科主任特雷西·杰克逊·帕特南（Tracy Jackson Putnam，1894—1975）希望研究一种比苯巴比妥镇静作用小的抗癫痫药。帕特南和美国神经学科开拓者之一海勒姆·休斯敦·梅里特（Hiram Houston Merritt，1902—1979）合作，建立了用电击的方式让动物产生惊厥模型，然后给动物服用相应化合物，观察其对惊厥的作用。他们从溴盐类和巴比妥类化合物入手，初步检测了 19 种化合物，但未发现有相关作用。

后来帕克戴维斯公司与他们合作，他们发现苯妥英钠对于癫痫有效，并且没有苯巴比妥的镇静作用。使得癫痫这一疾病第一次有了有效的治疗药物。进一步研究发现苯妥英钠与溴盐和苯巴比妥的抗癫痫作用不同，这次是专门为了寻找一个没有镇静作用的抗癫痫药物，而制定的药物筛选方案。这一药品于 1953 年被 FDA 批准治疗癫痫，商品名地仑丁（Dilantin）。

雅培（Abbot）公司经过筛选，得到了三甲双酮（troxidone）用以治疗突发性癫痫，但该药有一定的副作用。

而帕克戴维斯公司进一步筛选一千多个三甲双酮类似化合物，得到了乙琥胺（ethosuximide），于 1958 年上市。

因苯妥英钠药品专利期快要结束，而且许多研究结果有出入，所以帕克戴维斯公司并不太积极继续开发这一药品。另外，有一些医生认为，抗癫痫药需要有镇静作用，所以他们不乐意使用这一药物。

知名的精神病专家杰克·德赖弗斯（Jack Dreyfus）积极支持苯妥英钠治疗其他神经精神疾病，据说他向美国总统理查德·尼克松（Richard Nixon）大量提供了这一药品。德赖弗斯还在自己的医学专著中大力推广苯妥英钠。经过多年的实践和宣传，苯妥英钠才得到了医学界的公认。2008 年，FDA 警告这一药品可能有潜在副作用，但目前还不清楚副作用是不是该药造成。2011 年，苯妥英钠的注射剂型加了警告标志。

甲苯丙醇对动物安定作用的启示：镇静药安宁（甲丙氨酯）的发现

甲丙氨酯（Miltown，安宁，眠尔通）为 1950 年 5 月，由伯纳德·约翰·路德维格（Bernard John Ludwig）和弗兰克·米兰·伯杰（Frank Milan Berger）首先在卡特产品（Carter Products）公司合成。这个公司的一个下属公司华莱士实验室（Wallace Laboratories）公司购买了许可权，并参考新泽西州的城市名米尔敦（Milltown），把产品命名为 Miltown。本品于 1955 年上市，迅速成为精神领域的重磅产品，尤其受到好莱坞影星们的喜爱。

20 世纪 40 年代中期，伯杰（Berger）博士在一家英国药企

的实验室工作，研究青霉素长期存放的防腐剂。他注意到甲苯
丙醇对实验室的啮齿类小动物有安定作用。他发表了相关的研
究论文，但本品有着一些缺陷。半衰期短，活性差，对脊髓比
对脑有更大的作用。

　　到华莱士实验室公司以后，他与化学家路德维格博士合作，
合成了安宁。1955 年 12 月，在密西西比州立医院进行的 100
多名患者的临床试验，取得了巨大的成功。从而原来治疗精神
性疾病的水疗法、休克疗法等均被停用了。本品具有松弛与安
静双重的作用，药品公司打出宣传语："Relaxes both mind and
body"。

　　1956 年，本品被发现可治疗嗜酒精患者。1957 年，单在美
国，本品就开出了 3600 万个处方，生产了 10 亿片药品。

　　今天的毒理学家分析出安定（地西泮，商品名 Soma）这种
药物的代谢产物之一是异丙基甲丁双脲。而后者是一种肌松药，
并有滥用现象。而甲丙氨酯的前药——甲丁双脲由美国家用产
品公司（American Home Products Corporation）上市，异丙肌
甲丁双脲也随之上市。

　　1960 年，卡特产品公司和美国家用产品公司被以垄断中度
镇静药市场的名义提起诉讼。美国政府判定卡特产品公司相关
专利可以供其他企业随意使用，不得收取专利许可费用。

　　1967 年，甲丙氨酯被 FDA 列为控制类精神药品，因为研
究发现其可以引起精神和身体依赖。2012 年，欧洲药监局建议
将本品撤市，并把所有包含本成分的药品撤市。

　　相同类型的药品：苯乙哌啶酮（doriden，安眠酮，商品名
Sopor）于 1956 年上市，氯甲噻唑（heminevrin）于 1957 年上
市；氯乙基戊烯炔醇（placidyl）于 1955 年上市。

被遗落在实验架上一年的重磅新药：氯氮䓬（苯氮䓬类药物）的发现

20世纪30年代，波兰的克拉科夫（Kracow）大学里，克罗地亚裔化学家莱奥·享里克·施特恩巴赫（Leo Henryk Sternbach，1908—2005）博士在一个名为庚酮二嗪（heptoxdiazines）的小组里研究杂环化合物（hererocycles）。毕业后又从事喹唑啉等染料的研究，他研究了许多庚酮二嗪类化合物，但发现其并没有染料的价值。

因为政局动荡，施特恩巴赫博士来到瑞士，最后进入罗氏公司工作。在"二战"期间，罗氏公司担心受到纳粹的迫害，便将部分资产和人员迁到了美国。于是犹太人施特恩巴赫博士与家人得到优先照顾，就这样来到位于美国纽特利（Nutley，位于新泽西州）的罗氏分公司。

20世纪50年代，由于神经科学和精神病学的发展，许多药企关注神经精神类药物。1954年，罗氏公司做出了一项决定，研发镇静药，施特恩巴赫博士也被分派到这一团队中。刚刚上市的氯丙嗪表现不俗，他的上司给他的任务是针对氯丙嗪进行仿制"me too"研究，并且绕过相关专利，尽快开发出属于罗氏公司的精神类药品。施特恩巴赫信心百倍，因为他研究过庚酮二嗪类化合物，对这类杂环化合物非常熟悉，它们结构有趣，而且可以低成本大生产。并且这些庚酮二嗪化合物与氯丙嗪结构上也有一定的类似。

于是他合成了几十个这样的化合物，但进一步研究后，他们才发现，原来那些化合物不是庚酮二嗪化合物，而是苯氮䓬类化合物。于是他把其中一个化合物命名为Ro-50690，放到了实验室的架子上，没有进一步进行药理实验。在随后一年多的时间里，施特恩巴赫博士围绕着氯丙嗪仿制药开发继续工作。虽然庚酮二嗪类化合物合成出来了，却没有什么效果，整个实验室并没有取得太大的成绩，并且他受到了上司的指责，要求他转变研究方向。

于是施特恩巴赫下令要改变工作模式，并进行实验室的清理。在清理时，有一个研究人员把这一化合物找了出来，于是施特恩巴赫抱着试试看的心态，把它送到公司药理部洛厄尔·兰德尔（Lowell Randall）处检测。

没有多久，药理部反馈信息：这一化合物有镇静、抗焦虑、松弛肌肉的作用，比市场上的安宁、巴比妥等效果都要好！于是罗氏公司盯住 Ro-50690 展开了后续的研究，并命名为氯氮䓬（chlordiazepoxide）。1958 年 5 月，施特恩巴赫申报了化合物专利。

氯氮䓬有类似巴比妥的抗惊厥作用，但催眠作用较弱。在42 家医院中，包括慢性酒精中毒的众多精神和神经性疾病的患者接受了氯氮䓬的治疗。患者的焦虑、紧张情绪得到了显著缓解。氯氮䓬可以治疗感情混乱而不会影响到人的思维能力。帮助人们缓解上瘾情形。1959 年，2000 名内科医师用它治疗了近 20 000 名患者，效果显著。

1960 年，本品以氯氮䓬（Librium）为商品名在英国上市。随后在世界范围内上市，并且销量节节攀升，迅速成为重磅炸弹品种。

罗氏公司在研发氯氮䓬的过程中，合成了 3000 个相关的化合物，但只有氯氮䓬和地西泮两个获得了成功[10]。1963 年，地西泮（diazepam，Valium，安定）上市后，其他企业也跟进研究。因为药效是氯氮䓬的 2.5 倍，所以很快销售额超过了氯氮䓬。

惠氏公司也在氯氮䓬的基础上，开发出了奥沙西泮（oxazepam）。治疗睡眠障碍的硝基安定（mogadon）于 1965 年上市；替马西泮于 1969 年上市；盐酸氟胺安定，商品名为 Dalmane，于 1973 年上市。

到了 1983 年，共有 17 种苯氮䓬类药物上市，销量超过了每年 30 亿美元。而今天已经有 29 种同类药物上市了。对于焦虑、失落、失眠和压力大等症状，药物需要长期服用，甚至要数年。到 20 世纪 70 年代，苯氮䓬类药物成为临床上最常用的处方药，估计有美国 1/5 的女性和 1/10 的男性都服用它们。

出自诺贝尔奖获得者之手：第一代抗组胺药（芬苯扎胺、美吡拉敏）的发现

1910 年，英国科学家亨利·哈利特·戴尔（Henry Hallett Dale，1875—1968）和助手从哺乳动物组织中提取出来的组胺，并命名为 Histamine。后来戴尔因发现乙酰胆碱获得 1936 年诺贝尔奖。

组胺是第一种从哺乳动物组织中提取的生物活性胺。化学式是 $C_5H_9N_3$，相对分子质量是 111。以无活性的结合型存在于肥大细胞和嗜碱性粒细胞的颗粒中，以皮肤、支气管黏膜、肠黏膜和神经系统中含量较多。当机体受到理化刺激或发生过敏反应时，可引起这些细胞脱颗粒，导致组胺释放，与组胺受体结合可引起痒、打喷嚏、流鼻涕等现象，并可引起肺、心脏、血管等多项相关生理反应。

第一个抗组胺药是由意大利籍瑞士生理学家丹尼尔·博韦（Daniel Bovet，1907—1992）发现的，他花了几年的时间研究箭毒，分离了琥珀酰胆碱，并就此发表了在化学神经递质领域具有重大影响的论文，使他获得了 1957 年的诺贝尔生理学或医学奖。

在小时候，博韦就用家里储食品的罐子种蘑菇，并极其仔细地记录下生长情况。百浪多息上市后，博韦与同事就合成了数百个相应的衍生化合物。在研究抗生素的过程中，博韦把注意力转向了抗过敏药物。

1929—1947 年，博韦在巴斯德研究所工作，参与了抗组胺药物的研究工作。在豚鼠肠模型上，筛选大量可以对抗组胺作用的化合物[11]。其中一个苯氧基乙胺衍生物引起了研究者的注意，但它的毒理过大。法国药企罗纳普朗克（Rhône-Poulenc，后来的安万特）对化合物进行修饰，终于得到化合物芬苯扎胺，可以消除豚鼠过敏反应。本品以 Antergan 商品名上市，成为第一个抗组胺药物。然后药企通过结构修饰，得到了新的化合物美吡拉敏，也推向市场，商品名为 neo-Antergan。

受到市场的鼓励，一百多个抗组胺化合物迅速进入研发阶段。组胺可以引起过敏症和过敏反应，而抗组胺药可以控制过敏症状，包括干草热、季节性鼻炎等，使风疹、水肿、瘙痒等症状得到缓解。但同时也引起嗜睡等不良反应。

获得销售分成的新药：苯海拉明

乔治·里夫斯彻（George Rieveschl，1916—2007）于 1940年获得辛辛那提大学博士学位并留校任职。1943 年，他在研究组胺时，他的学生弗雷德·休伯（Fred Huber）合成了一个化合物苯海拉明（diphenhydramine）。帕克戴维斯公司（Parke, Davis and Company）在豚鼠模型上检测到本品有解痉效果，于是从里夫斯彻处受让了专利，并约定：在专利期限内，从每年销售额中拿出 5% 作为专利费。1946 年，本品上市，商品名为 Benadryl。

1947 年，乔治·里夫斯彻被帕克戴维斯公司聘用，担任研究部主任，并领导研发部门开发了邻甲基苯海拉明（orphenadrine）。通过专利费，里夫斯彻获得了数千万美元，其中大部分被捐献给辛辛那提大学。

苯海拉明通过结合毛细血管上的 H_1 组胺受体发挥药理作用，但它还能通过血脑屏障引起嗜睡。对苯海拉明相似物的研究导致苯吡烯胺等抗组胺药物被发现。1960 年，研究发现苯海拉明可以抑制神经递质血清素的重摄取。这个发现成为研发抗抑郁药物的重大线索，并最终导致氟西汀（百忧解）的发现。

从抗过敏药到晕车药：茶苯海明的发现

抗组胺药本是治疗过敏性疾病如荨麻疹等，但人们相信它可以治疗多种疾病，因此应用越来越广泛，一些人即使感冒也会使用抗组胺药。不过，使用抗组胺药会产生嗜睡的副作用。于是舍尔公司（G.D. Searle & Company）为了减少嗜睡作用，将其与氯茶碱这个兴奋药结合，开发了茶苯海明（dimenhydrinate）。

1947 年，茶苯海明被送到莱斯利·盖伊（Leslie Gay）和保罗·卡利纳（Paul Carliner）所在的约翰·霍普金斯（John Hopkin）大学的变态反应门诊部，观察它对荨麻疹的作用。有一位患荨麻疹同时又伴有晕车症的孕妇用药后，晕车和荨麻疹症状都好转。盖伊和卡利纳发现此情况后，计划做临床研究，恰好有几百名士兵在 1948 年 11 月乘船从纽约出发横渡大西洋，给他们服用茶苯海明后，很多人的晕船情况消失了。于是茶苯海明开始用于晕船的治疗 [12]。

病毒发现者、培养者均获诺贝尔奖，除了疫苗发现者：脊髓灰质炎疫苗的发现

脊髓灰质炎病毒的发现

脊髓灰质炎这一疾病一直伴随着人类历史，至今没有很好的治疗方案。疾病由脊髓灰质炎病毒（Poliovirus）引起，该病毒主要侵犯人体神经元集中的脊髓灰质部分并造成永久损害，使这些神经无法继续支配相应的肌肉，出现肌肉无力、肢体弛缓性麻痹。好发于婴幼儿，故又称小儿麻痹症。

在德国学习古语言和神学的雅各布·海涅（Jakob Heine，1800—1879），由于受到拥有一个矫形外科诊所的叔叔的影响，转向了学医，后来还接手了叔叔的诊所。他在工作中接触了许多下肢瘫痪、残疾的患者，经过仔细观察，他认为这属于同一类疾病。1840 年，他首先阐明了脊髓灰质炎这种疾病。瑞典小儿科医生卡尔·奥斯卡·梅丁（Karl Oskar Medin，1847—1927）对本病进行了长期的研究。因此本病也被称为 Heine-Medin 病。

奥地利医学家卡尔·兰德施泰纳（Karl Landsteiner，1868—1943）在维也纳大学学习医学时就发表过饮食影响血液

成分的论文,他曾在 1891—1893 年左右学习化学,并在慕尼黑受到诺贝尔奖获得者赫尔曼·埃米尔·菲舍尔(Hermann Emil Fischer,1902 年诺贝尔化学奖获得者)的指导。1900 年兰德施泰纳发现两个人的血液接触后,可能引起凝集的现象,于是他转向免疫和抗体方面的研究。1901 年,他发现凝集反应是血清造成的,经过进一步研究,他鉴别了人类的 A、B、O(最初他命名为 A、B、C)血液分型,由于他的发现,输血治疗成为可能。后来兰德施泰纳因输血方面的贡献被授予 1930 年诺贝尔生理学或医学奖。

自 1897 年至 1908 年,兰德施泰纳回到维也纳大学,从事病理解剖学研究,期间他采集了 3600 多个解剖标本。1908 年到 1920 年,兰德施泰纳成为威廉明娜医院(Wilhelminenspital hospital)的解剖员,在这里,他与儿科医生埃尔温·波佩尔(Erwin Popper,1879—1955)一起发现了脊髓灰质炎病毒。他们的发现使脊髓灰质炎病毒疫苗的研制成为可能。

脊髓灰质炎病毒的培养

1900 年以来,脊髓灰质炎爆发过几次流行,危害一次比一次厉害。1934 年的洛杉矶爆发脊髓灰质炎流行,其中接诊本病的 5% 的医生与 11% 的护士受到了感染。1921 年夏天,尚未担任美国总统的富兰克林·罗斯福在一次游泳后也感染了脊髓灰质炎病毒,最终造成了下肢瘫痪,下半生在轮椅上度过。1938 年,已经担任美国总统的罗斯福建立了国家小儿麻痹症基金会(National Foundation for Infantile Paralysis,NFIP),用于救治脊髓灰质炎患者,并促进疫苗的研制。

1933 年,美国圣路易斯地区发生了一次蚊子传播的脑炎流行。1934 年，美国医师查尔斯·阿姆斯特朗（Charles Armstrong，1886—1967）作为 NIH 的工作人员，参与了对这次脑炎流行病调查。研究团队首先从猴子，而后从白鼠身上分离了引发这种脑炎的病毒。阿姆斯特朗描述了这一疾病，并将之命名为脉络丛脑膜炎。1939 年，在研究脉络丛脑膜炎时，阿姆斯特朗成功地在实验室把脊髓灰质炎病毒（一个低毒性的分型）传给猴子，而后又传给大鼠，接着是小白鼠。这一成功引发了人们对脊髓灰质炎病毒研究的热潮。

脊髓灰质炎疫苗研制的关键难题是如何制备充足的病毒用于临床试验研究，以及如何进行疫苗的大规模生产。1948 年，哈佛大学的约翰·富兰克林·恩德斯（John Franklin Enders，1897—1985）、托马斯·胡库·韦勒（Thomas Huckle Weller，1915—2008，第一个发现水痘病毒）和弗雷德里克·查普曼·罗宾斯（Frederick Chapman Robbins，1916—2003）解决了这一难题。

约翰·恩德斯是家中的长子，他父亲是哈特福德国家银行 CEO，因处理过马克·吐温的财务事宜，他们家还以朋友的身份接待过这位大文豪。恩德斯自小在金融和文学的环境中成长，相比而言，接触的科技知识较少。然而，他有一位当内科医生的叔叔经常拜访他们家，并向小恩德斯介绍了许多医学知识。

上学后的恩德斯在文学和生物学方面成绩优秀，但数学和物理方面则遇到了困难。他于耶鲁大学毕业后，并没有找到明确的事业目标，而是过了几年飞行、航海等冒险与旅游休闲相结合的生活。在"一战"中,他参加了空军并担任上尉。"一战"后,他先后从事过包括房地产在内的几种职业,但仍找不到目标。后来他转而研究了三年哲学，在这期间，他与几个哈佛医学生以及细菌免疫学部的指导教师休·沃德（Hugh Ward）合租一个房子，并与几人成为朋友。由于受到休·沃德的影响，恩德斯迅速对生物学产生了兴趣，有时，他会在晚上随休·沃德一起去实验室，以极大的热情观摩细菌学试验。

于是休·沃德把恩德斯推荐到部门主管汉斯·津瑟（Hans Zinsser）教授门下学习微生物学。从1927年至1937年，恩德斯在哈佛大学从事肺炎球菌的研究。1937年，当局指示多个研究机构展开对腮腺炎病毒的研究，恩德斯也就此转向了病毒学的研究，他的团队证实鸡胚中可以接种腮腺炎病毒。在此期间，托马斯·韦勒（Thomas Weller）接受他的指导，学习病毒的培养技术。而弗雷德里克·罗宾斯（Frederick Robbins）此时也在哈佛大学学习。珍珠港事件后，韦勒和罗宾斯作为军医参加军队，韦勒还取得了少校军衔。战后，韦勒来到波士顿儿童医院，罗宾斯则仍在军队工作。

1946年，恩德斯受邀来到波士顿儿童医院创建传染病学研究实验室，而在此之前，他的学生韦勒已经在这所医院工作，所以就把他调来自己部门。1948年，罗宾斯担任病毒疾病国家研究委员会市级研究员，他与恩德斯、韦勒合作研究病毒的培养方法。

他们经过论证，希望采用非神经组织或非有机体（如鸡胚）等培养繁殖病毒，经过讨论，他们还加入了青霉素来防止细菌的污染。通过逐步递减的办法，每三四天更换一些培养基质，最终实现了腮腺炎病毒在组织上的培养。1948年，他们又成功地实现了脊髓灰质炎病毒在组织上的培养和繁殖，这为大规模制备脊髓灰质炎病毒提供了保障[13]。因为这一贡献，恩德斯、韦勒与罗宾斯三人共享了1954年的诺贝尔生理学或医学奖。

1944 年，伊莎贝尔·梅里克·摩根（Isabel Merrick Morgan，1911—1996）在约翰·霍普金斯大学的病毒学小组工作。她在神经组织中培养病毒，并以甲醛杀死病毒，制成脊髓灰质炎疫苗。这种疫苗可以使猴子产生免疫力。虽然她没有进一步展开人体试验，但其他研究人员开始了灭活病毒免疫方法的人体试验。可惜成果均不显著，还出现了许多意外事件，直到索尔克（Salk）疫苗的出现。

索尔克（Salk）疫苗问世

小托马斯·弗朗西斯（Thomas Francis, Jr.，1900—1969）是第一个分离流感病毒的美国人。1941 年，他受邀加入新成立的密歇根大学公共卫生学院。同年，乔纳斯·爱德华·索尔克（Jonas Edward Salk，1914—1995）来到这里，在弗朗西斯的指导下进行病毒研究的博士后工作。索尔克毕业后留校工作，从事病毒（包括流感病毒等）研究工作。他与弗朗西斯一起完善了一种流感疫苗并大规模用于军队。

1947 年，索尔克成为匹兹堡大学病毒研究实验室主任。1948 年，他得到国家小儿麻痹症基金会的资助，开始了脊髓灰质炎疫苗的研究工作。他收集了 125 个病毒样本，并进行分类。他发现脊髓灰质炎病毒可以分为 3 个不同的分型，若要有效预防病毒感染，相应的疫苗要能够对 3 种病毒株都有效。

因为采用了恩德斯等人的组织培养方法，索尔克加快了他的研究进度。他使用摩根的甲醛灭活法，并尽可能保持病毒的完整性以激发接种后人体的免疫反应[14]。1952 年 7 月，索尔克在 43 名已经从脊髓灰质炎病毒感染中恢复的儿童身上试验疫苗。他发现接种后，儿童血清中都出现了抗体的升高。于是他开始在志愿者身上试验疫苗,包括他自己、他妻子和他的孩子。志愿者全部获得了免疫力,并且没有感染。

1953 年,索尔克在美国医学学会杂志发表了自己的成果[15],他还在一次会议上宣称"如疫苗出现问题,自己负全部责任"。为了推广疫苗,索尔克没有申请相关的专利保护。他的积极宣传赢得了广泛的信任。

加拿大多伦多大学下属康诺特医学研究实验室(Connaught Medical Research Laboratories)的三位学者约瑟夫·F. 摩根(Joseph F. Morgan,1918—1976)、海伦 J. 莫顿(Helen J. Morton)和雷蒙德·C. 帕克(Raymond C. Parker,1903—1974)开发出了"Medium 199"这一纯化学合成的培养基,包含 60 多种营养成分,用以研究细胞营养和癌症。阿瑟·E. 富兰克林(Arthur E. Franklin)发现它对猴肾细胞培养的脊髓灰质炎病毒有很好的作用。莱昂内·N. 法雷尔(Leone N. Farrell)进一步把培养瓶放在摇床上,成为病毒培养的"多伦多方法"。

这一培养基给了美国国家小儿麻痹症基金会(NFIP)信心,使其于 1953 年下决心资助索尔克疫苗的临床研究。

1954 年 4 月,在 NFIP、礼来公司、康诺特(Connaught)实验室和帕克戴维斯(Parke-Davis)公司等单位的通力合作下,一个全国性的疫苗人群试验展开了。虽然一个药企生产的疫苗因为混入了未灭活的病毒株而引起了 200 人的感染,并有 11 人死亡。但组织者立即采取措施,对疫苗的生产进行了标准化,从而保证了试验的质量。

索尔克的老师弗朗西斯担任了临床试验的领导者,这次大规模的临床试验预计花费超过了 1700 万美元,志愿者包括美国、加拿大等地的 180 万人。而康诺特实验室前后生产了 3000 升的

"Medium 199" 培养基。

　　最终的结果是令人振奋的，60%~70% 的受试者获得了免疫力。1955 年 4 月 12 日，弗朗西斯面对广播和电视宣布试验取得成功，随之疫苗获得 FDA 批准，当年就有 400 万人接种。脊髓灰质炎病毒感染者迅速从当年的 28 985 人降低到 1957 年的 5894 人。到 1959 年，有 90 多个国家采用了索尔克的疫苗。

　　疫苗研究成功后，索尔克成为民众心目中的英雄。但他的疫苗是在其他研究者的工作上才成功的，索尔克却没有提及其他人的工作，这使许多人对索尔克不满。这也是恩德斯决心自己研发麻疹疫苗的原因之一。

萨宾（Sabin）口服疫苗

　　1954 年阿尔伯特·布鲁斯·萨宾（Albert Bruce Sabin，1906—1993）在国家小儿麻痹症基金会的支持下，开始在人体试验自己的减毒活疫苗。这种活疫苗可以在肠道内大量复制，产生抗体，但不会影响神经系统。

　　索尔克的灭活病毒疫苗上市后，萨宾仍坚持认为自己的口服疫苗更有效，甚至为此引发了更多的矛盾，甚至与国家小儿麻痹症基金会闹翻。1958 年，萨宾与苏联科学家合作，在苏联及东欧一些国家展开口服疫苗的临床试验并获得了成功。

　　1960 年，美国及加拿大也开始了口服活疫苗的人群试验，但在 1962 年，因为各种分歧，未能批准。到 1982 年，在信服的临床资料面前，索尔克本人也称萨宾口服活疫苗非常有效，可以在发展中国家推广。这时美国才批准口服活疫苗上市。

疫苗发现者未获诺贝尔奖

1955 年和 1956 年，索尔克都被提名诺贝尔奖，但因临床效果未确证而推迟。20 世纪 60 年代，索尔克和萨宾以及疫苗研究过程中的合作者也被提名诺贝尔奖，不过，诺贝尔奖评审委员会讨论认为，他们的工作只是利用了别人的科学发现和发明，技术上也没有突出的创新，因此不予考虑。

1998 年 10 月 20 日,FDA 推荐儿童仅使用索尔克注射疫苗，不允许口服疫苗的使用。因为美国现在的脊髓灰质炎疾病多是由变异的口服活疫苗引起的。

病毒发现者亲自主导疫苗开发：麻疹疫苗的发现

对于麻疹（measles）的最初科学描述见于波斯医师拉齐斯（Rhazes，860—932）出版的著作《天花与麻疹》，从而将二者区分开。欧洲殖民者将本病引入美洲，给当地土著居民带来了极大灾难。1529 年,麻疹使古巴近三分之二的人口死亡。两年后，洪都拉斯一半人口因本病死亡。在 19 世纪，五分之一的夏威夷人，三分之一的斐济人，几乎全部的安达曼群岛居民死于麻疹。

1954 年，约 翰 · 富 兰 克 林 · 恩 德 斯（John Franklin Enders）和托马斯·查默斯·皮布尔斯（Thomas Chalmers Peebles，1921—2010）在一个 11 岁的小男孩大卫·埃德蒙斯通（David Edmonston）身上分离出一株麻疹病毒，并在鸡胚上接种成功。因为在脊髓灰质炎疫苗开发上与索尔克（Salk）产生不快，所以恩德斯决定自己主导麻疹疫苗的开发。

一生开发了 40 余种疫苗的美国默克药业的疫苗专家莫里斯·拉尔夫·希勒曼（Maurice Ralph Hilleman，1919—2005）

研制了减毒活疫苗的大规模生产工艺。1960 年 10 月，恩德斯等人开始在美国和尼日利亚开展数千人的临床试验，并于 1961 年取得了成功[16]。疫苗于 1963 年上市。

随后，辉瑞公司又推出了一个灭活疫苗。麻疹疫苗的上市，每年挽救了百万计的生命。

因为病毒变异，麻疹近来又有流行的征兆。2007 年，在日本发现麻疹患者，当局被迫封闭了几个大学防止流行。以色列也在当年诊断出多达 1000 余病例。

从毒气到化疗药物，生化战争的副产品：氮芥的发现

早在 1919 年，科学界即发现了芥子气（硫芥，mustard gas 或 dichlorodiethyl sulfide）可以抑制机体的造血功能。美国宾州大学的研究团队通过在"一战"中因芥子气丧生的 75 名士兵进行尸检后发现，血液中的白细胞数量下降明显。于是美国科学研究与发展办公室（American office of scientific and development）开始资助耶鲁大学的一个团队进行相关的生物化学研究。耶鲁大学药理学博后阿尔弗雷德·扎克·吉尔曼（Alfred Zack Gilman，1908—1984）和药理学博士路易斯·桑福德·古德曼（Louis Sanford Goodman，1906—2000）参与了研究工作。

吉尔曼和古德曼两人在 20 世纪 30 年代就建立了亲密友谊，1941 年，两人共同出版了 *The Pharmacological Basis of Therapeutics*，当年，吉尔曼的儿子阿尔弗雷德·古德曼·吉尔曼（Alfred Goodman Gilman，1941—2015）出生，其中间名字就借用了古德曼的姓，代表两人的友谊。阿尔弗雷德·古德曼·吉尔曼跟随父亲和古德曼从事药理学和生理学研究，并于 1994 年

因 G 蛋白的研究获得诺贝尔生理学或医学奖。

虽然化学武器在"一战"后签订的几内亚协议中被禁止使用，但多个国家仍担心受到化学武器的攻击。1941 年，耶鲁大学和美国国防部签订协议，从事生化武器相关研究。吉尔曼和古德曼被分配去研究氮芥 [包含有 HN1: bis（2-chloroethyl）ethylamine、HN2: bis（2-chloroethyl）methylamine 和 HN3: tris（2-chloroethyl）amine 几个类型]。他们观测到氮芥对小鼠血细胞、骨髓的反应后，邀请了同事托马斯·多尔蒂（Thomas Dougherty）构建小鼠肿瘤模型，以检测氮芥对肿瘤的作用。

结果他们发现氮芥在小鼠安全剂量范围内，对移植的淋巴瘤有效，一方面对小鼠肿瘤起到抑制作用，同时又明显延长了小鼠生命。1942 年，他们与纽黑文医院（New Haven Hospital）的临床医生合作，给一位对放疗没有效果的肿瘤患者静脉注射氮芥 HN3，一个月后，肿瘤症状大为好转。虽然几个月后，患者病情再次恶化并最终死亡，但大规模的临床试验展开了。

1943 年，芝加哥大学医学院的查尔斯·斯珀尔（Charles Spurr）等人使用氮芥 HN2 开展了一项临床试验。在霍奇金淋巴瘤患者身上得到了很好的效果。大卫·卡诺夫斯基（David Karnovsky）又开展了一项试验，比较 HN2 与 HN3 的疗效。从结果判定，HN2 的效果稍好一些。后来，HN2 被命名为氮芥（Mustine 或 Chlormethine）上市[17]。

第二次世界大战期间，德军于 1943 年空袭意大利港口巴里，其中一只炸毁的船上有芥子气，芥子气泄漏引起更大危害。美国海军陆战队的化学战药物顾问斯图尔特·弗朗西斯·亚历山大（Stewart Francis Alexander）中校被派去调查情况，经过对 617 名受害者进行的检查发现，芥子气抑制人体内淋巴细胞和髓细胞，严重的会导致死亡。亚历山大关于芥子气中毒的调查结果进一步证实了氮芥的抗肿瘤功能。

　　氮芥被广泛应用于临床，这是最早的化疗药物之一。氮芥后来被归结为烷化剂，成为重要的抗癌药家族的一员。它通过与 DNA 鸟嘌呤 N7 位结合，交联 DNA 双链，阻止其正常复制，从而中止细胞的生命周期。直到今天，氮芥仍然是肿瘤学家进行化疗的一个强有力的武器——它被用来治疗霍奇金病、白血病和脑瘤，氮芥的发现被认为是化疗的开端，打开了化疗药物发现之门。

肿瘤是不治之症？叶酸类似物甲氨蝶呤的发现

　　20 世纪 30 年代，英国血液病学家露西·威尔斯（Lucy Wills，1888—1964）在印度研究孕妇的巨红细胞贫血症时，通过改良患者的饮食成功实现大鼠的巨红细胞贫血症动物模型，并通过添加成分的实验发现马麦酱和酵母提取物可以预防并治疗这一疾病。她推测酵母提取物中有类似维生素 B_{12} 的维生素物质发挥作用。20 世纪 30 年代末期，科学界认识到，叶酸酯（叶酸在体内的代谢物）是本病的关键因子。但直到 1941 年才分离成功。后来研究显示，叶酸是 DNA 代谢不可缺少的维生素类物质。1945 年，美国氰胺公司下属立达实验室（Lederle Laboratories）的亚乐帕拉科达·萨巴罗（Yellapragada Subbarow，1895—1948）得到了叶酸的结晶品。

　　“二战”结束后，哈佛大学下属儿童医院的全职病理医生悉尼·法伯（Sidney Farber，1903—1973）研究叶酸对于白血病的作用。在他给患有急性淋巴性白血病（acute lymphoblastic leukemia）儿童一定剂量叶酸后，可以增加细胞扩增。他便设想通过使用叶酸相似物来竞争叶酸，使其不能够发挥细胞扩增的作用，实现杀死肿瘤细胞的作用。于是他找到美国氰胺公司立达实验室，该公司让哈丽雅特·克里特（Harriett Kilte）和萨巴罗负责合成了许多叶酸相似物，当法伯检测过后，认为氨基蝶呤（aminopterin）效果都不错，并于 1948 年开始应用于临床。1948 年，氰胺公司开发出更好的甲氨蝶呤（methotrexate），也被法伯应用到临床进行研究。

但当时人们认为白血病是不治之症，患病儿童应当平静地死去。所以法伯的研究受到许多阻碍，法伯把自己的研究结果发表于《新英格兰医学杂志》（*New England Journal of Medicine*）后，也招致许多非议。而氮芥治疗白血病由于军事原因正处于保密阶段，所以氨基蝶呤比起氮芥来受到更多的非议。

1951 年，简·库克·赖特（Jane Cooke Wright，1919—2013）使用甲氨蝶呤治疗乳腺癌，取得了很好的效果。这是第一次报道固体肿瘤可以用药物治疗。后来她又把甲氨蝶呤用于治疗皮肤癌，可以使患者生命延长 10 年。

1952 年，悉尼·法伯还发现了一种新的类脂蛋白沉积症，后来本病以他的名字命名。放线菌素 D 是由塞尔曼·亚伯拉罕·瓦克斯曼（Selman Abraham Waksman，链霉素发现者）于 1953 年从细菌中分离出来的一种物质。1955 年，悉尼·法伯又发现放射菌素（Dactinomycin D）可以治疗儿童肾癌等肿瘤，于是他进一步开展了临床研究[18]。美国默克公司跟进研发本品，于 1964 年被 FDA 批准上市，商品名为 Cosmegen。

这些发现使得法伯成为美国最著名的医学专家之一。他开始在国会大力呼吁开展肿瘤的治疗研究。为此，美国给美国癌

症研究所的经费逐年增加，20 世纪 50 年代的数千万美元，增
加到 1967 年的 1.76 亿美元。

李 敏 求（Min Chiu Li，
1919—1980）曾 在 沈 阳 学
医，后于 1955 年加入美国癌
症研究所，成为罗伊·赫兹
（Roy Hertz）的助手。在此
之前，李敏求已经用甲氨蝶
呤治疗肿瘤患者，并发现患
者用药后，尿中的人绒毛膜
促性腺激素（human chorionic
gonadotropin，hCG）会下降。
他猜测这是因为肿瘤细胞会分
泌 hCG，而治疗措施使肿瘤细
胞死亡，结果尿中 hCG 水平下

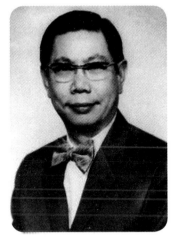

李敏求，实体肿瘤化疗先驱
图片引自：https://upload.
wikimedia.org/wikipedia/zh/thumb/f/
f8/%E6%9D%8E%E6%95%8F%E6%B1%82.
gif/230px-%E6%9D%8E%E6%95%8F%
E6%B1%82.gif

降，使得 hCG 可以成为肿瘤治疗的评判指标。

1956 年，他们用甲氨蝶呤治疗女性的绒毛膜上皮癌和恶性
葡萄胎，取得了很大成功[19]，说明甲氨蝶呤单独使用也可以治
疗肿瘤。

源于天然植物的降糖药：癸烷双胍

山羊豆类植物，如法国丁香是古代的"民间偏方"，很早
就被用于治疗糖尿病，其中有效成分是双胍类化合物。这类
化合物可以从类似植物药材中提取，其中包括法国丁香、芦
荟等。

19 世纪末期，人们从这些天然植物中提取了胍类化合物。后来发现孕酮的德国生物化学家卡尔·海因里希·斯洛塔（Karl Heinrich Slotta，1895—1987）在"一战"结束后，到维也纳大学攻读博士学位。卡尔·斯洛塔通过在胍基上增加聚亚甲基链，合成了缩二胍类化合物，并发现这类化合物具有降糖作用。

与约瑟夫·梅灵一起发现胰腺降糖作用的奥斯卡·闵可夫斯基（Oskar Minkowski）曾在波兰开了一家诊所。1926 年，E. 弗兰克（E. Frank）在这家诊所工作。弗兰克用双胍类药物做了降糖药的临床试验，并发现癸烷双胍（Synthalin）有不错的降糖效果。

1927 年，加拿大蒙特利尔传出消息，癸烷双胍治疗糖尿病有效。同年，美国糖尿病治疗和管理的先驱埃利奥特·普罗克特·乔斯林（Elliott Proctor Joslin，1869—1962）也在美国发表研究结果说其有降糖效果。同年，柏林的先灵药业（Schering AG）把它推向市场，治疗轻度糖尿病。但它具有较大肝毒性和肾毒性。先灵药业公司的研究者于是将其聚亚甲基链稍加延长，形成了另一个化合物，被命名为癸烷双胍二号（Synthalin B）推向市场。但其肝毒性仍无法解决。结果二者先后在 20 世纪 30 年代和 40 年代退出市场。

后来微生物学家发现锥虫生长繁殖过程中会需要大量的葡萄糖，于是研究人员开始研究癸烷双胍治疗锥虫病。经过结构修饰，得到了潘他米丁（Pentamidine）这种药物，用于治疗锥虫病。目前潘他米丁也用于治疗艾滋病（AIDS）引起的肺原虫感染。

利尿药项目的失败产品：降糖药苯乙双胍

　　美国氰胺公司立达实验室（Lederle Laboratories）的研究团队于 20 世纪 40 年代末积极开发乙酰唑胺（acetazolamide），这种碳酸酐酶抑制剂，原意用来利尿，但后来发现对于治疗青光眼、心脏性水肿、药源性水肿、脑水肿，乃至癫痫小发作和高原性反应有效。与立达实验室竞争的是美国维生素集团，在这里，西摩·莱斯特·夏皮罗（Seymour Lester Shapiro，1916—1961）领导了一个团队，从 β- 苯乙嗪（betaphenyl ethyl triazine）入手，研究利尿药。并且已经完成了产品的临床前药理毒理研究，还开始了临床研究。不过，1952 年，乙酰唑胺以"Diamox"为商品名上市。夏皮罗团队对比了自己正在临床试验的产品与乙酰唑胺的效果后，发现自己的产品效果不及对方好，于是美国维生素集团决定中止这一新药研发项目。

　　于是，夏皮罗团队手头只剩下了一些三嗪类化合物（triazine）及相关资料，其中就有 β- 苯乙双胍（beta phenetheylbiguanide）。受挫的团队正好还有降糖药的研发项目，于是抱着试试看的想法，做了相关化合物的降糖动物实验，发现结果不错，于是转变方向，把它推向降糖药。1958 年临床试验显示这一化合物治疗糖尿病有效，但有一定的消化道不良反应。当年，这一化合物以苯乙双胍（phenformin）为通用名，由瑞士汽巴 - 嘉基（Ciba-Geigy）药业作为降糖药推向市场，商品名为 DBI。在 10 余年内，成为销量排名第二的降糖药品种。不过，夏皮罗本人患有 1 型糖尿病，本品对此无效，后夏皮罗因本病去世。

　　但因为它可以引起乳酸中毒，甚至引起死亡。20 世纪 70 年代，FDA 下属研究机构建议禁止苯乙双胍，但汽巴 - 嘉基公司持有异议。1977 年 7 月，美国 FDA 正式通知全国医生，要求医生们在 90 天之内，为自己负责的糖尿病患者更换药物，禁止再使用苯乙双胍，正式将其撤下市场。但直到目前，中国、意大利、巴西等多个国家仍在使用。

被遗忘二十余年的葡萄糖吞噬者：二甲双胍的发现

而另一降糖药二甲双胍则没有苯乙双胍的副作用。除了降糖外，它还能够保护心血管。它可以降低低密度脂蛋白（LDL）和三酰甘油的水平，并且不影响体重。二甲双胍的副作用小，较少引起低血糖，不良反应通常为消化道的不适。

1922 年，埃米尔·沃纳（Emil Werner）和詹姆斯·贝尔（James Bell）首先报道了二甲双胍（Metformin），他们通过合成 N,N- 二甲基胍得到。1923 年，英国爱丁堡的一些研究者确定了山羊豆碱（从芦荀中提取分离）的结构。而山羊豆碱的结构与二甲双胍相似。

乔治斯·唐雷（Georges Tanret）在 1927 年发表了自己对于山羊豆碱降糖的动物实验结果。1929 年，卡尔·海因里希·斯洛塔（Karl Heinrich Slotta）和同事通过兔子模型研究缩二胍化合物的降糖作用，发现二甲双胍作用最强。但对二甲双胍以及癸烷双胍等化合物的研究，很快被胰岛素研究热潮所淹没。癸烷双胍又因毒性大而退市，而二甲双胍则被遗忘了 20 年之久。

20 世纪 40 年代末，二甲双胍重新引起人们的重视。1950 年，人们发现二甲双胍不会降低动物的血压及心率。同年，菲律宾医生欧塞维奥·加尔恰（Eusebio Garcia）相信二甲双胍具有抗感染、抗病毒、对抗疟疾以及退热和止痛作用，于是他用二甲双胍治疗流感，结果发现患者的血糖降低了，但并未引起其他的不良反应。

　　法国内科医生、糖尿病专家让·斯特内（Jean Sterne）在医院实习时，就研究山羊豆碱的降血糖作用。后来他在巴黎阿伦实验室（Laboratoires Aron）工作，开始从事双胍类化合物降血糖的研究。1957 年，斯特内发表了二甲双胍的临床研究结果，证实有优异的降血糖效果。他为二甲双胍起名 "Glucophage"，意为葡萄糖吞噬者[20]。

　　1958 年，它被引入英国，由阿伦实验室在英国的罗纳（Rona）分支机构销售。其他双胍类药物也很快进入市场，但 20 世纪 70 年代，苯乙双胍等均因副作用而退市，二甲双胍也受到了影响。1976 年，牛津大学教授岁伯特·特纳（Robert Turner）等人领衔，开始了史上最大的糖尿病临床研究：英国糖尿病前瞻性研究（United Kingdom Prospective Diabetes Study），从流行病学角度，对糖尿病治疗讲行前瞻性研究。研究从 1977 年开始，直到 1998 年才出正式的报告，对二甲双胍的治疗作用给予充分的肯定。在此期间，多个研究团队也对二甲双胍进行了深入研究，得到了非常好的结论。而美国直到 1994 年才批准二甲双胍，由百时美 - 施贵宝公司推出。二甲双胍目前还是世界上处方最多的降糖药。2010 年美国就开出了 4800 万个二甲双胍仿制药处方。

参考文献

［1］COSTA E, KARCZMAR A G, VESELL ES. Bernard B. Brodie and the Rise of Chemical Pharmacology[J]. Annual Review of Pharmacology and Toxicology, 1989,29:1-21.

［2］WAKSMAN S A, SCHATZ A. Strain Specificity and Production of An-
tibiotic Substances[J]. Proceedings of the National Academy of Scienc-
es of the United States of America (PNAS), 1943, 29(2):74-79.

［3］FINLAY A C, HOBBY G L, et al. Terramycin, a new antibiotic[J]. Sci-
ence, 1950,111: 85.

［4］MARTIN AJP, SYNGE RLM. A new form of chromatogram employing
two liquid phases: (1)A theory of chromatography.(2)Application to
the micro-determination of the higher monoamino-acids in proteins[J].
Biochemical Journal, 1941, 35 (12): 1358-1368.

［5］JOHNSON B, ANKER H, MELENEY F. Bacitracin: a new antibiot-
ic produced by a member of the B. subtilis group[J]. Science, 1945,
102(2650): 376-377.

［6］GOTTLIEB D, BHATTACHARYYA P K, et al. Some properties of an
antibiotic obtained from a species of streptomyces[J]. Journal of Bacte-
riology, 1948, 55(3):409-417.

［7］EHRLICH J, BARTZ Q R, SMITH R M, et al. Chloromycetin, a new
antibiotic from a soil actinomycete[J]. Science, 1947, 106(2757):417.

［8］CHEN K K. Pharmacology of Methadone and Related Compounds[J].
Annals: New York Academy of Sciences, 1948, 51: 83-84.

［9］MULLER J M, SCHLITTLER E, BEIN H J. Reserpin, the sedative
principle from Rauwolfia serpentina B[J]. Experientia, 1952, 8(9): 338.

［10］STERNBACH L H. The discovery of librium[J]. Agents Actions,
1972, 2: 193-196.

［11］BOVET D, HORCLOIS R, WALTHERT F. Antihistamine proper-
ties of 2-[(p-methyoxybenzyl)(2-dimethylaminoethyl)amino]-pyri-
dine(RP2786)[J]. C.R. Soc. Biol., 1944, 138: 99-100.

［12］GAY L N, CARLINER P E. The Prevention and Treatment of Motion Sickness I. Seasickness[J]. Science, 1949, 109(2832):359.

［13］ENDERS J F, WELLER T H, ROBBINS F C. Cultivation of the Lansing strain of poliomyelitis virus in cultures of various human embryonic tissues[J]. Science, 1949, 109 (2822): 85-87.

［14］SALK J E, KRECH U, et al. Formaldehyde treatment and safety testing of experimental poliomyelitis vaccines[J]. American Journal of Public Health and the Nation's Health, 1954, 44(5):563-570.

［15］SALK J E. Studies in human subjects on active immunization against poliomyelitis. I. A preliminary report of experiments in progress[J]. The Journal of the American Medical Association, 1953, 151(13):1081-1098.

［16］ENDERS J F, KATZ S L, HOLLOWWAY A. Development of attenuated measles-virus vaccines. A summary of recentinvestigation[J]. JAMA Pediatrics, 1962, 103:335-340.

［17］GRAFF I, KARNOFSKY D A, et al. The clinical and pathologic effects of the vesicant nitrogen and sulfur mustards[J]. Federation proceedings, 1946, 5(1Pt 2):221.

［18］S. FARBER S, D'ANGIO G, EVANS A, et al. Clinical studies on actinomycin D with special reference to Wilms' tumor in children[J]. Annals of the New York Academy of Sciences, 1960, 89: 421-425.

［19］HERTZ R, LI, MC, et al. Effect of methotrexate therapy upon choriocarcinoma and chorioadenoma[J]. Proceedings of the Society for Experimental Biology and Medicine, 1956, 93(2):361-366.

［20］STERNE J. Treatment of diabetes mellitus with N,N-dimethylguanylguanidine (LA.6023, glucophage)[J]. Therapie, 1959, 14:625-630.

第 **4** 章

维生素的发现

古埃及人们发现动物肝可以治疗夜盲症。我国古代《黄帝内经》则认为"五谷为养，五果为助，五畜为益，五菜为充"，提倡"谨和五味"，均衡膳食。随着后来科学研究，人们发现机体内有众多矿物质（电解质）和营养素在代谢、生长和日常健康中起到重要作用。而维生素是最重要的一类，目前维生素作为重要的药物，应用于临床治疗。

营养素缺乏还是细菌致病：在爪哇国（岛）发现的维生素B_1

在 19 世纪，化学家和生理学家研究了食物组成和人体、动物的营养需求，发现蛋白质、脂肪、淀粉和糖氧化时提供能量。并且骨骼中包括高密度的氧化钙和磷酸盐。另外，人体还有一些必须矿物盐，而食物的多样化可以有效地摄入这些物质。

从现在来看，当时的发现不断提示我们需要一些营养物质，所以远航的水手在 10~20 周一直食用固体食物后，一般会发生坏血病，表现为体弱、关节痛、牙齿松动和皮肤上现血斑，并且会突然死亡。但如果船员们能够及时达到岸上，食用新鲜水果和绿色蔬菜的话，就会很快康复。

而另一种疾病，脚气病（Beriberi，与足癣不同）则与限制性饮食有关。脚气病首先表现在脚和腿的感觉失去，然后各种各样的躯干水肿、呼吸困难，最后引起心力衰竭。它通常与大米饮食有关，最初见于中国和日本的医学著作里的描述，欧洲只在他们的亚洲殖民地才能发现这种疾病。

1803 年，托马斯·克里斯蒂（Thomas Christie），一个内科医生服役于驻扎在斯里兰卡的英国军队，在笔记中写道：治疗脚气病需要多样化的营养，虽然给予酸性水果可以治疗坏血病，但却不能治疗脚气病，它应当是与另外一种复杂化合物有关。这一预见性诊断直到 100 年后才得以证实。因为随后巴斯德的学说取得巨大成就，人们以为每种疾病都与微生物有关。虽然这期间有人意识到吃粗米不得脚气病，但科学界和医学界人士均认为这是一种特定致病菌引起的疾病。这种认识最终为艾克曼（Eijkman）等人的研究所改变。

克里斯蒂安·艾克曼（Christian Eijkman，1858—1930）出生于荷兰奈凯尔可，是当地学校校长家的第七个孩子。在奖学金的支持下，他学习军医。1883 年毕业后，他被安排到当时的荷属东印度群岛服役。但在爪哇岛时，他染上了疟疾，于 1885 年被迫回到欧洲。回到欧洲后，他先到 E. 福斯特（E. Forster）在阿姆斯特丹的实验室工作。又跑去柏林找著名的微生物学家罗伯特·科赫（Robert Koch）学习微生物学。在柏林科赫的实验室，艾克曼遇到了由荷兰政府派去科赫实验室学习的 A.C. 佩克耳哈林（A. C. Pekelharing）和 C. 温克勒（C. Winkler），两人学成后将去荷属东印度群岛研究脚气病（方法是寻找到致脚气病的细菌）。

于是，1886 年，艾克曼随两人再次踏上了爪哇岛。他们在一家医院建立了一个专业的实验室，展开了忙碌的工作。脚气病患者起初为腿部不适，最后可能因心脏衰竭而死亡。脚气病在亚洲地区多见，荷兰本地从未听闻，士兵们都是到印尼以后才患病的。佩克耳哈林希望通过使用科赫法则来找到致病菌，从而对症下药攻克这个病症。经过八个月的工作，他觉得自己已经验证患者血液中有种细菌；分离培养出了这种细菌；把培养物注射给兔子和狗，也观察到了类似脚气病的症状。于是，佩克耳哈林和温克勒带着这一"致病菌"成果回国。在他们的建议下，艾克曼开始主持实验室工作。同时，艾克曼还成为当地一所医学院校的校长，于是他从军队编制中脱身，全力展开科研工作。

但是，在佩克耳哈林和温克勒回国后，艾克曼并未重复出他们的结果。为了进一步开展实验，他把实验动物换成价格较低廉的鸡。一开始，不管是否接受注射，小鸡都不会患病，而过了一段时间，所有小鸡都出现一种叫作多发性神经炎的状况，这和人类的脚气病很相似。艾克曼为实验动物模型的成功感到兴奋，但他尝试多种办法，仍无法找到合适的治疗手段。而一段时间后，所有的小鸡都好转了。

艾克曼与助手细细筛查每一个因素，终于发现，鸡饲料的变化与患病时间是一致的。鸡吃了医院的剩饭一段时间后，开始患病，改为原有饲料后，全部好转。于是他推断，当地大米含有一种引起脚气病的毒素，而大米壳（糙米有银皮，而精米没有）中含有对抗这种毒素的物质。艾克曼甚至发现了这种水溶性"抑菌物质"（水溶性因子）。但因疟疾复发，艾克曼于1896 年离开爪哇岛。

　　就在艾克曼因健康原因返回荷兰的前几个月，他把自己的
发现与阿道夫·沃德曼（Adolphe Vorderman，1844—1902）做
了交流，后者是爪哇岛上 100 多个监狱（监禁所）的健康监察
官。沃德曼对各个监狱的伙食与脚气病之间的关系做了一个初
步的流行病学研究。他发现吃粗大米的囚犯中，脚气病的发病
率为 0.01%；而吃精制大米的囚犯中，发病率为 2.5%。而各个
监狱的卫生环境基本一样，这就从侧面验证了艾克曼推断。

　　1896 年，艾克曼实验室后继者赫里特·格林斯（Gerrit
Grijns），另外一位荷兰医学工作者，对艾克曼的发现进行了验
证。他发现，如果只给鸡吃被高压蒸汽锅煮熟后的大米，那么
它们也会发展出这种腿虚弱的疾病（多神经炎）。而如果给鸡吃
大米壳或者豆类，那么疾病就会康复。于是他总结：一些物质
存在于食品中，对于外周神经来说非常重要……这类物质很容
易被破坏，很复杂。这是对于维生素最早的描述，但只是荷兰语，
并且没能在短时间内传播到其他国家。格林斯与艾克曼多次书
信沟通，后者也抛弃了原来的"抗毒素"推断，认识到这是精
米中缺少一种对健康来讲不可或缺的物质，缺乏此物质可致脚
气病或多发性神经炎。这种物质就是艾克曼发现的水溶性因子，
后来的维生素 B_1。

饮食实验确证了糙皮病病因：维生素B_3（烟酸）的发现

　　因为脚气病病因的发现，很多人开始从大米壳中提取这类
物质，并准备纯化乃至合成这种物质，他们发现这种物质溶于
水和乙醇，可以治疗脚气病，于是他们称之为"水溶性 B"。日
本的铃木梅太郎［Umetaro Suzuki, 1874—1943, 曾在埃米尔·菲

舍尔（Emil Fisher）实验室学习] 取得了很大成绩。

波兰生物化学家卡齐米尔·芬克（Casimir Funk，1884—1967）曾在欧洲多个国家求学，1910年，他在伦敦从事这方面的研究。第二年他宣布自己提纯了这种物质，他认为这是一个胺类物质，所以命名为 vitamine，并且预言包括坏血病、糙皮病及脚气病都与这一类物质有关。

1914年，美国公共卫生部门的约瑟夫·戈德伯格（Joseph Goldberger，1874—1929），接受政府的任务，开始研究糙皮病在南部地区发病的病因。糙皮病患者在日光照射下会产生严重的皮肤皲裂现象，并有腹泻和精神分裂现象，本病还有一定的死亡率。曾有人认为，本病与玉米饮食有关，当食用发霉的玉米后，就可能发病。1914年，这种病又被认为与传染有关。

戈德伯格不这样认为，因为没有治疗本病的医生、护士发病，所以本病不可能是一种传染病。他还亲自接触患者，检验是不是一种传染病，而他接触患者后也没有患病，于是验证了他的猜想。另一方面，他发现，在孤独院中提供鸡蛋和牛奶，相关的发病会大大减少。后来在志愿者和患者上的饮食试验都证实了本病与饮食有关的猜想。戈德伯格因这一发现而获得了诺贝尔奖的提名。于是他的团队开始致力于提纯这种物质，但直到1929年他去世也没有成功。后来1935年，这种物质被提纯出来，这就是烟酸，即维生素 B_3，也称维生素 PP。

一部分学者从类似的饮食试验中得到启发，开始饲养小动物（哺乳动物）如小鼠，观察小鼠健康与饮食的关系。其中德国学者有许多相关的研究发现，但他们认为这是因为食物在制作过程中改性引起的疾病，而不认为是由于某些必需物质缺乏。

1906年，发现色氨酸的牛津大学生物化学家弗里德里克·高兰·霍普金斯（Frederick Gowland Hopkins，1861—1947）在一次演讲中提到有一些有机物存在于饮食中，当缺乏这类物质时，人体就会得病。1912 年，他也从事了饲养小鼠的相关研究，他给小鼠喂酪蛋白、猪油、蔗糖、淀粉和矿物质。他给其中一半的小鼠同时喂牛奶，另一半不喂。两个星期后，他发现喂牛奶的小鼠健康不受影响，而没有喂牛奶的小鼠出现了一些疾病；当喂牛奶的小鼠停止，而不喂牛奶的小鼠使用牛奶后，仅两个星期，两组小鼠的健康状况就开始颠倒过来。于是他断定牛奶中含有一些关键的营养有机物，对小鼠的健康状况起到关键作用[1]。完成这个试验后，霍普金斯转而从事新陈代谢领域的研究，并没有进一步去提取、鉴定他所预言的相关营养物质，而且其他人也很难重复出他的试验。

虽然维生素的研究越来越多，但诺贝尔奖委员会因为尚未有研究团队得到维生素的结晶体，而始终没有授奖。直到1926 年，巴伦德·昆拉德·彼得鲁斯·杨森（Barend Coenraad Petrus Jansen，1884—1962），另外一位在爪哇岛工作的荷兰科学家，和同事终于从大米麸料中得到了维生素 B 的纯结晶。只需 0.01mg 就能治疗出现缺乏相关物质的鸽子，随后一年，送往其他地区的样品也得到了其他实验室的证实。

因为戈德伯格已经去世，而艾克曼的健康状况堪忧，经过诺贝尔奖委员会的综合考虑，授予了艾克曼，奖励他 35 年前的发现。当年高兰·霍普金斯也被提名，虽然他的实验没有被重复出来，但他的学术地位及对维生素的支持让他与艾克曼分享了 1929 年的诺贝尔生理学或医学奖。

后发现的A因子被列为维生素族第一位：维生素A的发现

1816 年，法国生理学家弗朗索瓦·马让迪（François Magendie，1783—1855）发现只给狗喂水和糖，狗会发生眼角膜溃疡，并有很高的死亡率。

19 世纪末，奥古斯特·冯·邦奇（Gustav von Bunge，1844—1920）教授在德国大学曾让他的博士生研究过滤后的饮食对小动物的影响，其中博士生尼古拉·卢宁（Nicolai Lunin）于 1881 年发表了一篇题为《饮食中的无机盐》文章，他在文章中叙述，使用固定成分饮食（含有蛋白、糖、脂肪及盐）喂养小动物，而小动物都会于 16~36 天内死亡。但是，当一定量的牛奶加入后，它们会生存并生长 2.5 个月。于是他得出结论，牛奶中含有未知的营养关键因素，并建议研究人类的饮食中是否也含有这类关键物质。但卢宁没有继续他的研究，而是去了俄国，后来成为一位成功的儿科学专家。

据弗里德里克·高兰·霍普金斯（Frederick Gowland Hopkins）介绍说，邦奇对这一实验结果虽然认可，但他认为这是由于固定成分饮食的制备过程导致的，而不是因为固定成分饮食缺乏"未知的关键物质"。由于邦奇教授的影响，虽然其他人在 1890 年至 1909 年期间，也得到了相同的结果，但他们或者接受了邦奇的观点，或者认为是固定成分饮食不合小动物的口味而引起的，均未进一步研究。

P. 纳普（P. Knapp）注意到以上的研究中还提到，未添加牛奶的小动物，还出现了眼部的症状。他重复了上述实验，发现实验组的 9 个小动物在死亡前，都患上了严重的结膜炎或者角膜溃疡，以至于小动物在后期无法睁开眼睛。他在 1909 年发表了结果。

更多的人重复出了固定成分饮食对小动物的不良影响，但还是有大量的学者不承认牛奶乃至人类膳食中存在一些关键营养物质。许多人推断，这有可能是当时病菌学的迅速发展以及疫苗的成功，使得大部分学者认为一种疾病的发生，必然是由一种致病菌引起的，从而无法与关键营养因子缺失可能致死这一事实结合起来认识。

弗里德里克·霍普金斯介绍说，自己在 1906 年也得到了相同的结果，并清晰地认识到了牛奶中关键营养因子的存在，但是他一直未发表自己的文章，直到 1911 年波兰生物学家卡齐米尔·丰克（Casimir Funk，1884—1967）宣布分离得到了一种维生素，霍普金斯才于次年发表了自己的文章和结论。

1908 年左右，德国学生威廉·施特普（Wilhelm Stepp），在斯特拉斯堡生理化学教授弗朗兹·霍夫迈斯特（Franz Hofmeister）的实验室里重复出了相应的结果，并开始对于关键营养因子的研究。他猜想牛奶中的这种关键因子有可能是一种"类脂"，即与脂肪相似，并可溶于乙醚和乙醇。

施特普首先用小麦面粉和牛奶准备了正常的饮食（即牛奶面包），后来又换成大米、面粉与牛奶，再后来换成一种牛奶面团。使用这些正常饮食，小动物们生存得很好。他首先把牛奶面包放到热乙醇提取 12 小时，然后又把牛奶面包放到热乙醚中提取 12 小时。当他以提取后的牛奶面包喂食小动物时，小动物全部死亡，但实验过程中如果添加了乙醇、乙醚提取液（先把乙醚和乙醇除去）后，小动物可以全部存活。于是他得到结论，这些关键的物质是可以被提取出来的。

在完成这些实验的同时，施特普从 1916 年起走向全职医生
的事业道路，虽然施特普对实验始终充满兴趣，并且他的实验
一直持续到 20 世纪 20 年代（那时他已经成为教授级医生），但
他的大部分时间被临床工作占用了，这大大影响了他在维生素
A 方面的研究。另外，他的实验也有一定的误差，如大米面粉
与牛奶一组实验结果不能与前期的实验结果一致。

与施特普相比起来，埃尔默·弗纳·麦科勒姆（Elmer
Verner McCollum，1879—1967）等人便是全职的科研工作者
了，充足的研究时间确保他们得到精确的结果。麦科勒姆通过
半工半读的方式，于 1912 年获得了耶鲁大学的博士学位，随
后与托马斯·伯尔·奥斯本（Thomas Burr Osborne，1859—
1929）及拉斐特·贝内迪克特·门德尔（Lafayette Benedict
Mendel，1872—1935）一起做植物蛋白组成与饮食等方面的研
究。门德尔帮助麦科勒姆在威斯康星 - 麦迪逊大学（University
of Wisconsin—Madison）的农业化学系找到了一份工作，麦科
勒姆在这里建立起了全美第一个实验用大白鼠种系，并用以进
行饮食实验研究。

麦科勒姆开始时认为只要食品口味好，饮食就是健康的，
例如对动物来说，只要适合他们的口味，量足够就可以了。但
奥斯本和门德尔反对这种假设，他们指出麦科勒姆的实验不够
严谨，在试验中，对动物饮食而言，仅仅有蛋白质不能保证动
物的健康，还同时要给予一定的牛奶。

于是麦科勒姆重新设计了自己的试验，并尝试去掉牛奶中
的蛋白，试图发现脂质中促进生长的因子。他给小鼠连续 10 个
星期喂处理过的饮食后，小鼠体重下降。但是给小鼠再喂黄油
脂肪，小鼠体重就可以恢复，而喂橄榄油则无法恢复。

　　1914 年，他和玛格丽特·戴维斯（Marguerite Davis）一起，通过把黄油皂化，得到了一种脂溶性物质，相对于以前的水溶性因子，他把自己发现的这一脂溶性物质称之为"因子 A"。这是对维生素家族命名方式的起始。1915 年，麦科勒姆发表了相关论文，并认为维生素 B 是一类物质，而非单一物质。并且，他认为这些物质并不完全是胺类，所以卡齐米尔·丰克（Casimir Funk）提议的名称 vitamine 并不正确。

　　1920 年，杰克·塞西尔·德拉蒙德（Jack Cecil Drummond，1891—1952）研究了麦科勒姆的脂溶性物质，也研究了丰克所称的"胺类物质"后，把相关物质统一称为 vitamin，意为重要的胺类。他把麦科勒姆的脂溶性物质——因子 A 命名为维生素 A，把丰克所称的胺类物称为维生素 B[2]，并建议采用字母表顺序对这类必需营养素命名。

　　1931 年，瑞典化学家保罗·卡勒（Paul Karrer）描述了维生素 A 的结构。1947 年，两位荷兰化学家大卫·阿德里安·冯·德普（David Adriaan van Dorp）和约瑟夫·费迪南德·阿伦斯（Jozef Ferdinand Arens）合成了维生素 A。

　　人和大鼠缺乏维生素 A 时，会对眼睛造成伤害（眼球干燥症），这在当前的第三世界仍是一个多发病。

　　附：维生素 A 与视觉成像

　　乔治·瓦尔德（George Wald，1906—1997）出生纽约的一个贫困的犹太移民家庭，在纽约大学医学院毕业，随后获得哥伦比亚大学的动物学博士学位。1932 年他前往柏林，在奥托·瓦尔堡（Otto Warburg）的实验室工作，他通过解剖动物，在动物的视网膜中得到一种光学敏感的物质——视紫质，并通过化学检测发现视网膜中有一定含量的维生素 A，他来到瑞士苏黎世大学，确证了实验结果。然后他回到了德国，在一个月的时间内通过研究 300 个青蛙的视网膜，发现了视黄醛与视黄醇（维生素 A）的转化作用机制，这是视觉形成的生理化学机制。完成试验后，他才在美国的资助下离开了纳粹德国。瓦尔堡后来因这一发现而获得 1967 年诺贝尔生理学或医学奖。

荷兰猪动物模型的贡献：维生素C的发现

坏血病在以前被称为不治之症，死亡率很高。开始的时候患者四肢无力，烦躁不安，皮肤易红肿、肌肉疼痛。然后会出现在脸部肿胀、牙龈出血、牙齿脱落、口臭等症状。皮肤下大片出血（看起来像是严重的打伤）。最后是严重疲惫、腹泻、呼吸困难，最后因器官衰竭而死亡。

坏血病主要发生在航海船员、海盗等人群。这种病首先被古希腊医学家希波克拉底描述。从 15 世纪中国的郑和多次率领长期航海的记载来看，并未发现有大量船员因长期航行而染上坏血病而死，这说明东方已经知道多备蔬菜和水果预防本病，并用于实践。然而长期以来，西方也有多人积极推荐水果、蔬菜，如柠檬等在航海中预防坏血病的作用，但并没有推广应用，客观原因是当时缺乏保存新鲜蔬菜、水果的方法，因而在地理大发现的年代，西方探险家及航海家们备受此病的困扰。

1536 年，发现圣劳伦斯河的法国探险家雅克·卡蒂埃（Jacques Cartier），从印第安人那里学到利用当地柏树叶（松针）煮茶饮用，成功地救治许多船员。后来发现，每 100 克这种柏树叶中含有 50 毫克维生素 C，但这一应用没有推广。1740 年，英国的乔治·安森（George Anson）率领 1854 人的舰队进行环球探险，结果只剩下 188 船员，其余大多数人死于坏血病。

18 世纪中叶，苏格兰海军军医詹姆斯·林德（James Lind）发现此病与饮食有关，他以 12 位患有坏血病的船员为对象，设计并实施了历史上第一个饮食与坏血病的临床试验，结果发现柠檬对坏血病的预防作用。1753 年，林德发表了自己的实验结果。并且他还提取橘子汁，作为治疗坏血病的药物出售。但他自制的"药"因多在储存运输过程中氧化，使得其中维生素 C 失活，所以效果甚微，英国海军部门也就没有对他的实验在意。

1768—1971 年，英格兰探险家詹姆斯·库克（James Cook，1728—1779）在环球探险中对船员下达了严格的命令，包括保持严格的干净，禁止用铜锅煮食物（产生的一种铜的化合物可以加速食品中的维生素氧化），尽可能地更换新鲜食品。结果他的船员没有发生过坏血病。但他的办法对其他英国舰队的影响有限。

直到 18 世纪 90 年代，负责海军卫生的吉尔伯特·布兰（Gilbert Blane，1749—1884）坚持推广了林德的方法，强制海军船员吃新鲜的橘子和柠檬，英国海军才摆脱了坏血病。因此，英国人被戏称为"lime-juicer"后来被称为"limey"。

虽然坏血病的发病越来越少，但治疗坏血病的关键因子仍然没有找到。多个研究团队不断分离新鲜水果中的物质，却无法验证其分离到的物质到底是不是治疗因子，原因是当时只能在坏血病患者身上验证，缺乏动物模型。

1907 年，挪威生理学家阿克塞尔·霍尔斯特（Axel Holst，1860—1931）和合作伙伴，一位儿科医生特奥多尔·弗罗利什（Theodor Frolich）在研究脚气病与维生素关系时，希望建立一种小型动物模型，以取代通常用的鸽子模型，他们选择了荷兰猪进行尝试。首先他们按照在鸽子上建立脚气病的方法，用同样的食物（经处理过的谷物和面粉）喂养豚鼠（荷兰猪），结果一段时间后，豚鼠产生了典型的坏血病的症状。于是坏血病的动物模型被建立起来。后来人们发现，这是因为人体与豚鼠均不能自身合成维生素 C，而其他动物则可以，可以说这是一个极为巧合的发现。

当时一般认为，这种疾病只在人身上存在，所以两人建立的动物模型对于研究坏血病意义非凡。当时维生素的概念越来越流行，1928 年，新鲜蔬菜、水果当中这种抗坏血病因子被认为是维生素的一种，并被命名为"水溶性因子 C"。

匈牙利科学家阿尔伯特·圣捷尔吉（Albert Szent-Gyorgyi，1893—1986）曾在多个国家求学，研究了生物的氧化还原机制。1927 年，他受邀到英国剑桥大学从事研究工作，当时他刚开始检测肾上腺皮质中的抗氧化物质。到剑桥大学后的几个月时间里，在英国化学家高兰·霍普金斯（Gowland Hopkins）的实验室中成功地从牛的肾上腺中分离出 1 克较纯的抗氧化物质，他根据经验，认为化学式为 $C_6H_8O_6$，并命名为己糖醛酸（hexuronic acid）。

1929 年他到美国梅奥医学中心做研究，从牛肾上腺中分离出较多这种物质。他将一半提炼出纯粹的这种物质送给英国的英国伯明翰大学的醣类研究化学家诺曼·霍沃思（Norman Haworth）进行分析。可是那时技术尚不成熟，由于量较少，霍沃思还是没能够确定这种物质的结构。

1930 年圣捷尔吉回到匈牙利，他的团队发现匈牙利的一种常见的辣椒中含有大量的这种物质。他成功地从中分离出 1 千克的己糖醛酸，并再送一批给霍沃思继续分析。这一次，霍沃思不负所望，成功分析出了这一物质的结构，从而可以合成维生素 C。但是，因为圣捷尔吉等人对坏血病动物模型不了解，所以虽然他怀疑这种物质就是治疗坏血病的特殊因子，但未能进行验证。

1932 年，美国匹兹堡大学的查尔斯·格伦·金（Charles Glen King，1896—1988）通过间接的方式，从圣捷尔吉实验室得到了这种物质，他立即进行动物模型实验，发现己糖醛酸就是治疗坏血病的维生素[3]。圣捷尔吉在两个星期的间隔内也发表了相关的文章[4]。

1937 年，圣捷尔吉获得了诺贝尔生理学或医学奖，因为发现了"与生物燃烧过程有关的发现，特别是关于维生素 C 和延胡索酸的催化作用"。而霍沃思也因确定维生素 C 的化学构造，并且用不同的方法制造出维生素 C，而分享了同年的诺贝尔化学奖。圣捷尔吉和霍沃思还把维生素 C 命名为抗坏血酸（ascorbic acid）。

1933 年，瑞士化学家塔德乌什·赖希施泰因（Tadeus Reichstein）独立于霍沃思发明了维生素 C 的合成方法，并被命名为 Reichstein 过程。这是一个 6 步反应，其中包括微生物的发酵。1935 年，这一知识产权转让给罗氏公司。1942 年，库尔特·海恩斯（Kurt Heyns）对本技术做了修正，使之成为随后几十年工业生产维生素 C 的主要方法。世界上第一个作为药品上市的维生素 C 由默克公司推出，商品名 Cebion。罗氏公司的商品名则是 Redoxon。

20 世纪 60 年代末，北京制药厂与中科院微生物研究所合作，从采集的 670 个土壤试样中分离得到 1615 株细菌，然后经过培养，得到了一株优选菌株，从而开发了二步发酵法生产维生素

C 中间体——2- 酮基 -L- 古龙酸。维生素 C 生产的二步发酵法主要发明人：尹光琳、陶增鑫、严自正（中科院微生物研究所）；宁文珠、王长会、王书鼎（北京制药厂）。这项技术的知识产权（国际使用权）于 1985 年出售给瑞士罗氏公司，金额达到 550 万美元。

世界各国的卫生组织不断提高健康人每天的维生素 C 摄入量，美国目前已经达到每天 90 毫克（成年男子）。因而维生素 C 作为药品和食品添加剂的用量也越来越大，全世界平均每年需求达到 11 万吨。

众多中国企业利用二步发酵技术生产维生素 C，但市场主要依赖原料出口。由于中国环境压力越来越大，生产成本不断上升，因而出口量也在减少。

动物肝脏中发现的维生素B$_{12}$

维生素 B$_{12}$ 的发现与恶性贫血有重要关系。恶性贫血原本主要见于老年人群，通常称为巨幼细胞贫血、比尔默贫血等。19 世纪 50 年代，英国生理学家托马斯·艾迪生（Thomas Addison，1773—1860）描述了恶性贫血这一疾病的症状，包括舌炎、感觉异常、步态异常等。他指出，恶性贫血可能与胃的病理变化有关，有可能是缺乏胃酸的原因。1907 年，理查德·克拉克·卡伯特（Richard Clarke Cabot，1868—1939）报告了约 1200 名恶性贫血患者，死亡率非常高。这种疾病在 1926 年之前没有治疗的办法。据马里兰大学统计，每年大约有 5 万名患者因恶性贫血死亡。

临床医生们尝试了各种治疗方法，还曾有医生发现把正常人的胃容物给恶性贫血的患者,患者的病情就能得到好转。当然,这无法作为一种经常性的治疗手段。

1920 年, 美国生理学家乔治·霍伊特·惠普尔 (George Hoyt Whipple, 1878—1976) 开始研究失血引起的贫血治疗。他用狗诱导失血贫血模型。他首先给狗放血诱导出贫血症状,然后通过喂养不同的食物,观察哪种食物让狗恢复得更快。他发现,红肉与一些蔬菜有效,但新鲜的动物肝脏最好,可以治愈狗贫血。 后来他又把动物肝脏作为药品用到恶性贫血的患者上,也有一定疗效,他在 1920 年发表了文章。

乔治·理查兹·迈诺特 (George Richards Minot, 1885—1950) 是哈佛大学的博士, 1923 年, 他与威廉·帕里·墨菲 (William Parry Murphy, 1892—1987) 合作, 把惠普尔的研究成果应用于临床, 他们发现治疗失血后的狗的贫血是因为肝脏中的铁, 但治疗临床恶性贫血患者是因为提取液中的一种特殊物质。

进一步的研究发现失血后的狗与恶性贫血的发病机制是不同的。维生素 B_{12} 恰可溶于水, 所以给恶性贫血患者喝肝脏提取液是有效的。缺铁性贫血患者并不缺乏维生素, 而是因为缺铁导致血红蛋白结合氧的能力下降, 给缺铁性贫血的患者喝肝脏提取液完全无效 (因为其中虽然含有维生素 B_{12}, 但不含铁), 但吃肝脏是有效的, 因为肝脏中含有铁。

于是他们提出了全面的治疗方案, 其中一种治疗方案是, 患者每天至少吃半磅左右 (相当于半斤左右) 的肝脏。1926 年在一次学会上, 两人汇报了他们的成果 : 45 名食用新鲜肝脏的恶性贫血患者, 全部治愈。因为这一成绩, 惠普尔、迈诺特与墨菲三人共享了 1934 年的诺贝尔生理学或医学奖。

1928 年，哈佛大学的美国生化学家埃德温·约瑟夫·科恩（Edwin Joseph Cohn，1892—1953，后来发现血液分型）得到一种肝脏提取物，使其中的特殊物质有效浓度提高了 50~100 倍，于是这一方法用于临床，使得患者不再天天吃大量的肝脏。这是临床疗法的一大进步。

肝脏疗法治疗恶性贫血被应用于临床后，哈佛大学的威廉·博斯沃思·卡斯尔（William Bosworth Castle，1897—1990）发现，一些胃切除的恶性贫血患者（食管与小肠相接），使用食用肝脏疗法无效。他还做了一些临床试验，并推测胃黏膜上可能存在一种"内在的因子"，吸收食物中"外在的因子"，即是后来发现的维生素 B_{12}。

玛丽·肖·舒马（Mary Shaw Shorb，1907—1990）从小在一位植物学家的邻居影响下，对科学研究产生了兴趣。她于 1928 年获得了生物学学士学位，经过间断的学习、工作，她于 1933 年在约翰·霍普金斯大学获得了寄生虫学博士学位。在博士期间，她得到了一种抗原，用于治疗肺炎。因当时抗生素并未普及，所以得到了广泛的应用，这也为她赢得了许多声誉。

她后来有一份工作是培养乳酸菌（lactobacillus lactis dornier，LLD），这是生产酸奶等其他食品必需的。她对培养基中必须添加肝脏提取物的问题产生了兴趣。因为恶性贫血就是通过肝脏提取物治愈的，但当时肝脏中有效因子并没有被提取出来。所以她设想，是否可能通过测定乳酸菌培养的方法，来判定肝脏提取物中有效因子的多少。

美国默克公司的卡尔·奥古斯特·福克斯（Karl August Folkers，1906—1997）来到马里兰大学，在那里他了解到玛丽的想法后，他说服了公司管理层给予了 400 美元的试验性支持。

而玛丽用高效的工作证明了自己的价值。于是美国默克公司持续给予支持，使得玛丽很快建立了乳酸菌测定这种有效成分的方法。基于玛丽的研究，美国默克公司以福克斯为首的团队在 3 个月内分离了维生素 B_{12}。

晒太阳可以治病：维生素D的发现

公元 1 世纪，古罗马的医生们［如索兰纳斯（Soranus）］就已经注意到了佝偻病的存在。但直到 17 世纪中叶，因为英国出现佝偻病的区域性流行，医学工作者们才开始用科学的方法观察和描述这种骨骼疾病。丹尼尔·惠斯勒（Daniel Whistler）在 1645 年，弗朗西斯·格利森（Francis Glisson）在 1650 年，分别对这一疾病症状做了描述。而 1824 年，D. 舒特（D. Scheutte）开始为佝偻病患者开出鱼肝油这一处方。

丹麦医生尼尔斯·吕贝里·芬森（Niels Ryberg Finsen，1860—1904）在 18 世纪晚期使用阳光治疗狼疮，还开发出了人工光射线作为治疗手段，结果引起科学界对阳光与健康关系的研究。他于 1903 年获得诺贝尔生理学或医学奖。

19 世纪末，一些医学专家就提出一种观点，认为高纬度地区的许多疾病包括佝偻病，是因为阳光照射不足引起的。同时人们也意识到鱼肝油是一种很好的预防佝偻病的健康食品。另外也有试验表明，照射阳光与食用鱼肝油可以起到相同的治疗效果。后来，阿尔弗雷德·法比·赫斯（Alfred Fabian Hess，1875—1933）进一步提出自己的见解：光等同于维生素。

1919 年，德国医生库尔特·胡尔德辛斯基（Kurt Huld-schinsky，1883—1940）提出，如果阳光可以治疗佝偻病，那么人工的光线在理论上也能治疗这一疾病，他使用石英 - 汞灯发出的紫外线治疗佝偻病儿童，取得了很大的成绩。1921 年，阿尔弗雷德·赫斯通过对佝偻病的流行病学观察，发现这一疾病与季节性的阳光变化有关系。

1919 年至 1920 年间，英国医生爱德华·梅兰比（Edward Mellanby，1884—1955）在室内用低脂奶和面包喂养小狗，由于接触不到光照，狗身上出现了佝偻病症状。就算给小狗吃含维生素 B、C 的食品，也不能在短期内改善症状。但他发现患病的狗被喂鱼肝油（cod liver oil，鲟鱼或海鱼肝油）后，就会痊愈，并且鱼肝油还能预防佝偻病。于是他认为，维生素 A 或者是一种相关的物质（存在于鱼肝油中）可以防止佝偻病的发生。

由于埃尔默·麦科勒姆（Elmer McCollum）在维生素 A 研究上的成功，约翰·霍普金斯大学在 1917 年邀请他加入，主持新成立的化学保健系。有人戏称那时的他又矮又瘦，看起来非常不健康，因而不被面试官们看好。第二年，约翰·霍普金斯大学的儿科学教授约翰·霍兰（John Holland）向他咨询是否有佝偻病的动物模型。麦科勒姆向他展示了几个患病的大鼠，并与他探讨佝偻病的机制。两人通过交流，很快开始协作这方面的研究。而两位骨科研究者爱德华·帕克（Edward Park）和保罗·希普利（Paul Shipley）也很快加入团队。

在开始的几个钙和磷不平衡的膳食实验中，麦科勒姆发现缺乏一定的动物脂肪就会得佝偻病。他和团队成员谨慎地认为佝偻病可能是由于缺乏维生素 A 或缺钙引起的。但是后来，他们发现了爱德华·梅兰比等人的研究结果，于是开始重复鱼肝油对于佝偻病的作用。在 1922 年，麦科勒姆做了另一组膳食试验。他首先把鱼肝油中的维生素 A 破坏掉，然后喂食佝偻病的狗,结果仍然可以治愈。这意味着其中含有另外一种脂溶性物质，这是一种不同于维生素 A 的物质，他把这一物质命名为维生素 D，因为这是第四个被命名的维生素。

1923 年左右，伦敦的休姆（Hume）和史密斯（Smith）团队，以及纽约的阿尔弗雷德·赫斯团队分别发现了被紫外线照射的食物可以治愈佝偻病。并且，由于饲养员不按方案操作，休姆和史密斯发现大鼠照射紫外线与食用照射紫外线的食物对于佝偻病的治疗具有同样的效果。同期，还有其他研究团队发现照射紫外线的大鼠肝脏，可以治愈患佝偻病的大鼠。

美国威斯康星 - 麦迪逊大学（University of Wisconsin—Madison）的生物化学家哈利·斯廷博克（Harry Steenbock，1886—1967）在研究生期间曾是麦科勒姆（McCollum）的助手，并积极参与了维生素 A 的研究。当麦科勒姆离开后，斯廷博克继续维生素方面的实验。1923 年，他发现对食品或其他有机材料照射紫外线，会增加其中的维生素 D 含量。在对鼠、狗类动物的食品照射紫外线后，这类食品可以治疗动物的佝偻病。于是斯廷博克自己花了 300 美元把发现申请了专利。当食品巨头桂格燕麦公司（Quaker Oats company）愿出资一百万美元购买这一专利时,斯廷博克并没有急于卖出,而是与几位校友联合，设立了第一个设于大学之上的技术转移机构：威斯康星校友研究基金会（Wisconsin Alumni Research Foundation，WARF），并以基金会的名义转让了这一专利。于是紫外照射技术在食品行业，尤其是奶制品行业流行起来，到了 1945 年，美国的佝偻病几乎全部被消灭了。

一些科学家认为是皮肤中的胆固醇被阳光中的紫外线照射

而转变成了体内的活性成分，因为活性成分被鉴定为胆固醇。但未被紫外线照射的胆固醇却没有效果，而照射后的胆固醇结构也没有发生改变。阿尔弗雷德·赫斯还认为阳光可以起到维生素的作用，他于 1926 年邀请德国的胆固醇专家阿道夫·奥托·赖因霍尔德·温道斯（Adolf Otto Reinhold Windaus，1876—1959，1928 年诺贝尔化学奖获得者）一起研究这一问题，后者是德国哥廷根大学一位专业研究甾醇类物质的专家，在伦敦的 O. 罗森海姆（O. Rosenheim）也加入了这一团队。

他们认为，以前人们通过皂化、重结晶等方法所得到的"纯化胆固醇"其实并不纯，而是含有一定的"杂质"，正是这种杂质，在被紫外线照射后，转化成了治疗佝偻病的有效成分，即这种杂质是维生素 D 的前体。罗森海姆等人推测，这种杂质的含量可能只有 1/2000 左右。

经过讨论，他们设计了如下实验：首先把胆固醇二溴化、重结晶，然后再通过处理转化为胆固醇。这时候，其中已经不再含有原来的"杂质"了，即便通过紫外线照射，也不能产生治疗效果。这就证明了他们的推论。

当时有研究团队报道发现，普通的纯化胆固醇的紫外吸收峰有 3 个（269 纳米、280 纳米、293 纳米）。这一发现给温道斯以很大启发。他一方面通过真空干燥、炭吸附等方法得到了胆固醇中的"杂质"，另一方面，他与同事筛选了几十种激素，通过紫外吸收、颜色反应、易氧化特性等三个方面的对比，他们认为这种杂质可能就是麦角固醇，而麦角固醇在紫外线的照射下，确实表现出了治疗佝偻病的作用。罗森海姆与温道斯等人经过交流，也得到了相同的结果。1927 年，他们发表了这一发现，认为这一杂质是麦角固醇。1928 年罗森海姆获得了诺贝尔化学奖。而他认为没有阿尔弗雷德·赫斯，自己不可能获奖，所以他把自己的资金分给了赫斯一部分。

温道斯还把麦角固醇照射产生的物质申请了专利，并转让给了默克和拜耳公司，开发治疗佝偻病的新药。1927 年，这一药品上市了，名为 Vigantol。后来研究发现它就是钙化醇——维生素 D_2。而威斯康星校友研究基金会很快把麦角固醇作为一种新药转让了出去，商品名 Viosterol。

麦角固醇经紫外线照射后产生的物质很快于 1931 年被伦敦及丹麦等地的团队分离纯化，并命名为钙化醇。研究显示，每天 0.01 微克剂量的钙化醇就可以短期内治愈佝偻病大鼠。

而获得了诺贝尔奖的温道斯再接再厉，带领 55 位博士和博士后，组成了一个庞大的团队来研究维生素 D 的结构。1935 年，温道斯以胆固醇为原料，合成了 7- 脱氢胆固醇。1936 年，钙化醇的结构被这一团队研究得到，它是麦角固醇的同分异构体，有 1 个羟基，3 个共轭键。

钙化醇被发现了，但新的问题接着出现。因为钙化醇可以通过麦角固醇照射阳光转化，那么没有阳光时，人体又如何摄取这一物质？ 1937 年，温道斯和同事在多种动物和人体的皮肤内，以及一些食品中分离鉴定 7- 脱氢胆固醇，而它的紫外线照射后的产物也具有治疗佝偻病的疗效，于是他分别把钙化醇和 7- 脱氢胆固醇的紫外照射物称为维生素 D_2 和维生素 D_3。

1955 年，麦角固醇在紫外线作用下转化为钙化醇的机制被发现。1971 年至 1972 年，维生素 D 活性结构的代谢机制也被发现。在肝脏，维生素 D 被发现转化成为骨化二醇（calcidiol），部分骨化二醇又被肾脏转化为骨化三醇，这才是维生素 D 的活性结构。骨化三醇作为一种激素在血液中循环，发挥调节体内钙、磷平衡的作用，从而促进骨骼正常生长。

在工业上，维生素 D_3 通过用紫外线照射 7- 脱氢胆固醇来生产。后者是一种天然物质，在羊毛脂。维生素 D_2（钙化醇）通过同样的方式，从酵母或蘑菇中的麦角固醇来生产。

维生素在医学和药物史上占有重要地位，并且与维生素相关的研究获得了 20 多次诺贝尔奖，充分说明了维生素研究在科学界的地位。本书仅纳入以上几种维生素，对于其他如维生素 K、E 等的发现不再讨论。

参考文献

［1］HOPKINS F G. Feeding experiments illustrating the importance of accessory factors in normal diets[J]. The Journal of Physiology, 1912, 44: 425-460.

［2］DRUMMOND J C. The nomenclature of the so-called accessory food factors (vitamins)[J]. Biochemical Journal, 1920, 14: 660.

［3］WAUGH W A, KING C G. Isolation and identification of vitamin C[J]. Journal of Biological Chemistry, 1932, 97: 325-331.

［4］SVIRBELY J L, SZENT-GYORGYI A. The chemical nature of vitamin C[J]. Biochemical Journal, 1932, 26: 865-880.

第 *5* 章

新药发现的黄金时代

"二战"后和平时期的到来，在战争期间建立起来的国家创新体系也在和平时期发挥出更大作用。特别是因为化学的进步，磺脲类降糖药、氯噻嗪类利尿药、华法林等抗凝药、金刚烷胺等抗病毒药物纷纷上市，新型抗生素万古霉素、新型抗肿瘤药 6-巯基嘌呤、新型镇痛剂吲哚美辛等被发现，放射性药物也开始用于临床，新药发现迎来了黄金时代。

从治疗伤寒到降糖：第一代磺脲类降糖药的发现（氨磺丁脲、甲苯磺丁脲等）

自从 1935 年，德国多马克（Domagk）发现并推出磺胺类抗生素百浪多息后，全球掀起了磺胺抗生素的研究热潮。1941年，法国的冯克内尔（Vonkennel）和基米希（Kimmig）合成了一系列的磺胺类化合物，其中，他们发现 2254 PR 化合物（异丙基噻二唑）对伤寒杆菌有轻度的抑制作用。

1942 年，法国被纳粹占领。法国蒙彼利埃（Montpellier）

因为食物短缺，许多人食用腐烂、不洁净的食品，结果患上伤寒。大学医师马塞尔·詹博（Marcel Janbon）为治疗伤寒患者，使用了这一化合物，使用剂量达到了每天 12 克（口服）。詹博医师在用药后却观察到许多伤寒症患者出现震颤、神经失调等症状，甚至出现了死亡病例。后来他又发现，给出现这些症状的患者注射葡萄糖，患者又恢复正常[1]。

于是他咨询同校的奥古斯特·卢巴蒂埃（Auguste Loubatieres），幸运的是，后者在 1933 年即研究过胰岛素 - 精蛋白 - 锌这种降血糖药物，并对切除胰腺的糖尿病狗模型非常熟悉。于是卢巴蒂埃进行了系统的对比性的动物实验研究，结果发现一些磺胺类药物使狗的血糖水平下降，但切除胰腺后再给予磺胺类药物，血糖却没有下降，提示此类药物通过调节胰岛功能来发挥作用。经过实验确证，卢巴蒂埃等于 1944 年发表文章，并推荐化合物 2254 PR 作为降糖药在临床使用，但这时正处于"二战"，再加上本品的副作用大及其他各种原因，这一成果并未引起关注。

处于东德的德国医生 H. 克莱因佐格（H. Kleinsorge）在临床实践中发现了磺胺药氨磺丁脲在治疗各种细菌感染时能导致患者血糖降低，出现震颤、出汗等低血糖反应。并把相关的资料给了东德的萨克森州首府德雷斯顿的冯海登（Von Heyden）药业。但该药企的首席化学家 E. 哈克（E. Haack）拿着资料从东德去了西德的曼海姆市，并合成了氨磺丁脲（carbutamide）。

1954 年，E. 哈克的朋友，柏林奥古斯特维克多莉亚医院（Auguste Viktoria Hospital）的医生约阿希姆·富克斯（Joachim Fuchs）和汉斯·弗朗克（Hans Franke）在动物实验中验证了它的降血糖作用。又迅速在糖尿病患者中得到验证。研究发现，氨磺丁脲能有效降低那些不依赖胰岛素治疗的糖尿病患者的血糖和尿糖。后来本品由法国药企施维雅（Servier）公司推向市场。而德国赫希斯特公司推出了甲苯磺丁脲（tolbutamide）。

礼来公司在美国进行氨磺丁脲的临床试验时，发现本品副作用太大而未被批准上市。但普强公司引进的甲苯磺丁脲由于毒性小而被批准在美国上市。很快地，辉瑞公司也推出了同类药品——氯磺丙脲（chlorpropamide）。后两种药物在美国的使用更为普遍。

1955 年至 1966 年间，众多第一代磺脲类降糖药经研制被用于临床，它们包括甲苯磺丁脲、氯磺丙脲、妥拉磺脲、醋磺己脲。但因第一代磺脲类药物毒性反应大，已经不再被推荐临床使用。

引发出血的甜叶草：抗凝血药华法林的发现

华法林（Warfarin，商品名为 Coumadin、Jantoven、Marevan、Uniwarfin 等）是一种抗凝血药，主要用于防止血栓形成、栓塞。这一药品首先于 1948 年上市，但当时主要用于针对老鼠的灭鼠剂。虽然溴鼠灵（brodifacoum）等更有效的药物被开发出来，但华法林仍在部分地区用于灭鼠。

20 世纪 50 年代早期，华法林被发现可用于防止血栓形成，这一用途在 1954 年被批准。从此，它成为一个应用最广泛的抗凝剂。

20 世纪 20 年代，一些牛类疾病出现在美国和加拿大边界，牛在患病后，会因外伤大量出血乃至死去。曾有例子，22 头牛在断角后有 21 头出血死去，25 头公牛在阉割后有 12 头死去。

1921 年，英裔加拿大兽医学家弗兰克·W. 斯科菲尔德（Frank W. Schofield，1889—1970）刚从朝鲜返回（在教学的同时参加了反日斗争），他被邀请来治疗这一疾病。他发现牛吃的放久变质的饲料中，有一种成分有抗凝作用。

他通过对兔子的动物实验，他发现这种成分来源于变质了的甜三叶草，这种甜三叶草于 1920 年前后在美加边界大量生长。不变质的甜三叶草没有害处，但变质后就会产生一种抗凝物质，使兔子出血不止死亡。

这一实验被其他人所证实，但这种抗凝物质是什么，还需要进一步研究。1933 年，从欧洲学习（先后在两位诺贝尔奖得主实验室学习）回来的卡尔·保罗·林克（Karl Paul Link，1901—1978）被提拔为威斯康星州麦迪逊大学的副教授，研究糖化学。当地一位农夫不幸用了变质的饲料喂牛，结果牲畜得了出血病。这引起了林克的注意。在他的指导下，他的研究生哈罗德·坎贝尔（Harold Campbell）花了 5 年时间，分离出了 6 克这种抗凝物质。林克的另一个学生马克·施塔曼（Mark Stahmann）接手了这个工作，通过大规模分离提取，在 4 个月内得到了 1.8 克这一物质。他们通过分解反应，初步发现这是一个香豆素（coumarin）化合物——双羟香豆素（dicoumarol），随后他们又合成了这一物质，证明了结果的正确性。1940 年，他们在动物实验中观察到了这种物质引起的出血现象。

他们通过研究，发现香豆素存在于多种植物中，其中甜三叶草含量最高，但香豆素本身不会引发出血，当其变质，被真菌代谢成为双羟香豆素，后者才是造成出血的病因。1941 年，他们申请了双羟香豆素的专利并发表了相关文章[2]。

参与了这一工作的马克·施塔曼后来继续进行研究，并于

1945 年合成了华法林（Warfarin）并申请了专利。这一物质抗凝作用更强，因此于 1948 年在 FDA 注册为灭鼠药，很快被推广到全国。

1951 年，一个士兵尝试用华法林自杀，但被及时送去医院，医生给予大剂量维生素 K，使其很快恢复。当时肝素已经应用于临床，而肝素过量的治疗方法也是给予维生素 K。于是学界开始研究它的抗凝作用。因为肝素是一个生理因子，当时的技术手段不足，使其活性不稳定，因此华法林作为抗凝药，显示了更大的优越性。1954 年，它作为抗凝药被批准上市。1955 年，美国总统德怀特·艾森豪威尔（Dwight Eisenhower）做了一次心脏手术，医生在术后给他服用的抗凝药就是华法林。

有传言，斯大林晚年性情大变，内务部长贝利亚和其他人曾考虑过用华法林这一无色无味物质暗杀斯大林。不过这个可能性不大，因为在 1953 年，华法林还是一种灭鼠药。

口服避孕药的前生今世

世界上第一个口服避孕药（商品名：Enovid）于 1960 年在美国上市。这一里程碑事件有几个基础条件：一是雌激素的发现，二是雌激素合成工艺的优化，三是适应证的选择。也因此，这一药物的发现涉及两位诺贝尔奖获得者和三位优秀的化学家，两位生殖学专家，两个跨国药企，两位致力于避孕研究的医学家，两位女权主义者，以及来自保守势力的反对。

阿道夫·弗里德里希·约翰·布特南特（Adolf Friedrich Johann Butenandt，1903—1995）是一位德国生化学家，他在哥廷根大学攻读博士学位，得到了诺贝尔奖获得者阿道夫·温道斯（Adolf Windaus）的指导，并于 1927 年获得化学博士学位。温道斯和先灵公司的沃尔特·朔勒（Walter Schöller）建议他在毕业后就"从卵巢中提取激素"这一课题进行研究。

通过不断改进方法，阿道夫·布特南特从数千升尿液中得到了雌激素及其他激素，并确定了雌二醇的结构。1939 年，他因这一成就被授予诺贝尔奖。因为纳粹政策，他开始被迫拒绝奖项，但后于 1949 年接受了这一荣誉。当时还有一位美国生化学家——爱德华·阿德尔伯特·多伊西（Edward Adelbert Doisy，1893—1986），他在同一时期，在美国圣路易斯大学任职生化教授时，独立地发现了雌激素，但当年诺贝尔奖与他失之交臂。不过，他仍在 1943 年因发现维生素 K 及其结构获得了诺贝尔生理学或医学奖。

一开始，雌激素的作用仅限于治疗妇科病，与避孕无关。1930 年，提纯胰岛素的詹姆斯·科利普在美国惠氏药厂耶斯特实验室（Ayerst）开发了"可口服的雌激素"，商品名为 Emmenin，来源是孕妇的尿液。因为尿液中含有可溶性的雌三醇葡萄糖醛酸，在体内分解后转变成雌激素。随后，一家德国公司推出了与 Emmenin 相似的一种药物，用于妇女绝经引发的疾病。

1938 年，英国科学家研发出一种非甾体雌激素——己烯雌酚，比起提取的雌激素，既便宜，效力也更好。这一药物同样用来治疗妇科病，但因为有副作用，在 20 世纪 70 年代被撤市。

1938 年德国从天然雌激素雌二醇合成出炔雌醇和其 3 甲基酯——炔雌醇甲酯，并于 1940 年首次用于痛经治疗时的排卵抑制，虽然这些雌激素并不总能成功地抑制排卵。1941 年，美国 FDA 批准了雌激素用于治疗女性绝经引起的不良疾病。

随后，查尔斯·布伦顿·哈金斯（Charles Brenton Huggins，1901—1997）建立了雌激素治疗肿瘤的方法。哈金斯是加拿大裔美籍医生，1924 年，他从哈佛大学医学院毕业，去芝加哥做外科医生，但很快转向更感兴趣的实验室研究。他在实验中发现，动物去势后或给予雌激素，会使前列腺萎缩。于是他建立了一种方法，通过检测前列腺大小以及血清中前列腺酸性磷酸酶的方法，观察雄激素对前列腺癌的影响。1941 年，他与同事用去势和雌激素疗法治疗前列腺癌患者，取得了很好的效果。而在此前，癌症一般是手术、放疗和镇痛三者结合。雌激素疗法使得人们意识到，肿瘤也可以用药物治疗。通过研究，哈金斯发现至少有 8 种肿瘤通过激素疗法可以得到缓解和改善。1966 年，他因雌激素疗法被授予诺贝尔生理学或医学奖。他的儿子查尔斯·E. 哈金斯（Charles E. Huggins），建立了一种新的血液保存方法，使血液可以长期保存。

但是，雌激素提取不易，合成过程又昂贵，促使研究者不断探索降低合成或提取的办法。1930 年左右，美国化学家拉塞尔·马克（Russell Marker，1902—1995）在乙基公司（Ethyl Corporation）工作时，提出了辛烷值这一燃料抗爆性概念，并一直沿用到今天。1938 年，他研究了一种菝葜皂苷元化合物的结构，他用这一化合物经过几步反应得到甾醇环，甾醇环合成后，就可以很方便地合成孕酮。而这一化学发现同样也可以合成可的松。

经过他的研究，一种被女性用来减轻痛经的墨西哥撒尔沙植物的根当中，含有高浓度的薯蓣皂苷元，结构与菝葜皂苷元类似。马克以多花薯蓣这种墨西哥野生植物为原料，通过四步反应，将薯蓣皂苷元转换成孕酮，这种反应后来被命名为马克分解反应。这对于所有的甾体激素，包括可的松和激素避孕化学品的大规模生产非常重要。

1944 年，马克来到墨西哥，与他人共同组建起先达（Syntex）公司，大量生产孕酮等激素，由于他的技术，其产品价格降低到 50 美元每克。但是，马克于次年离开先达公司，开办另一家 Botanica-mex 公司，继续用自己的技术生产激素产品。不过，几年之后他也再次离开了这一公司。虽然这两家公司没有为他带来太多经济回报，但在他之后，而美国半数以上的性激素由墨西哥生产。同时，墨西哥因为激素工业的兴旺，开始了长达 30 年的多花薯蓣贸易。

非洲裔美籍化学家玻西·拉万·于连（Percy Lavon Julian，1899—1975）于 1940 年左右分离了植物中的甾醇化合物，并以此为基础合成人性激素。因为他的工作，通过化学合成得到的千克级的性激素成品被推向市场，使产品价格大大降低。但终究未能竞争过先达等公司。

虽然马克因为利益分配问题离开了先达公司，并导致了该公司生产遇到一些挫折，但该公司立即雇用了匈牙利裔科学家乔治·罗森克兰茨（George Rosenkranz）以消除马克离开造成的影响。公司仍以生产激素产品为主业，并不断扩大自己的优势。

1949 年以后，公司又招募了卡尔·杰拉西（Carl Djerassi，1923—2015，如新集团把这位合作伙伴译为"翟若适"），杰拉西领导的研究小组成功开发出了炔孕酮，然后在格雷戈里·平卡斯（Gregory Pincus）以及约翰·罗克（John Rock）等人的努力下，最终推出了口服避孕药。

1942—1943 年，卡尔·杰拉西在新泽西州的汽巴（CIBA）公司工作，在这里他研发出了最早的抗组胺药之一——曲吡那敏，并申请了专利。

1949 年，杰拉西来到墨西哥，加盟先达公司。虽然在先达公司只待了 3 年左右（1951 年即离开），但他领导的研究小组成功以薯蓣皂苷元为原料，优化了合成可的松的工艺。1950 年，路易斯·E. 米拉蒙特斯（Luis E. Miramontes）加盟先达公司，他参加了杰拉西的研究小组，并成功合成了炔诺酮，这是一个孕酮类似物，但与孕酮不同的是，它通过口服仍有很好的药效，最终成为第一个口服避孕药的组分之一。

美国科学家格雷戈里·平卡斯（Gregory Pincus，1903—1967）是本来研究农业和动物学，他于 1934 年就成功地开展了兔了的体外受精。在研究动物单性生殖（孤雌生殖）时，他对激素和孕育产生了关注。1945 年，平卡斯与赫德森·霍格兰（Hudson Hoagland）教授一起创立了伍斯特实验生物学基金会（Worcester Foundation for Experimental Biology），并继续他的激素与生殖的研究。

玛格丽特·希金斯·桑格（Margaret Higgins Sanger，1879—1966）是一位积极提倡避孕的女权主义者，在 1950 年一次宴会上，她遇到了平卡斯，于是建议他研究激素避孕的课题，并想办法为他申请了一笔经费。很快，平卡斯与同

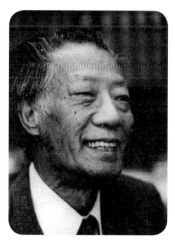

张民觉，生理生殖学专家，其研究对于试管婴儿起到了先驱作用。并在口服避孕药的开发中做出了贡献
引自：https://upload.wikimedia.org/wikipedia/en/thumb/a/a0/MCChang.gif/200px-MCChang.gif

事张民觉（MinChueh Chang，1908—1991，生理生殖学专家）一起，发现了孕酮对于女性排卵有着很好的抑制作用。

1953 年，玛格丽特·桑格与另一位女权主义者凯瑟琳·德克斯特·麦考密克（Katharine Dexter McCormick，1875—1967）进一步资助平卡斯的研究，鼓励他们开发出一种女性避孕药，推向市场。他们邀请另一位支持避孕的毕业于哈佛医学院的医学专家——约翰·罗克（John Rock，1890—1984）参与这一研究。他们一起尝试了不同剂量的多种雌激素，希望找到一个效果好、副作用小的作为待选药物。

制药企业舍尔公司（G.D. Searle & Company）正在开发一种治疗女性绝经相关疾病的药物，该企业也参与到了这一研究当中，这样临床实验有了充足的经费，就迅速开展起来。1956 年，在波多黎各（PuertoRico）从事避孕研究的伊德里斯·鲁尚·赖斯 - 雷·卡森（Edris Roushan Rice-Wray Carson，？—1990）也参与到研究中来。在她的领导下临床点招募了大量志愿者。

临床实验开始采用舍尔公司的产品 Enovid，它是炔雌醇和异炔诺酮的复合物，甾体激素含量很高，临床实验效果很好。不过，卡森报告说该药有许多副作用。平卡斯和罗克分析后，认为药物的副作用与安慰剂的副作用相当，仍然坚持把这一药物推向市场。

1957 年，Enovid 治疗绝经相关疾病的适应证被美国 FDA 批准，而后，公司又增加适应证，用于女性口服避孕。1960 年，美国 FDA 批准了 Enoid 用于口服避孕的适应证，使之成为全球第一个口服避孕药。1961 年，这一药物在英国被批准。

随着避孕药的推广，相关研究不断深入，药物中的雌激素含量也不断降低。1988 年，Enovid 与其他第一代口服避孕药先后被撤下市场。

　　曾是护士的玛格丽特·桑格在 20 世纪 20 年代支持避孕，并开设了相关的研究机构，一度遭到逮捕。凯瑟琳·麦考密克曾经不得不从欧洲走私用于避孕的器具给桑格。两人对于避孕以及对于女性选举等权利的支持，受到了保守势力的不断打击。

　　当 Enovid 在美国被批准后，约翰·罗克已是 70 岁高龄，他仍然通过出书、接受电视采访等方式，不懈地宣传推广女性通过避孕药来减少意外怀孕，减轻女性的生活痛苦，希望社会能够接受这一药品。而现代社会的女性，很快接受了这一药品来保护自己。

　　但罗马教廷是另一种思维。1958 年，罗马教廷宣布，使用雌激素治疗绝经相关疾病与教义不违背。这使研究者确信，教皇也可以接受避孕药的推广。可是让教会担心的是，避孕会让人更加放纵，导致道德沦落。出于这种顾虑，1968 年，教皇传谕《人的生命》，明确反对使用避孕药。直到 21 世纪，罗马教廷对待避孕药具也没有明确表态支持。

　　从口服避孕药的研发历程来看，众多的科学家、医学家和社会活动家参与进来，因此，把它归功于任何一个个人，都是有失偏颇的。这一药物的发现涉及生理学、化学、生殖学、医学等多个学科的突破，又与先达公司（1994 年被罗氏公司收购）和舍尔公司（2002 年被辉瑞公司收购）以及普强公司［1995 年与法玛西业公司（Pharmacia AB）合并］有关，并且引发墨西哥的多花薯蓣贸易，兴旺了世界激素生产工业，改变了全世界的生育观念。

　　这一药物的发现过程，是一个经典的化学药品研发的过程，值得每一位医药界人士参考。

来自文莱：万古霉素的发现

链霉素、氯霉素、四环素等药品的成功给了各制药企业极大鼓励，礼来公司从菲律宾土壤菌株分离的红霉素，掀起了更大规模的土壤菌株培养筛选工程。我国的汪猷（1910—1997）院士也在 20 世纪 40 年代于上海分离出了一种桔霉素的抗菌物（未能应用于临床），但限于我国科研体系不完善。我国直到 1950 年后才开展了以仿制为主的抗生素研究。

1944 年，埃德蒙·卡尔·科恩菲尔德（Edmund Carl Kornfeld，1919—2012）获得哈佛大学博士学位，并加入礼来公司。虽然他是化学专业，但也加入到了从土壤中筛选新菌种并发现抗生素的计划当中。1953 年，一些传教士从加里曼丹岛（Borneo，古渤泥岛，现文莱国）取得土壤样本，交给礼来公司。科恩菲尔德的团队从这一土壤样本中得到东方链霉菌，又从其培养液中分离了 05865 这一物质。

初步检验发现，它对革兰阳性菌、革兰阴性菌及真菌都有很好的效果，一些对青霉素耐受的细菌也对万古霉素非常敏感，对葡萄球菌的抑制力非常强。

于是礼来公司抓紧时间开发这一药品。科恩菲尔德团队大规模发酵本菌后，开始用苦味酸来分离活性成分，后来改进了方法，但纯度仍只有 82%，不过该菌抗菌活性强，且杂质、毒性低，加上市场需求迫切，便拿去临床试验。

第一位使用本品的患者是一位足部手术后感染者，因对青霉素耐药的葡萄球菌感染伤口不断恶化病情，以至于医生劝他截肢。患者要求尝试其他所有办法，于是医生给它用了礼来公司新开发的抗生素。按每 8 小时 100 毫克的剂量，连续使用 7 天。结果第二天感染就好转，新抗生素的疗效迅速展现，一个疗程结束，患者感染消失了，伤口很快愈合，患者健康出院了。鉴于本品展示的消除感染的理想效果，礼来公司把它命名为万古霉素（vancomycin，意思是 vanqish，消除）。本品于 1958 年上市，被临床医生喜爱，作为治疗难治性感染的保留手段。

本可成为世界第一：我国发现的去甲万古霉素

万古霉素上市的同一年，我国的抗生素研究所（即后来的中国医学科学院医药生物技术研究所）成立，1959 年，李群等人由贵州省的土壤中分离出一株放线菌，在分类学上接近东方诺卡氏菌，其分泌物中分离出一种抗菌物。因为技术水平和条件有限，当时研究人员误认为是万古霉素。菌株也被命名为"万 -23"。

后来生产任务交给了华北制药厂，该厂经过多年的全力攻关，终于利用国产菌种发酵成功，顺利提取出工业级产品。于 1968 年上市，用于国内临床上治疗各种耐药菌疾病。我国以"中国医药公司上海分公司"的名义出口亚非拉国家。1972 年，卫生部按"万古霉素"将本药收载于中华人民共和国卫生部部颁标准。

20 世纪 80 年代后，我国开始进一步发展医药工业，并规范制订各类标准。1979 年，卫生部中国药品生物制品检定所的技术人员在制备国产万古霉素标准品时意外发现：国产万古霉素标准品的效价比进口万古霉素理论效价高出 10%。

1985 年，华北制药对"万 -23"菌种进行诱变和选育，经凌大奎等用磁共振法证明诱变后的"万 -23"菌种产物为"*N-*去甲万古霉素"。1986 年，相关研究成果发表，阐明去甲万古霉素的重要地位和药理作用。

不过，在 1983 年，礼来公司的研究人员也独立地从墨西哥土壤中分离出一株东方诺卡氏菌，其产物为 *N-* 去甲万古霉素，并立即申请了专利。

1988 年，我国卫生部颁布了去甲万古霉素及注射剂质量的标准，华北制药正式以"去甲万古霉素"推向市场，商品名为万迅。1990 年，盐酸去甲万古霉素及注射剂经国家鉴定后被载入中华人民共和国药典。2001 年进行工艺改进，新品万迅的纯度达到 95% 以上，2002 年，华北制药厂又将去甲万古霉素菌种转让给张家口市长城制药厂。两厂年总产量在 7~8 吨。

虽然礼来公司握有去甲万古霉素的国际专利权，但因二者抗菌谱相当，所以并没有把去甲万古霉素推向市场，而是继续致力于万古霉素的推广。而且，因我国于 1968 年即生产去甲万古霉素，所以我国不受此专利的限制。不过可惜当时技术条件不允许，否则这会是我国第一个打入世界市场的药品。

走向医学应用的物理学：放射性药物的发现

放射性的发现及早期放射医学应用

1895 年，德国物理学家威廉·伦琴（Wilhelm Röntgen，1845—1923）在用阴极射线管做实验时发现接收端附近有荧光现象，经过几个星期在实验室里不眠不休做实验，终于在当年

12 月确定自己发现了一种新的射线——X 射线。这是人类发现的第一个穿透性射线，引起了全世界的轰动。第二年 X 射线便应用于医学影像诊断。

受到这一发现鼓励，法国科学家安托万·亨利·贝克勒尔（Antoine Henri Becquerel，1852—1908）也通过感光性研究未知射线，他在 1896 年发现铀盐和铀金属板可以使相片胶卷感光，认为其可以发出一种不可见的光（或荧光）。虽然他的认识不正确，但打开了放射性研究的大门，后来，物质放射性强度单位 Bq 就是以他的名字命名。

随后，法国的皮埃尔·居里（Pierre Curie）和玛丽·居里（Marie Curie）夫妇在铀矿废渣中发现，其放射性强度比铀要大出许多倍，于是他们猜测其中含有放射性更强的物质。1899 年，他们经过对吨级的矿渣提取分离，发现了两种新的放射性元素，分别是放射性强度比铀大数百倍的钋和数百万倍的镭。贝克勒尔与居里夫妇因对放射性的研究，共同获得 1903 年诺贝尔物理学奖。很多人都希望镭可以与 X 射线一样，广泛应用于医学。

当镭及其强大的放射性被发现后，风靡世界，很多厂商开发出了镭牙膏、镭饮料，但当镭对健康的危害被发现后，这些都被政府禁止了。1903 年，刚刚在日本剪掉辫子的鲁迅先生通过《浙江潮》发表文章，向国人介绍镭："其放射力，毫不假与外物，而自发于微小之本体中，与太阳无异。"1904 年，鲁迅转到日本仙台读医学。

当居里夫人最早发现镭时，希望镭的放射性可以在医学上做贡献。"一战"期间，她还呼吁镭在影像诊断（检查伤员弹片位置）上的应用。美国对此做出了积极回应，美国威尔逊

（Wilson）总统还赠给她 1 克镭（居里夫人未申请专利，无法从镭的应用中获得利润）。1904 年,美国医生霍华德·阿特伍德·凯利（Howard Atwood Kelly，1858—1943）就开始在约翰·霍普金斯医院使用镭来治疗癌症，当时他采用把镭的化合物包装成胶囊状，然后缝进肿瘤相应部位。很多患者因为大剂量辐射出现了副作用甚至死亡。中国物理学先驱胡刚复（1892—1966）在 1913 年留学哈佛大学时也曾协助导师开展类似镭辐射治疗肿瘤研究工作。不过,更广泛地应用于医学的是放射性同位素。

放射性同位素与高能粒子

英国物理学家欧内斯特·卢瑟福（Ernest Rutherford，1871—1937）在发明了一个无线电接收器后，于 1895 年申请去剑桥卡文迪许实验室做博士后。虽然创造了一个无线电信号接收的距离记录，但很快他发现马可尼的无线电报技术更有优势。于是他跟随约瑟夫·约翰·汤姆生（Joseph John Thomson，1856—1940）研究射线对气体的作用，并于 1897 年协助汤姆生发现了电子。1898 年，汤姆生推荐卢瑟福去加拿大蒙特利尔的麦吉尔大学担任教授。在那里，他与助手弗里德里克·索迪（Frederick Soddy，1877—1956，当时担任该大学的化学实验演示员）开始转向刚兴起的放射性的研究。

他们发现放射性随时间减弱，由此提出了放射性半衰期概念；通过对射线的穿透力和电磁性的研究，他们辨别出至少有两种射线，卢瑟福把他们命名为：α 射线与 β 射线。他们还发现放射性元素会转变为其他元素。通过对其中化学反应的排除，他们大胆提出：放射可引起原子变化（核衰变）。

1907 年，卢瑟福在英国曼彻斯特大学，与助手托马斯·罗伊兹（Thomas Royds，1884—1955）确证了 α 射线是氦离子。而来到伦敦大学工作的索迪也得到了类似的结论。1908 年，卢瑟福因为核物理的研究而获得诺贝尔物理学奖。而在前一年，汤姆生已经因发现电子获得了这一荣誉。

但放射性领域还有一些问题待解答，如 1899 年，英国化学家威廉·克鲁克斯（William Crookes，1832—1919）在分离铀矿物过程中，发现一部分铀具有放射性，另一部分铀却无放射性。一些放射性元素的原子量不同，但化学性质却相同。当时测算原子序数和原子量的方法不够精密。

1913 年，弗里德里克·索迪来到哥拉斯哥大学，希望进一步研究元素放射问题。但"一战"即将爆发，男学生和实验人员，大多被动员参军、生产军火或参加政府其他活动，他只得请埃达·弗洛伦丝·兰姆瑞·希钦斯（Ada Florence Remfry Hitchins，1891—1972）等几位女学生做自己的助手。而埃达·希钦斯也有机会发挥自己细致严谨的特点，实验工作一丝不苟。1914 年，索迪又带她去阿伯丁大学工作。在此期间，通过希钦斯准确的实验，索迪提出了他的同位素理论：质子数相同，原子量不同的元素，互为同位素，化学性质相似。并且，他提出了核衰变后原子序数的位移规律。1921 年，索迪获得诺贝尔化学奖。但是第一次世界大战对索迪产生了很大的影响，使他转向经济、社会研究。

"一战"后，弗朗西斯·威廉·阿斯顿（Francis William Aston，1877—1945）返回卡文迪许实验室工作。他在研究同位素时发明了质谱仪。他用感光片记录在磁场中被分离的离子束，根据标准物质谱线来确定相应谱线的元素。用这种仪器，他发现了 200 余种同位素，并于 1922 年获得诺贝尔化学奖。

因为通过放射性强的元素辐射（轰击）其他元素，就可能产生新的同位元素，因此大家都希望获得高能量的粒子，观察高能粒子对核反应的影响。

粒子加速器的发现

1930 年，在加州大学图书馆的一个晚上，刚刚晋升为教授的欧内斯特·奥兰多·劳伦斯（Ernest Orlando Lawrence，1901—1958）在苦苦思索通过加速获利高能粒子时，想到了回旋加速的办法，粒子在磁场内做平面环形运动，在某一点置一个加速电场，使粒子每回旋一周就被加速一次，这样就可以得到高速粒子，他赶紧把这个灵感记录到一张手边的餐巾纸上。经过不断改进，1932 年，他和学生一起建成了第一个实用的加速器。他于 1939 年获得了诺贝尔奖。

当时知名的粒子物理和核物理学家多是欧洲人，当劳伦斯在欧洲参加相关的学术讨论会并介绍自己的成果时，很多物理学家如詹姆斯·查德威克（James Chadwick）等人对此并不重视。个别欧洲理论物理学家认为科学必须是美和艺术的，劳伦斯的发现只能是一个工程应用而已。但劳伦斯仍然信心十足地向美国政府申请庞大的经费，计划建立更大功率的粒子加速器，并且不断向医学等应用领域介绍他的成果，其中就包括他的弟弟——一位毕业于哈佛医学院的医生。

放射性同位素应用于肿瘤治疗

欧内斯特·劳伦斯的弟弟约翰·亨德尔·劳伦斯（John Hundale Lawrence，1904—1991）是一位医生，在他的介绍下，对粒子加速器引起了兴趣，并于 1936 年到加州大学访问他。欧内斯特·劳伦斯安排自己的中国学生吴健雄（1912—1997）等人，用回旋加速器制成用磷32同位素，让他弟弟做动物试验。

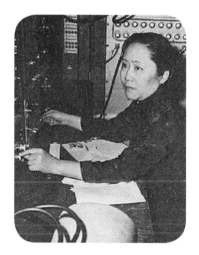

吴健雄，实验物理学家，被称为"东方居里夫人"

引自：https://upload.wikimedia.org/wikipedia/commons/thumb/d/d2/Chien-shiung_Wu_%281912-1997%29_C.jpg/220px Chien shiung_Wu_%281912-1997%29_C.jpg

约翰·劳伦斯首先用小鼠做实验，通过给小鼠注射同位素溶液，白血病小鼠出现好转[3]。随后，他把同位素磷32应用于治疗白血病的人体试验研究。1939 年，约翰·劳伦斯乘坐的英国民用航船 SS Athenia 被德军鱼雷击沉，这是第一艘被德国击沉的英国船只，128 人遇难，不过，约翰·劳伦斯幸运得救。他回到美国后继续从事同位素治疗肿瘤的工作。这一工作引起了一位工业家威廉·唐纳（William Donner）的关注，因为唐纳的儿子死于癌症，所以他 1942 年出资设立了唐纳实验室（Donner Laboratory），支持一这核医学计划，使放射性同位素研究顺利进行。约翰·劳伦斯也因此成为核医学的先驱。

1940 年，美国医学家索尔·赫兹（Saul Hertz，1905—1950）则使用 MIT 制造的回旋加速器制备山放射性碘同位素，用于治疗甲状腺疾病。经过多位医学家的努力，核医学在 20 世纪 50 年代全面发展起来。

战争致用工紧张，女科学家抓住机会获得诺贝尔奖：嘌呤结构类似物的发现（6-巯基嘌呤、咪唑硫嘌呤和别嘌呤醇）

格特鲁德·埃利恩（Gertrude Elion，1918—1999）的祖父因癌症去世，这成为她长期不懈地从事药物研发工作的一个原因。她的父亲是一位牙科医生，一直与宝来威康（Burroughs Wellcome）药业公司（后来成为 GSK 公司的一部分）有来往，公司还曾寄一些药物样品到他的办公室。

埃利恩在 1937 年，以全班第一名的成绩毕业于亨特（Hunter）大学。因为大萧条，经济尚未完全恢复，作为一位女性，她很难找到一份从事化学研究的理想工作。于是她半工半读，一边在实验室工作，一边兼任高中老师，并且申请了硕士学位（她从未获得正式的博士学位，只是因出色的工作得到了多个大学授予的名誉博士学位），最后每周收入达到 20 美元。

"二战"期间，男性多参加战争，国内工作岗位用人紧张起来。1944 年，在她父亲的建议下，她来到宝来威康药业公司纽约研究院。在那里，乔治·希钦斯（George Hitchings，1905—1998）雇用了她，并给出 50 美元每周的工资。

希钦斯的团队正在开展核苷酸的研究，因为奥斯瓦尔德·埃弗里（Oswald Avery）刚刚发表研究成果，认为核苷酸是 DNA 的一部分，但当时科学界对 DNA 之类物质并不了解，而 DNA 结构的初步确立和功能的认识是 20 世纪 50 年代的事情了。

希钦斯认为，因为细菌、癌症细胞和许多寄生虫都需要大量的核苷酸进行繁衍，那么就可以通过干扰核苷酸而影响它们的生命周期。希钦斯为自己的团队做了分工，让他们自由地研究自己的工作部分。1948 年，他们的嘧啶研发组发现了乙胺嘧啶（pyrimethamine）这一抗干酪乳酸菌化合物，后来发现是非常有效的治疗疟疾药物。

　　而埃利恩则被分到嘌呤组，研究鸟嘌呤和腺嘌呤。当时的研究条件非常艰苦，只有紫外分外法设备，没有纸色谱和离子交换色谱等相关仪器，嘌呤先制成银离子盐、铜离子盐或苦味酸盐，再用结晶法分离。用磷 32 同位素标记嘌呤，用盖革计数器测定放射性强度。埃利恩合成了上百种嘌呤相关的化合物，然后研究它们对生物及细胞的影响，并发现了许多有趣的现象，发表了一系列的文章。

　　真正的突破是在 1950 年做出的，她发现一种类嘌呤化合物可以中止白血病细胞的形成。它在动物身上和人身上也有效地抑制白血病，虽然服用的动物和人都出现复发现象并最终死亡。希钦斯对此表示了极大兴趣，认为这种类嘌呤化合物可以干扰生物体内正常的嘌呤代谢，影响核苷酸即 DNA 的正常功能，通过这种机制可以治疗肿瘤。其他多个科学家团队也都印证了这种机制。

　　于是埃利恩开始用这种类嘌呤化合物治疗肿瘤的研究，经过对化合物的优化修饰，然后送往同在纽约的斯隆 - 凯特林研究所［Sloan-Kettering Institute，今天的纪念斯隆 - 凯特林癌症中心（Memorial Sloan Kettering Cancer Center），美国排名第一的肿瘤治疗中心］，利用肿瘤细胞进行相应化合物的筛选，在筛选了 100 多个化合物后，得到了 6- 巯基嘌呤（6-mercaptopurine，6-MP）。这一药物可以非常有效地抑制小鼠体内的肿瘤。

　　1953 年，药理研究人员验证了单一剂量和多个剂量的 6-MP 在动物上的毒性作用，证实了安全性。于是开始了临床试验。同样在 1953 年，美国国家肿瘤中心成立，6-MP 也被快速批准上市，规格是 50 毫克的片剂，用于治疗儿童白血病。当时儿童患白血病，生存期只有 3~4 个月。而 6-MP 可以大大延长生存期致数年。虽然短期内可以治愈，但最终仍会出现复发症状。于是医生们开始联合雌激素等其他药物，最终达到了 80% 治愈率。在对 6-MP 改进时，埃利恩她们又合成了（硝基）咪唑硫嘌呤（azathioprine），这是一个 6-MP 的前体药物，但抗癌活性略弱。

1958 年，罗伯特·施瓦茨（Robert Schwartz）与 威廉·达梅谢克（William Dameshek）在波士顿一起研究骨髓移植，他们希望找到一种药物，比可的松的抗免疫功能更加强大，从而可以实施白血病患者的骨髓移植。他们采用兔子模型进行研究，兔子接受牛血清蛋白注射后，一般会产生相应的免疫抗体。但当他们先给兔子用 6-MP 几天后，再给兔子注射牛血清蛋白，这次没有观察到抗体产生。于是他们得出结论：6-MP 具有抑制免疫的作用[4]。于是埃利恩团队开展了相似化合物的抗免疫筛选。动物模型选用小鼠，外来抗原选为用羊红细胞。结果他们发现咪唑硫嘌呤效果最好。

英国的器官移植的开拓者罗伊·卡恩（Roy Calne）注意到施瓦茨等人的动物实验，他首先把 6-MP 用于狗的肾移植实验中，效果明显，但仍没有达到他的要求。于是他联系埃利恩问有没有更好的化合物供他研究。埃利恩把咪唑硫嘌呤寄给他。卡恩很快反馈意见，称这种药物的结果有趣味（not uninteresting），动物实验取得了成功。

1961 年，卡恩将这种药物在肾移植患者中使用，并取得了临床上的成功。咪唑硫嘌呤上市后被称为"Imuran"，专门用作免疫抑制剂。多年以后，卡恩创立的咪唑硫嘌呤与激素药泼尼松（prednisone）联合治疗移植后患者，降低免疫排斥反应，成为世界公认的标准方案。同样也是卡恩，在 1978 年又第一个使用环孢素（cyclosporine）抑制免疫排斥反应，并把它确立为新的标准方案。

通过进一步的研究，埃利恩还发现了别嘌呤醇（allopurinol），这一药物通过抗尿酸机制用来治疗痛风。

1967 年，希钦斯升职为威康（Wellcome）公司副总裁，埃利恩接过了他的职位，继续从事相关药物的研究。她为自己选择了一个新的课题，治疗病毒感染。20 世纪 70 年代，埃利恩的团队开发出了阿昔洛韦（acyclovir，商品名 Zovirax），用于治疗生殖器疱疹病毒、带状疱疹病毒及埃巴二氏病毒等。凭借这些新药，威康公司迅速成长为美国首屈一指的药企。

埃利恩于 1983 年退休。她的团队还从 1984 年开始，与美国癌症研究院联合开发了齐多夫定，这是世界上第一个抗 HIV 药物。1988 年，埃利恩与希钦斯以及英国的詹姆斯·怀特·布莱克（James Whyte Black，1924—2010）一起获得了诺贝尔生理学或医学奖。詹姆斯·怀特·布莱克获奖是因为他发现了普萘洛尔和西咪替丁两个药物。

第一个明确的受体拮抗剂：抗心绞痛药普萘洛尔的发现

肾上腺素和去甲肾上腺素等儿茶酚胺类激素是由肾上腺分泌的。儿茶酚胺的心脏毒性作用是在 20 世纪 40 年代末和 50 年代初得到确认，过量的肾上腺素将导致心脏病和高血压。

雷蒙德·佩里·阿尔奎斯特（Raymond Perry Ahlquist，1914—1983）于 1944 年担任美国佐治亚州医学院的副教授，当时麻黄素主要从中国生产的植物麻黄中提取，然后海运至欧美，因为运输不便，药物缺乏。他希望能够找到一种替代品。在研究中，他发现麻黄素与肾上腺素和去甲肾上腺素有相似的拟交感神经作用。他选用 6 种激动剂，包括肾上腺素、去甲肾上腺素、A- 甲基甲肾上腺素和异丙基肾上腺素，研究它们对血管、心脏、肾脏等不同器官的作用。他发现这几种药物中，肾上腺素缩血管作用最强，异丙基肾上腺素最弱；但对心脏的作用，异丙基肾上腺素反而最强，去甲肾上腺素最弱。

于是阿尔奎斯特推测有两种不同的肾上腺素受体，他把主导缩血管功能的称为 α 受体，把主导心脏功能的称为 β 受体。由于阿尔奎斯特当时的理论太过新颖，文章一开始被一家杂志拒稿，后来被《美国生理学杂志》（*American Journal of Physiology*）接受，受体理论对药理学和生理学界产生了非常大的影响。

受此影响，礼来公司的研发人员希望寻找一种长效且专一的化合物来与异丙基肾上腺素竞争拮抗，并开发为支气管扩张剂。他们制备了二氯异丙基肾上腺素［dichloroisoprenaline（DCI）］，并且根据异丙基肾上腺素及其强心作用阐明 DCI 可以阻滞异丙基肾上腺素引起的支气管平滑肌的舒张和拮抗异丙肾上腺的心脏激动作用。这是第一个发现的 β 受体阻断剂，但对 β_1 型和 β_2 型受体没有选择性，并且作用效果差。

詹姆斯·怀特·布莱克因为上学期间，借了许多钱，他毕业后到新加坡（原是英国殖民地，"二战"时被日本占领，战后仍归英国，直到时任总理李光耀于 1963 年宣布并入马来西亚）教了三年书后，于 1950 年回到英国哥拉斯戈（Glasgow）大学建立生理系，并研究前列腺素对心脏的影响，提出了如何让前列腺素失效的假设理论。他于 1958 年加入英国 ICI 药业公司 [ICI Pharmaceuticals，今天的阿斯利康 (AstraZeneca) 公司]。

　　这家公司隶属于帝国化学工业公司（Imperial Chemical Industries，ICI），后者是一家为了与德国 IG 法本公司和美国杜邦公司进行竞争而由四家英国化学公司于 1926 年合并成立的企业集团。这家企业从 20 世纪 40 年代向药品发展，开发了氯胍（proguanil, chlorguanide）这一抗疟疾药。1951 年，查尔斯·沃尔特·萨克林（Charles Walter Suckling，1920—2013）又在这里合成了氟烷，从"二战"结束他就合成大量氟化物，并逐一鉴定其麻醉性。氟烷是一气体麻醉剂，经过在动物的检验，麻醉效果好且没有氯仿、乙醚等麻醉剂的爆炸性。萨克林一开始用面包虫和家蝇做实验，等确证其麻醉性后，他开始与生理学家豪梅·拉文托斯（Jaume Raventos，1905—1982）合作，开始正式的动物实验研究。本品于 1955 年开始临床试验，1956 年正式上市，很快取代了氯仿和乙醚，为 ICI 公司带来大量利润。

　　当布莱克于 1958 年加入时，ICI 药业公司已经是一个较大的制药企业了。在这里，布莱克开始基于药效结构研究药物，希望寻找一种可以减少心脏交感神经刺激从而减少心肌需氧量的抗心绞痛药物。

　　布莱克深入研究了异丙基肾上腺素和二氯异丙基肾上腺素（DCI）的药理学特性，如果能够找到一种药，可以与 DCI 竞争结合心脏的相应受体，那么心脏就不会受到相应的影响，也不会因剧烈收缩而产生"绞痛"症状。

　　1962 年，布莱克和他的同事们成功地制得了可以使心脏避免激动效应的 β 受体阻断剂：丙萘洛尔（pronethalol）。不幸的是，丙萘洛尔可以引起实验小鼠产生胸腺肿瘤。于是，他们又合成了药物普萘洛尔（propranolol），经实验，它具有较好的药效和安全性，不仅比丙萘洛尔有效，而且还可以避免小鼠的致癌现象[5]。本品于1965年上市（布莱克在1964年离开ICI），商标名为心得安（Inderal）。现在，心得安已经被广泛用于控制和治疗心绞痛、高血压、心律失常以及偏头痛。

ICI集团随后发现并上市了其他两种β受体阻断剂：阿替洛尔（atenolol）和普拉洛芬（practolol）。β受体阻断剂不仅是一类新药，它们的发现也是药物研究历史上的一次方法革命。普萘洛尔被认为是洋地黄之后心脏病药中最优秀的发现，这一新药的发现过程应用了药物受体构效设计的理念，被广泛认为是新药发现的革命性概念之一。

β受体阻断剂自发现以后在心血管病治疗方面有着极为重要的影响。由于人们对β受体阻断剂的需求，药物化学家们研制出了10万余种此类化合物。基本上每个独立的制药公司都在开发β受体阻断剂。除了ICI公司外，还有哈斯勒公司（Hassle）生产的阿普洛尔（alprenolol）、阿斯特拉公司（Astra）的美托洛定（metoprolo1）、山德士公司（Sandoz Corp.，现在是诺华公司的一部分）的吲哚洛尔（pindolol）、汽巴公司的氧烯洛尔（oxprenolol）等。当时有两千多项专利是关于β受体阻断剂的，且上市的主要药物中有二十多种是β受体阻断剂。

在普萘洛尔上市时，ICI公司已经开始了后续药物的研究，因为大家都明白，一种药物上市后，对此药物的改构势必进行。ICI公司在1970年，上市了普萘洛尔的类似物普托洛尔（practolol），商品名为Eraldin。但几年后因副作用过大而撤市，但ICI公司随后于1976年又上市了阿替洛尔（atenolol），商品名为Tenormin。这是一个选择性的β₁受体阻断剂。雷蒙德·阿尔奎斯特（Raymond Ahlquist）的受体理论为 ICI 公司提供了理论依据。而这几个洛尔药物也使得广大科学界和药企接受了受体概念。

各种各样的 β 受体阻断剂被开发出来，一些 α 受体阻断剂如拉贝洛尔（labetalol）和卡维地洛（carvedilol）也被开发出来。

在普萘洛尔之后，布莱克希望找一个治疗胃溃疡的新药，但 ICI 公司希望他继续研究研究心血管药物，这是导致布莱克在 1964 年辞职的原因之一。

再接再厉，布莱克用药物构效理论发现胃溃疡治疗药西咪替丁

在 20 世纪 60 年代，胃溃疡没有有效的药物治疗。发明输血方法的外科医生里夏德·勒威森（Richard Lewisohn）在奥地利进行学术交流时，了解到欧洲已经开展了胃切除手术以治疗严重的胃溃疡。他回到美国后，在西奈山（Mount Sinai）医院与阿尔伯特·阿什顿·伯格（Albert Ashton Berg）合作，于 1922 年实施了美国第一例胃溃疡患者部分胃切除手术（subtotal gastrectomy）。经过对手术及后续治疗的优化，这一方法逐渐在美国普及。

詹姆斯·怀特·布莱克从 ICI 辞职后，到大学里转了个圈，但那里经费很少，难以开展他的胃溃疡药物计划。随即他加入了史克公司（Smith, Kline and French，SK&F），在那里，他发现了西咪替丁，这是一个 H_2 型组胺受体拮抗剂，布莱克全面参与了西咪替丁的合成工作。

1964 年时，人们已经认识到组胺可以刺激分泌胃酸，但传

统的抗组胺药（即抗精神病药物如氯丙嗪，抗过敏药物如美吡拉敏）对胃酸分泌没有多少影响。这使人们意识到与肾上腺素能受体相似，组胺受体也存在着不同的分型。在研究胃溃疡的过程中，史克公司研究团队证实了 2 型组胺受体的存在。

他们基于组胺的结构，来设计合成 2 型组胺受体的拮抗剂，几百种化合物被合成了，Nα- 胍基组胺（Nα-guanylhistamine）为不完全的 H_2 受体拮抗剂，有拮抗 H_2 受体的作用。以后将侧链端基换成碱性较弱的甲基硫脲，将侧链增长为 4 个碳原子，得到咪丁硫脲（burimamide），比 Nα- 胍基组胺强 100 倍且是一个 H_2 竞争性拮抗剂，但口服无效。

为了得到口服活性高的受体拮抗剂，研究团队采用动态构效分析方法（dynamic structure activity analysis），将咪丁硫脲侧链中的一个次甲基换成电负性较大的硫原子，得到甲咪硫脲（metiamide），其活性强度和安全性都达到临床试用的要求。但在初步的临床研究中，观察到甲咪硫脲的试验者出现肾损伤和粒细胞减少。于是又在胍的亚氨基氮上引入吸电子的氰基，减小了分子的碱性，得到西咪替丁（cimetidine）。

本品 1976 年于英国上市，商品名 Tagamet，是第一个年销售额达到 10 亿美元的药物。而雷尼替丁［ranitidine，商品名 Zantac，由葛兰素实验室公司（Glaxo Labs）开发］和法莫替丁［famotidine，商品名 Pepcid，由山之内制药公司（Yamanouchi, Ltd.）开发］也很快上市。雷尼替丁的销量还超过了西咪替丁，这是葛兰素公司爆发增长的一个关键点。

布莱克将药物发现方法从搜索药物变为设计药物，即利用合理的药物设计来发现自然界新的化合物。虽然在普萘洛尔和西咪替丁上市之前，布莱克均已经从相应公司离职，但他的功劳仍得到了承认。1988 年他和埃利恩、希钦斯因关于药物治疗重要原理的发现而分享了当年的诺贝尔生理学或医学奖。

因为 β 受体阻断剂和 H$_2$ 组胺受体拮抗剂药物的上市，英国制药企业扬眉吐气，其中 ICI 公司的制药业务单独成立了利康公司（Zeneca Group plc）。它与瑞典的阿斯特拉（Astra AB）公司在 1999 年合并，成立了总部位于伦敦的阿斯利康公司（AstraZeneca plc）。葛兰素公司也凭雷尼替丁飞速发展，后来它收购宝来威康（Burroughs Wellcome）公司，并于 2000 年与史克必成（SmithKline Beecham）公司合并成立葛兰素史克公司［GlaxoSmithKline plc（GSK）］。

从抗微生物制剂到利尿药：汞剂被氯噻嗪类药物替换

心衰导致水肿、腹水，一开始，医生尝试放血疗法，但不理想。文艺复兴时期瑞典医生巴拉塞尔士（Paracelsus，1490—1541）曾尝试用汞来治疗。约翰·布莱科尔（John Blackall，1771—1860）把心衰与尿联系起来，认为汞剂有效果。同时期的威廉·维瑟林（William Withering）则提出用洋地黄治疗，取得了一定效果。后来还有人发现，小剂量的氯化汞与洋地黄联用，效果会更好。

1917 年，拜耳公司新上市的治疗梅毒的药物——Novasurol（含苯环、甲基的有机汞剂，易溶于水）。1919 年，艾弗瑞·福格尔（Afred Vogl）在护士帮助下为一个心衰的梅毒患者用了这一药物，发现了其利尿作用。1920 年，又有研究人员发现其有利尿和排钠的作用，而阿托品可以抑制这些作用。从此，汞利尿药大量应用于治疗心衰水肿患者。类似药物有：Novasurol（汞含量 33.9%)、Mercuhydrin(汞浓度 39 毫克每毫升)、Thiomerin(汞浓度 40 毫克每毫升)。这些汞剂大量用于临床后，虽然产生了很好的治疗效果，但也造成了不少副作用，甚至出现死亡病例。

1949 年，美国波士顿医生威廉·施瓦茨（William Schwartz，1922—2009）把大剂量磺胺类药物给 3 位心衰患者口服，发现产生了利尿作用，缓解了心衰患者症状。但因药物毒性大，他放弃了这一疗法。

卡尔·H. 拜耳（Karl H. Beyer）是一位化学家，他在美国默克公司时，与同事合成了一些磺胺类化合物以及苯并二噻嗪的衍生物，其中就有氯噻嗪（chlorothiazide）[6]。

动物实验显示，这一化合物利尿效果非常好，而且使用安全。随后的临床实验显示，氯噻嗪不但对心衰患者有用，而且对高血压患者效果也非常好。1958 年，本品以克尿塞（Diuril）为商品名推向市场。良好的市场反应，使其他噻嗪类化合物相继上市。1959 年，美国默克公司和汽巴公司同时上市了氢氯噻嗪（hydrochlorothiazide），后者只不过把双键变单键，增加了一个氢原子，但效果却提高了几倍。1962 年，赫希斯特公司又推出了呋塞米（frusemide 或 furosemide）这一强效利尿药。

这些药物很快占领了汞剂的地位。在 20 世纪 90 年代血管紧张素转化酶抑制剂出现之前，噻嗪类药物一直主宰着利尿药市场。目前，利尿药仍然是治疗高血压的最佳药物之一。在 2008 年，氢氯噻嗪在美国处方降压药数量排名中列第二位。

细胞电生理作用研究的意外现象：抗肿瘤药顺铂的发现

顺铂（cisplatin）早在 1845 年就由米谢勒·佩罗内尔

（Michele Peyrone，1813—1883）合成（故也称佩罗内尔盐）。
1893 年，瑞士化学家阿尔弗雷德·维尔纳（Alfred Werner，
1866—1919，1913 年因研究过渡金属配合物构型获诺贝尔化学
奖）推测出了它的结构。

密歇根州立大学（Michigan State University）化学系的巴
尼特·罗森堡（Barnett Rosenberg）和其同事设计一个实验以
确定细胞在电场（电流）存在的情况下，其生长是否受到影响。
他们把铂电极放入大肠杆菌培养液，通电后进行观察。虽然细
菌在生长，但细菌分裂被抑制，使得菌丝越长越长，甚至比一
般菌丝延长了 300 倍。

开始他们以为是电磁场的作用，但当他们分析细菌培养液
时，发现了从电极游离的铂，以及在培养液中与氯离子和胺离
子形成的铂的络合物，4 价铂（cis-$[PtCl_4(NH_3)_2]$）有抑菌的作用。
更进一步研究，他们发现 2 价铂顺铂（cis-$[PtCl_2(NH_3)_2]$）的
抑菌作用更强。这个重要发现，1965 年发表在《自然》（*Nature*）
杂志上[7]。随后他们又进行了顺铂动物（大鼠）肿瘤的研究，
发现其可以很好地抑制肿瘤。

这些发现公布后，百时美 - 施贵宝公司很快参与进来，该公
司向密歇根州立大学购买了专利权，并在 20 世纪 70 年代初期与
美国国家癌症研究中心（National Cancer Institute，NCI）合作进
行人体试验。最初的人体试验显示了很好的疗效，但同时却带来
强烈的副作用，包括严重的恶心、呕吐、耳鸣、听力下降、关
节疼痛等。好在 NCI 优化了方案，以辅助药物控制这些副作用，
顺铂的强大疗效终于显现出来。特别是在治疗睾丸癌时，100%
有效。

本品于 1978 年被 FDA 批准，用于治疗睾丸癌和子宫癌。

顺铂进入体内后，铂与 DNA 单链内两点或双链发生交叉联结，抑制癌细胞的 DNA 复制过程，使之发生细胞凋亡。顺铂对多种癌症都有很好的治疗和抗癌作用，可以说是一种广谱抗癌药。而密歇根大学每年也获得上千万美元的专利权收入。

从降糖茶到抗肿瘤药：长春碱的发现

为了寻找降糖药，加拿大西安大略（Western Ontario）大学的罗伯特·诺贝尔（Robert Noble）和查尔斯·托马斯·比尔（Charles Thomas Beer）从马达加斯加长春花植物（vinca rosea）中分离得到了多种生物碱物质，他们把这些物质注射给兔子。希望能看到降血糖作用，因为这种长春花叶子被人用来当作降糖茶饮用。

但其中一组兔子死亡，死亡原因不是低血糖，而是因为白细胞急剧下降引起免疫力低下，感染疾病而死。于是他们把这一物质应用到了肿瘤动物身上，发现动物肿瘤变小。1958 年，他们分离纯化了这一物质：长春碱（vinblastine），并发表了这一结果[8]。

在同一时期，礼来公司的 J.G. 阿姆斯特朗（J.G. Armstrong）和戈登·H. 斯沃博达（Gordon H. Svoboda）也发现这一物质。1958 年 1 月，他们也对长春花提取物做一次筛选，之前已经对三十几种不同植物做了筛选。这次发现长春花提取物对患有淋巴细胞白血病的老鼠有效。1961 年，斯沃博达通过柱层析技术，提取出了更有效的物质，命名为长春新碱（vincristine）。

因为长春新碱合成困难，所以礼来公司与中印边界的农民签订协议，由他们种植长春花以供药材提取用。1963 年，本品以商品名 Oncovin 上市，治疗急性小儿白血病。后来又推广到治疗其他肿瘤。1985 年本品给礼来公司带来了 1 亿美元收入。

沈宗瀛发现非甾体抗炎药吲哚美辛

沈宗瀛（T.Y.Shen，1924—　）于 1946 年毕业于中国中央大学，随后去英国学习有机化学。1950 年，他在美国俄亥俄州立大学（Ohio State University）攻读博士学位后，又去了 MIT 担任助教，于 1956 年加入美国默克公司。他的妻子埃米·沈（Amy Shen）研究离子与血清白蛋白结合性质，她基于斯卡查德方程（Scatchard Equation）得到了斯卡查德作图（Scatchard plot），用以研究生物分子的结合力，并应用于新药开发。

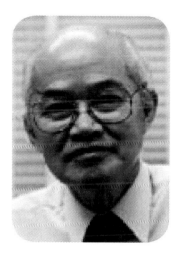

沈宗瀛，发现吲哚美辛等多种镇痛类新药
引自：http://chem.virginia.edu/wp-content/uploads/2009/06/shen.jpg

"二战"期间，欧洲甜菜制糖业遭到破坏，使古巴蔗糖出口大增。战后古巴蔗糖产量继续增长，1952 年高达 722 万吨。但每磅价格已经从 20 美分降到不足 4 美分。美国默克公司希望从糖中开发出一些新产品。

沈宗瀛也参与了这一"古巴糖项目"，开展碳水化合物转化为多功能合成中间体的研究。不过，因为项目负责人科普（Cope）教授在对映选择性合成光学活性杂环结构过程中，对跨环邻近效应产生了兴趣。虽然药理学部门没有发现其中有可成药的化合物，但这鼓励沈宗瀛深入到这一领域当中。

查尔斯·温特（Charles Winter）是一位研究肾上腺的专家。他于 20 世纪 40 年代末从肾上腺皮质中分离提取到了可的松。1946 年加入了默克公司，一开始寻找可的松的替代品，后来与沈宗瀛合作开发抗炎药。1961 年，他们从 100 多个化合物中发现沈宗瀛合成的吲哚美辛（indomethacin）具有很好的抗炎效果。经研究发现，这是一个非甾体抗炎药（non-steroidal anti-inflammatory drug，NSAID）。1965 年本品上市。

1971 年，约翰·罗伯特·文（John Robert Vane，1927—2004）发现阿司匹林、吲哚美辛等镇痛药是特异性的前列腺素环氧酶（prostaglandin cyclooxygenase）抑制剂，相关文献被引用达 4 万多次[9]。他也因此获得诺贝尔生理学或医学奖。

沈宗瀛先后发现了吲哚美辛、二氟苯水杨酸（diflunisal，商品名 Dolobid，1971 年上市）、舒林酸（sulindac，商品名 Clinoril，1978 年上市）。另外，他还参与了多个抗病毒药、抗肿瘤药的研发，并设计了生物膜受体片段给药。

目前这几种抗炎药仍在使用。舒林酸专利过期后，美国多家公司开发了它的仿制药。2004 年，美国女子卡伦·巴特利特（Karen Bartlett），因肩膀痛，吃了两粒一家药企的仿制药舒林酸，发生超敏反应，皮肤大面积溃烂，视力损害。2010 年，新罕布什尔州（New Hampshire）法院陪审团判定药企赔偿 2100 万美元。2013 年美国最高法院以 5∶4 否决了赔偿，认为该仿制药包装上有相关的警告标志，不能因个别患者的副作用惩罚药企。

从"冷宫"出来的"香饽饽"：抗炎药布洛芬的发现

与吲哚美辛上市时间相近的非甾体抗炎药还有布洛芬

（ibuprofen），不过它的上市就有些曲折。

斯图尔特·亚当斯（Stewart Adams，1923—　　）在 1939 年 16 岁时离开学校加入了英国连锁药店博姿公司（Boots Group），这家企业成立于 1849 年。后来他不满足于做柜台店员，便回学校取得了药学学士学位，1945 年回企业参与了青霉素发酵项目，后来又到利兹（Leeds）大学取得了博士学位后再次回到公司。他以药理学家的身份于 1953 年被安排到公司非激素抗炎药物的研发工作。

1955 年，科学家发现了一种新抗炎药物筛选的方法，使用紫外线照射动物，然后给予动物药物，观察对炎症损害的影响。

1958 年，亚当斯和同事一起合成了 600 多个化合物，并筛选出了 BTS 8402 这一药物，即布洛芬（ibuprofen）。然而其动物实验效果并不比阿司匹林好。1961 年，他申报了本品的专利。

亚当斯称他最初用这一药物缓解自己的宿醉（头痛），但事实上，布洛芬一开始并不是他们团队的首要选择。因为另一化合物 Ibufenac 在动物模型中表现出的效果更好，所以他们首先把 Ibufenac 而不是布洛芬推向了市场[10]，不幸的是，Ibufenac 这一药品有肝毒性，引起黄疸，所以在 1968 年撤市。

于是博姿公司只得再回头研究布洛芬，虽然二者只相差一个甲基，但布洛芬肝毒性就大大降低，于是 1969 年，布洛芬以治疗风湿性关节炎药物在英国上市。1974 年，本品在美国上市。由于布洛芬表现出良好的安全性，还被用来治疗肌肉酸痛、月经疼痛等，1983 年，它成为非处方药。布洛芬成为除阿司匹林外应用最广的抗炎药。

后来其他药企开发出赖氨酸布洛芬这一水溶性更好的前体药物，可以通过静脉注射用药。

从助孕剂到乳腺癌治疗金标准药的曲折历程：他莫昔芬的发现

1896 年，外科医生乔治·托马斯·彼得森（George Thomas Beatson，1848—1933）发现乳腺癌患者切除卵巢后，症状会有所改善。20 世纪 20 年代末，雌激素被发现，并进一步发现卵巢是分泌雌激素的器官。虽然大规模临床调查显示，只有三分之一的卵巢切除对乳腺癌有效，但还是让很多人推测雌激素或许参与了乳腺癌的发病。

1937 年，英国医生查尔斯·多兹（Charles Dodds）还尝试用雌激素类似物己烯雌酚（stilboestrol）来治疗乳腺癌，但因副作用过大而放弃。因为治疗手段缺乏，卵巢切除仍作为标准疗法与放疗并用于治疗乳腺癌。1962 年，雌激素受体的发现者，生理学家埃尔伍德·弗农·詹森（Elwood Vernon Jensen，1920—2012）开始用放射性同位素标记雌二醇，研究雌激素在乳腺癌发病中的作用，他发现放射性雌二醇更多地与乳腺癌细胞结合，而与肺、肾等器官结合很少，通过研究，推测到雌激素受体广泛存在于癌细胞。于是有可能用竞争拮抗雌激素受体的药物，治疗乳腺癌。

20 世纪 50 年代后期，口服避孕药的市场越来越大，英国 ICI 公司也加入进来，其中内分泌学家阿瑟·L.沃波尔（Arthur L. Walpole）在该公司带领一支团队从事新的紧急避孕药开发。他认为三苯乙烯类化合物是研发的目标，在 1962 年，他们申请了一个相关的专利，覆盖相关的化合物类别。但直到 1966 年，多拉·理查森（Dora Richardson）才合成出他莫昔芬，编号 ICI-46474。阿瑟·沃波尔和迈克尔·哈珀（Michael Harper）检测他莫昔芬的左旋和右旋两种异构体的活性[11]。虽然在动物身上，他莫昔芬表现出很好的避孕效果，但在人身上却表现出相反的作用，它可以促进排卵。而另外一家药企研发的与他莫昔芬类似的另一个三苯乙烯类化合物克罗密芬（clomiphene），也出现类似的现象。沃波尔等人只得反向思维，认为它有促排卵、助孕作用，于是 ICI 公司只好把他莫昔芬以促排卵剂上市。但事实上其助孕的功能很弱。

虽然雌激素治疗肿瘤是一种标准，但研发抗肿瘤药物不在 ICI 公司战略计划之内。但沃波尔早就从已有的研究资料了解到，他莫昔芬作为一种非甾体的雌激素类似物，可以尝试治疗乳腺癌，并且在他莫昔芬的专利中，也早已经写了治疗乳腺癌的适应证。初步的动物实验结果显示，他莫昔芬治疗乳腺癌很有希望。在其他适应证已经接近失败的情况下，促排卵临床效果也不明显的情况下，开发抗肿瘤新适应证是唯一选择。恰在这时，美国总统尼克松提出"向癌症开战"的口号，于是沃波尔借此进一步劝说 ICI 公司管理层。

由于沃波尔的坚持，ICI 公司管理层决定于 1971 年开展抗肿瘤临床研究，第一个临床试验在曼城专科医院（Christie Hospital）开展，结果显示，他莫昔芬对于晚期乳腺癌患者有不错的效果。但 ICI 公司管理层在 1972 年因财务原因仍打算终止它的开发，因为抗肿瘤临床费用较高。不仅如此，他莫昔芬未在美国申请本品专利，并且公司没有相应的产品线，万一他莫昔芬毒性太高或其他原因导致失败，公司没有相应的品种作后备。

同样是沃波尔的坚持，使得公司又在伯明翰的伊丽莎白女王医院（Queen Elizabeth Hospital）又开展了一次临床研究，这一次，他们提高了他莫昔芬的剂量，使得效果极为明显。1973 年，本品治疗晚期乳腺癌的适应证被批准了。很快，因为疗效明显，被定为治疗晚期乳腺癌的标准治疗用药。

因为他莫昔芬的副作用较小，所以越来越多的医生使用它。1980 年，开始有医生报道使用本品治疗早期乳腺癌患者的临床效果非常理想。

弗吉尔·克雷格·乔丹（Virgil Craig Jordan）与沃波尔于20 世纪 60 年代末认识，那时前者正在利兹大学研究抗雌激素的构效功能，经过后者的介绍，了解到了他莫昔芬这一药品。1972 年，乔丹开始研究他莫昔芬与雌激素受体的研究。他莫昔芬治疗晚期乳腺癌适应证被批准后，ICI 公司开始资助乔丹进一步研究。乔丹发现他莫昔芬是一个选择性雌激素受体调节剂（selective estrogen receptor modulator，SERMs）。当乳腺癌细胞上的雌激素受体与雌激素结合后，就会进一步刺激癌细胞扩增。

后来，乔丹到美国继续开展 SERMs 的研究，他的研究结果显示，SERMs 如他莫昔芬和雷洛昔芬（Raloxifene，已经由礼来公司上市）对于绝经后妇女的骨密度和血脂没有影响。由此提示 SERMs 可以作为预防乳腺癌的用药[12]。

ICI 公司积极谋求在美国为新适应证申请专利，到 1985 年，最终获得授权。同时，ICI 公司以新适应证为由与仿制药企业打起官司，最终也取得了胜利。他莫昔芬这一个本来已经完全失败的避孕药，先被当成促排卵剂，后又治疗乳腺癌，最后又被用来预防乳腺癌。虽然历经三十余年曲折的经历，但也为 ICI 公司带来丰厚的利润回报。

开发肿瘤药时的意外发现：抗病毒药物碘脱氧尿苷（碘苷）的发现

威廉·普罗索夫（William Prusoff，1920—2011）在迈阿密大学学习化学，在哥伦比亚大学获得博士学位。后来又到凯斯西储大学（Case Western Reserve University）跟随阿诺德·韦尔奇（Arnold Welch）攻读博士后学位。当韦尔奇受邀到耶鲁大学医学院担任病理系主任时，他也跟去担任副教授，并一直留在耶鲁大学。

普罗索夫花了很多时间研究胸腺嘧啶类似物，希望像埃利恩（Elion）在宝来威康药业公司找到嘌呤类似物用以抗肿瘤那样，发现一些嘧啶类似物来抗肿瘤。但他没有找到抗肿瘤药物，却打开了抗病毒药物发现的大门。

在 20 世纪 50 年代晚期，普罗索夫合成了一个嘧啶类似物 5- 碘 - 脱氧尿嘧啶核苷（碘脱氧尿苷，5-iododeoxyuridine），它是一个脱氧尿嘧啶的衍生物。与尿嘧啶竞争参与病毒的 DNA 复制，从而阻断这一过程。不过检查发现它的抗肿瘤作用不明显。但另一位教授赫伯特·E. 考夫曼（Herbert E. Kaufman）却发现这一化合物有抗病毒活性，可以抑制疱疹病毒的复制。但因为其有心脏毒性，所以作为外用药使用。于 1962 年上市，命名为碘苷（idoxuridine）。这是第一个抗病毒的药物。

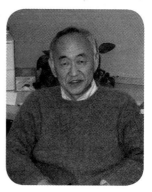

郑永齐，耶鲁大学药理学教授
引自：http://www.healthyageingcongress.com/images/yungchicheng.jpg

1973 年，普罗索夫与同事郑永齐（YungChi Cheng）一起提出 IC50 的概念，即药物抑制靶标 50%（功能下降、死亡）的浓度。并使用郑-普罗索夫（Cheng-Prusoff）方程计算相应的浓度和抑制常数。后来，普罗索夫又与同事发现了司他夫定这一抗 HIV 药。而郑永齐也在抗 HIV 药拉米夫定的研发上做出了贡献。

一对师生发现的两个抗病毒药：阿巴卡韦和阿昔洛韦

在金刚烷胺之后，对抗病毒药物的发现进入一段平静期。直到阿昔洛韦（aciclovir）的发现。罗伯特·文斯（Robert Vince，1940—　）在纽约州立大学水牛城分校（University at Buffalo—SUNY）跟随霍华德·谢弗（Howard Schaffer）攻读博士学位。在那里他们合成了鸟嘌呤核苷类似物 acycloadenosine，显示出有很强的抗病毒活性。

1967 年，学生罗伯特·文斯在明尼苏达大学（University of Minnesota）医学化学系工作，进一步合成了一种新的抗病毒药物，效果相当不错，但他没有申请专利就发表了结果，各药企都不愿意开发这个不受保护的药品。

但文斯继续开展他的抗病毒研究工作，他以一个内酰胺化合物为前体，开发了碳环核苷类化合物，并起名为 carbovirs，这类化合物中其中就有阿巴卡韦（abacavir）。这一次，文斯申请了专利。而阿巴卡韦的前体化合物在 2003 年被命名为文斯内酰胺（vince lactam），成为合成多种药物的中间体。

因为阿巴卡韦的优良表现，1993 年，GSK 购买了阿巴卡韦的专利。1998 年，阿巴卡韦被美国 FDA 批准，商品名 Ziagen，用于治疗肆虐全球的艾滋病（AIDS）。这一药物为明尼苏达大学贡献了 6 亿美元专利权益收入。

　　而老师霍华德·谢弗于 1970 年进入了宝来威康公司，与埃利恩（Elion）一起继续开发抗病毒药物阿昔洛韦。

　　在谢弗到来之前，埃利恩他们已经发现阿糖腺苷（adenine arabinoside）具有抑制病毒 DNA 和 RNA 合成的作用，他们检测阿糖腺苷的类似物二氨基嘌呤（diaminopurine）及其代谢物，也有相应的抗病毒作用。

　　谢弗合成了环磷酸腺苷类似物，最终发现二氨基嘌呤经过脱氨基后得到的阿昔洛韦（acyclovir，无环鸟苷 acycloguanosine）抗病毒活性比原来增加了 100 倍。而其毒性却非常低。并且阿昔洛韦对于疱疹类病毒有特效。1979 年，谢弗申报了阿昔洛韦的美国专利。

　　利巴韦林（ribavirin）这一嘌呤类似物，由国际化学和核工业集团公司 [International Chemical & Nuclear Corporation，ICN，后来的瓦利安特制药（Valeant Pharmaceuticals）公司]的约瑟夫·T. 维特科夫斯基（Joseph T. Witkowski）和罗纳德·K. 罗宾斯（Roland K. Robins）于 1970 年合成。经过检验，它具有广谱的抗病毒能力，相关结果于 1972 年发表[13]。不过它治疗呼吸道病毒的临床效果在不同医疗机构反映不同，所以直到 20 世纪 80 年代才被批准上市。但很快，有医生发现利巴韦林与干扰素联用，对于丙肝病毒（hepatitis C virus，HCV）有极好的效果。1998 年，这一疗法被确立为标准疗法。

从废品中发现的抗肿瘤药物：鬼臼酰乙肼及相似药

　　瑞士药理学家哈特曼 F. 斯特哈林（Hartmann F. Stähelin，1925—2011）的父母都是医生，他从医学院校毕业后就到巴塞尔大学（University of Basel）微生物系工作。1951 年，他用新面世的相衬显微镜研究炭疽杆菌，第一次发现了炭疽杆菌的原生质体。第二年，他在研究炭疽杆菌的渗透性时发现了其原生质体的融合现象。1954 年，他得到一个机会到美国哈佛大学进行研究，在那里，他重新发现了白细胞中的呼吸爆发现象（缺氧引起大量氧自由基在细胞内生成，最初在 1933 年被发现）。

他的出色表现被山德士公司（Sandoz Corp）的管理人员发现了，山德士公司资助斯特哈林到约翰·富兰克林·恩德斯（John Franklin Enders）的实验室去培训，恩德斯刚刚因为成功实现体外培养脊髓灰质炎病毒而获得 1954 年诺贝尔生理学或医学奖。1955 年，斯特哈林学成后回到瑞士担任山德士公司病理研究部主管，负责抗肿瘤药和免疫药的研发。

当时该公司正在研究鬼臼类化合物（podophyllum），斯特哈林加入后，从化学合成团队合成的化合物入手，检测相关的药理性质。有一次，他检测一些不纯的化合物（合成团队称为废品，dirt）发现其有抗肿瘤活性。在他的指导下，合成团队1959 年合成鬼臼酰乙肼（proresid），分别有口服和注射剂型，相应产品于 1963 年上市。

后来合成团队又继续对这一化合物修饰，于 1965 年，通过增加噻吩亚甲基（thenylidene）得到了代号 VM-26 的替尼泊苷［鬼臼噻吩苷（teniposide）］，本品于 1976 年上市。而对鬼臼酰乙肼进行增加乙缩醛基（ethylidene）修饰后，于1966 年得到了代号为 VP-16-213 的鬼臼葡萄糖苷［依托泊苷（etoposide）］。

斯特哈林对几个化合物进行了研究，他发现鬼臼酰乙肼与替尼泊苷、依托泊苷抑制细胞生长机制不同，他们会把细胞阻断在不同的生长周期。斯特哈林还对烷化剂、抗代谢类抗肿瘤剂等进行了机制研究[14]。

1978 年，山德士公司把替尼泊苷、依托泊苷转让给施贵宝公司，依托泊苷在 1983 年被 FDA 批准。直到今天，依托泊苷仍是非常重要的抗肿瘤药物之一。

山德士公司自己开发上市：环孢素A的发现

在研究了众多抗肿瘤药后，斯特哈林于 1969 年构建了新的动物模型，让动物在接受过抗肿瘤药实验后，再接受免疫抑制药物的筛选。1970 年，他们开始应用这一模型进行免疫类药物筛选，并于 1972 年发现了环孢素 A（cyclosporin A）。

1969 年，山德士公司的微生物学家汉斯·彼得·弗赖（Hans Peter Frey）已经从一块挪威的土壤中培养了丝状真菌（tolypocladium inflatum），并从它的分泌物中分离得到了环孢素，它是一个只有 11 个氨基酸的坏形多肽。当发现它的免疫抑制作用后，山德士公司加快研发进度，罗伊·卡恩（Roy Calne）主持了本品的临床研究。结果发现临床效果优异。这次，山德士没有转让环孢素 A，而是自己推向市场。

巧合的是，1983 年，环孢素 A 与山德士公司转让出去的依托泊苷在同一天被 FDA 批准上市。

参考文献

［1］JANBON M, CHAPTAL J, VEDEL A, et al. Accidents hypogly-cémiques graves par un sulfamidothiodiazol (le VK 57 ou 2254 RP)[J]. Montpellier Med, 1942, 441: 21-22.

［2］STAHMANN M A, HUEBNER C F, LINK K P. Studies on the hemorrhagic sweet clover disease. V.Identification and synthesis of the hemor-hagic agent[J]. Journal of Biological Chemistry, 1941, 138: 513-527.

[3] LAWRENCE J H, HORN R, STRONG L C. Radiation Studies on a Mammary Carcinoma of Mice[J]. Yale Journal of Biology & Medicine, 1937, 10(2):145-154.

[4] SCHWARTZ R, DAMESHEK W. Drug-induced immunological toler-ance[J]. Nature, 1959, 183: 1682-1683.

[5] BLACK J W, STEPHENSON J S. Pharmacology of a new adrenergic beta-receptor antagonist[J]. Lancet,1962, 2: 311-314.

[6] NOVELLO F C, SPRAGUE J M. Benzothiadiazine dioxides as novel diuretics[J]. Journal of the American Chemical Society, 1957, 79:2028-2029.

[7] ROSENBERG B, VAN CAMP L, KRIGAS T. Inhibition of cell division in Escherichia coli by electrolysis products from a platinum elec-trode[J]. Nature, 1965, 205: 698-699.

[8] NOBLE R L, BEER C T, CUTTS J H. Role of chance observations in chemotherapy: Vinca rosea[J]. Annals of the New York Academy of Sciences, 1958, 76: 882-894.

[9] VANE J R. Inhibition of prostaglandin synthesis as a mechanism of ac-tion for aspirin-like drugs[J]. Nature: New biology, 1971, 231(25):232-235.

[10] ADAMS S S , CLIFFE E E, LESSEL B, et al. Some biological proper-ties of ibufenac, a new anti-rheumatic drug[J]. Nature, 1963, 200: 271-272.

[11] HARPER M J K, WALPOLE A L. Mode of action of ICI 46,474 in preventing implantation in rats[J]. Journal of Endocrinology, 1967,

37:83-92.

［12］JORDAN V C. Antiestrogens and selective estrogen receptor modu-
lators as multifunctional medicines. Part I: Receptor interactions[J].
Journal of Medicinal Chemistry, 2003, 46:883-908.

［13］WITKOWSKI J T, ROBINS R K, SIDWELL R W, et al. Design, syn-
thesis, and broad spectrum antiviral activity of 1-beta-D-ribofurano-
syl-1,2,4-triazole-3-carboxamide and related nucleosides[J]. Journal of
Medicinal Chemistry, 1972, 15:1150-1154.

［14］KELLER-JUSLÉN C, KUHN M, STÄHELIN H, et al. Synthesis and
antimitotic activity of glycosidic lignan derivatives related to podo-
phyllotoxin[J]. Journal of Medicinal Chemistry, 1971, 14(10):936-40.

第 **6** 章

当代抗微生物药物和抗肿瘤药物的发现

艾滋病终于有希望治疗了：齐多夫定的发现

1983 年，法国巴斯德研究所的吕克·蒙塔尼（Luc Montagnier，1932—　）和他的学生弗朗索瓦兹·巴尔—西诺西（Françoise Barré-Sinoussi，1947—　）及其他同事发现了人类免疫缺陷病毒（human immunodeficiency virus，HIV），也因此于 2008 年获得诺贝尔生理学或医学奖。HIV 是一种能攻击人体免疫系统的病毒，当免疫系统被 HIV 破坏后，人体由于抵抗能力过低，从而感染其他的疾病导致各种复合感染而死亡。

HIV 属于逆转录病毒，在感染人体细胞的过程中，病毒通过逆转录酶在细胞质中将病毒的 RNA 转录为 DNA，完成遗传物质向细胞的传递。每个被感染的细胞可以释放出 1 万个病毒颗粒，在病毒释放过程中将细胞杀死。该疾病于 1981 年在美国首次被发现，命名为获得性免疫缺陷综合征（acquired immune deficiency syndrome，AIDS），是人体感染了 HIV 所致。HIV

可以通过性、血液以及母婴等途径传播。如果说梅毒经历了漫长的年代才传遍全球，那么艾滋病在短短几十年内蔓延全球的势头令人恐怖异常。自 1981 年被发现以来，已经致近 4000 万人死亡，目前全球约有 3500 万患者。仅中国 2014 年就有 104000 名新发患者。

虽然病毒直接攻击免疫系统，并且由于突变等因素，疫苗难以得到，但开发治疗艾滋病的药物，将它变为一种慢性、可控疾病，已经成为医药界越来越重要的任务。

1964 年，杰尔姆·菲利普·霍维茨（Jerome Phillip Horwitz，1919—2012）在密歇根州癌症基金会（Michigan Cancer Foundation）合成了齐多夫定（zidovudine，AZT），他把胸腺嘧啶脱氧核酸环的 3 羟基用叠氮基取代，就得到齐多夫定。因为与胸腺嘧啶竞争，抑制核酸合成，阻断病毒复制。本来这一化合物是作为一个抗癌剂来研究的，但动物实验表现不佳。他还首先合成了司他夫定（stavudine，d4T）和扎西他滨（zalcitabine，ddC）。

1974 年，哥廷根的德国马普研究所（Max Planck Institute）沃尔弗拉姆·奥斯特塔格（Wolfram Ostertag）报道，齐多夫定对于弗罗德白血病病毒（Friend leukaemia virus）这种逆转录病毒有效。当 HIV 被确认为 AIDS 疾病爆发原因后，美国 NIH 的癌症研究所（National Cancer Institute，NCI）的科学家测试有可能在细胞中阻断 HIV 复制的分子，他们建立了在永生化的人 T4 细胞中培养 HIV。1984 年，NCI 研究者与宝来威康公司的埃利恩（Elion）举行了一个会议，讨论合作开发抗 HIV 药物。

宝来威康公司埃利恩团队在研发抗病毒药物方面有丰富的

经验，并有相当的化合物储备和病毒模型筛选实验室。1984
年 6 月，公司的病毒学家马蒂·圣克莱尔（Marty St Clair）
制订计划，通过弗罗德白血病病毒和哈维肉瘤病毒（Harvey
sarcoma virus）来筛选相应的抗 HIV 药物。珍妮特·赖德奥特
（Janet Rideout）筛选了首批 14 个化合物，其中就有齐多夫定。
结果显示齐多夫定表现出优异效果。于是她们把齐多夫定送给
NCI，进一步确定结果。

日本病毒学家满屋裕明（Hiroaki Mitsuya，1950—　）于
1982 年加入 NCI，1985 年，他和同事塞缪尔·布罗德（Samuel
Broder）一起发现齐多夫定可以阻止 HIV 在培养的人体细胞
里复制[1]，后来的临床试验也对齐多夫定的疗效进行了证实。
FDA 在 1987 年初批准宝来威康公司把齐多夫定推向市场，商
品名 Retrovir。

齐多夫定是第一个被批准用来治疗艾滋病的药物，也为艾
滋病患者延长生命带来了希望，艾滋病患者终于有救了。虽然
后来 HIV 对齐多夫定耐药性不断增加，但在各种联合疗法中，
齐多夫定仍然是重要的一种药。

另外，满屋裕明和布罗德还发现了去羟肌苷（Didanosine，
专利转让给百时美 - 施贵宝公司，于 1991 年上市）和扎西他
滨（zalcitabine，专利转让给罗氏公司，于 1992 年上市）的
抗 HIV 功能。这几个药物被称为逆转录酶抑制剂（nucleoside
reverse transcriptase inhibitors，NRTIs），是最早上市的几个抗
HIV 药。1989 年，布罗德被美国总统里根任命为 NCI 院长（任
期为 1989—1995），在任期间，布罗德推动了紫杉醇（paclitaxel，
Taxol）的研究。

不遵医嘱联合用药的患者：拉米夫定的发现

1988 年，拉米夫定（外消旋体 BCH-189）是由伯纳德·贝洛（Bernard Belleau，1925—1989）在加拿大的麦吉尔大学（McGill University）合成的。保罗·阮 - 坝（Paul Nguyen-Ba）在 IAF 生化国际公司（IAF BioChem International, Inc.，后来合并于先灵药业）也合成了这一化合物。1989 年，单对映体被分离出来。样品首先被送给耶鲁大学的郑永齐，检测其毒性。郑永齐在这一领域是位权威，他发现这一化合物与齐多夫定联用后，会大大增加抗 HIV 能力。他还检测这一化合物对乙肝病毒（HBV）的作用，并发表了相关结果。

郑永齐与在埃默里大学（Emory University）的丹尼斯·C.廖塔（Dennis C. Liotta）、雷蒙德·F. 斯基纳济（Raymond F. Schinazi）等人优化工艺，合成纯度更高的单对映体（左旋光），他们称之为拉米夫定（lamivudine，3TC）。埃默里大学申报了这一专利，但被最初的发明者申请无效。

在进行这一药物的临床研究时，一些患者不遵医嘱，在服用受试品时，还偷偷服用齐多夫定，使得临床效果有非常大的提高。医生了解到这一情况后，便转向开发联合复方。于是 IAF 生化国际公司以 14% 销售额为代价，把这一专利转让给英国葛兰素公司。1995 年，FDA 批准了拉米夫定与齐多夫定复方。2002 年，其单方治疗 AIDS 的适应证也被批准。

一大波抗艾药物问世，何大一提出"鸡尾酒"疗法

1995 年，FDA 还批准了第一个治疗艾滋病的蛋白酶抑制剂。沙奎那韦（saquinavir。专利号 U. S. Patent 5 196 438）

由罗氏公司于 1995 年推向市场，它是第一个被 FDA 批准的蛋白酶抑制剂类抗 HIV 药，也是第 6 个抗 HIV 药，鉴于 AIDS 年死亡人数已经上升到 18 000 人，它获得了快速审批。同类药物利托那韦（ritonavir）于 4 个月后被批准。

司他夫定于 20 世纪 60 年代被杰尔姆·霍维茨（Jerome Horwitz）合成，比利时的雷加医学研究所（Rega Institute for Medical Research）团队开始把它当成抗 HIV 药来研究。威廉·普罗索夫（William Prusoff）和 Tai-Shun Lin（尚无中译名）把它开发成一种药物，FDA 于 1994 年批准了它，1996 年，又批准了它治疗儿童 AIDS。2001 年批准它的缓释制剂。这是第四个抗 HIV 药。

雷加医学研究所由彼得·德·索梅尔（Pieter De Somer，1917—1985，比利时生物学家、医学家）创建于 1954 年，自 20 世纪 70 年代起，它成为一个教授共治的研究机构，来自世界各地的科研工作人员在这里合作，包括许多制药企业。1987 年，雷加医学研究所开始与强生公司合作，这一研究开始了非核苷逆转录酶抑制剂（NNRTIs）这一类新药物的发现。他们首先发现了两个化合物 TIBO 和 alpha-APA，经过与强生公司下属的蒂博泰克公司（Tibotec）合作，开发了利匹韦林（rilpivirine，TMC-278）。另外他们还发现奈韦拉平（nevirapine）和依非韦伦（efavirenz）等新药。

茚地那韦（indinavir）由美国默克公司于 1996 年推向市场，这是第八个抗 HIV 药物。这一药物效果比其他都要好，从而提高了后续药物的研发门槛。蛋白酶抑制剂类药物大大提高了艾滋病的治疗效果，从某种程度上使其成为一种可控制的疾病。同样蛋白酶抑制剂药物也有耐药性，所以后续的洛匹那韦（lopinavir）和阿扎那韦（atazanavir）也被推向市场。很多制药公司都在积极研发抗 HIV 药。

在合成齐多夫定三年后，杰尔姆·霍维茨与同事又在芝加哥合成了扎西他滨（zalcitabine，ddC），这是一个合成嘧啶核苷类似物，与脱氧胞苷在结构上类似。1992 年，本品被 FDA 批准治疗 HIV 感染。

1964 年，双脱氧腺苷（dideoxyadenosine）这一嘌呤类似物被合成，但它有肾毒性。所以把它氧化得到了去羟肌苷（didanosine）。研究发现后者有抗 HIV 作用，而又没有肾毒性。1991 年，去羟肌苷被批准治疗 AIDS。

进入 20 世纪 90 年代后，一大类能够抑制 HIV 攻击宿主的蛋白酶的药物，如沙喹那韦（saquinavir）、福沙那韦（fosamprenavir，Lexiva）、阿扎那韦（atazanavir，ATV）也相继上市。这些药物的出现为人类对抗艾滋病增添了新的武器。罗伯特·文斯（Robert Vince）发现的碳环核苷类化合物阿巴卡韦（abacavir）等也推向市场。阿巴卡韦是第十五个上市的抗 HIV 药物。

CCR5 受体是一个 G 蛋白偶联受体（G-protein coupled receptor，GPCR），早在发现这一受体之前，很多药企都制备了针对 GPCR 的化合物。最先批准的是辉瑞公司的马拉韦罗（maraviroc，商品名 Selzentry），于 2007 年上市，针对 CCR5 受体。同年上市的还有雷特格韦（raltegravir，商品名 Isentress），这是一个整合酶链转移抑制剂（integrase strand transfer inhibitors，INSTIs），病毒通过这个酶来把自身 DNA 整合到宿主 DNA 中。

美籍华裔科学家何大一博士（1952—　）出生于中国台湾，后随家人移民美国并接受高等教育。1978年获得医学博士学位，开始医学生涯。他是在 HIV 未分离出来前就接触治疗过艾滋病患者。1995年，他发现将这两类抗艾滋病药物合在一起使用，比只用一种有更好的疗效。因为新疗法类似鸡尾酒的配置过程，所以又称为"鸡尾酒疗法"。由于使用了多种药物，鸡尾酒疗法可以较大限度地抑制病毒的复制，并且能够修复部分被破坏的人体免疫系统，进而减少患者的痛苦，提高其生存质量。

自从1995年这一疗法被应用于临床后，已使大量艾滋病患者受益。但从现在的角度观察，这一疗法使得耐药性的出现加快，因此应用越来越谨慎了。

科学家与资本家的跨界转化：抗艾药恩曲他滨的发现

丹尼斯·C. 廖塔（Dennis C. Liotta）是美国埃默里大学（Emory University）的化学教授，研究药物化学和有机合成。他和雷蒙德·F. 斯基纳济（Raymond F. Schinazi）等一起优化了拉米夫定工艺。后来，两人还与 Woo-Baeg Choi（尚无中译名）一起发现恩曲他滨（emtricitabine），该药有着非常好的抗 HIV 功能。由埃默里大学投资，廖塔、斯基纳济和 Choi 一起成立了三角制药公司（Triangle Pharmaceuticals），开发治疗艾滋病和乙型肝炎的药物。恩曲他滨于1996年从学校实验室被转到这家公司名下继续开发，但专利权仍归埃默里大学。2003年，吉利德（Gilead）公司收购了三角制药公司，售价4.64亿美元，相当于当时股价溢价33%。

2005年，恩曲他滨正式被 FDA 批准。于是吉利德公司一次性支付 5.25 亿美元，买断了这一药物的专利权。这一产品以商品名 Emtriva 上市，这一药物已经成为极为重要的治疗方案的组成部分，由吉利德公司出售和广泛使用的复方 HIV 药物 Truvada（含恩曲他滨和替诺福韦）和 Atripla（含依发韦仑、恩曲他滨和替诺福韦）中都含有恩曲他滨的活性成分。目前有94% 的美国患者使用恩曲他滨。作为奖励，学校大约拿出其中的 2 亿美元作为奖励金给廖塔、斯基纳济和 Choi。

斯基纳济在抗病毒药物研发中做出了很大贡献。他先后在巴斯（Bath）大学和耶鲁大学学习生物技术和药理学，然后到埃默里大学作为小儿传染病和免疫病科工作人员工作。

他还专程去芝加哥大学学习病毒学，到北卡罗来纳大学（University of North Carolina）学习酶学，以完善知识。一开始他研究疱疹病毒，希望发现治疗口腔疱疹和生殖器疱疹的药物，控制疱疹性脑炎。他研究过病毒的潜伏期和激活期。当发现 AIDS 由 HIV 感染引起后，他立即把目标转向这一领域。

斯基纳济在埃默里大学建立了第一个 HIV 实验室，并制定了相应的操作规程，他的实验室工作管理规范，从未出现过实验室感染事件。在开发了相关药物后，他又致力于把病毒控制在潜伏期，使其对人体无害。斯基纳济还创办了 5 家公司，开发抗病毒药物，涉及艾滋病、肝炎和疱疹等病毒性疾病。

斯基纳济与吉利德公司做过多单生意与合作交易。斯基纳济是 Pharmasset 公司最大的个人股东，持有 Pharmasset 公司 4% 的股份。2004 年，吉利德公司本来可以按 3 亿美元或更低的代价收购 Pharmasset 公司，但有董事成员犹豫了，决定再等等。2011 年，吉利德公司以 110 亿美元的代价收购 Pharmasset 公司。斯基纳济的财富一夜间增加了 4.4 亿美元。

第一个抗流感病毒药可以治疗帕金森病：金刚烷胺的发现

流感即通常的感冒，20世纪有三次大的流感发生：1918年的西班牙流感、1958年的亚洲流感和1968年的香港流感。三次均造成上百万人死亡。2009年，又有一种新的流感病毒所致的H1N1流感爆发。

1901年，第一次通过尚贝兰（Chamberland）过滤器，在家禽中分离得到了流感病毒（influenza virus），但限于技术难以做进一步研究。1931年，理查德·肖普（Richard Shope，1901—1966）从猪中分离得到病毒，把它归为正黏病毒科。1933年，英国的帕特里克·莱德劳（Patrick Laidlaw）分离了流感病毒，但直到随后几年电镜的应用才对其进一步研究。

澳大利亚的弗兰克·麦克法兰·伯内特（Frank Macfarlane Burnet，1899—1985，1960年因推测"获得免疫耐受"理论而获得诺贝尔生理学或医学奖）发现把流感病毒在鸡胚中培养后毒性减低。1944年，小托马斯·弗朗西斯（Thomas Francis, Jr.）在此基础上开发了第一个流感病毒疫苗，这一项目受到美国军队的支持，但效果有限。即便今天开发的疫苗，也只对三四种流感病毒有效，但因为流感病毒突变快，所以第二年就要开发新的疫苗。

相比于疫苗，第一个抗病毒药物金刚烷胺（amantadine）于1966年被美国FDA批准作为预防亚洲感冒的药物。后来被批准用来治疗流感病毒A感染。1968年，一位患帕金森病的澳大利亚老太太，向医生描述3个月前，她每天用100毫克的金刚烷胺防感冒，她发现自己的僵硬、震颤、运动障碍的症状得到控制。此后金刚烷胺便被用于治疗帕金森病。

金刚烷胺上市后，金刚乙胺（rimantadine）也被推向市场，但两者都是通过抑制病毒的离子通道（M2 蛋白）起作用的。它们对流感病毒 A 有作用，但对缺少 M2 蛋白的流感病毒 B 没有作用。2005 年，对这两个药物耐受的 H3N2 流感病毒达到91%。

另外，在禽流感流行期间，有报道称我国家禽饲养者给家禽使用金刚烷胺，结果产生了耐药病毒株。国外也有家禽使用金刚烷胺并受到监管部门处罚的报道。

被第二名抢了风头的第一名：扎那米韦的发现

神经氨酸酶（neuraminidase）位于病毒颗粒表面，对于病毒从宿主细胞的释放必不可少。第一个神经氨酸酶抑制剂由J.D. 埃德蒙（J.D.Edmond）等人在 20 世纪 60 年代合成，虽然在体外检测有抗病毒作用，但动物实验却观察不到相应的作用。20 世纪 90 年代，进一步的病毒晶体和蛋白外壳被研究，使得新的抑制剂成为可能。

1987 年，澳大利亚科技工业研究院（Commonwealth Scientific and Industrial Research Organisation，CSIRO）的结构化学家彼得·马尔科姆·科尔曼（Peter Malcolm Colman，1944—　）与同事通过研究，首先确证了流感病毒神经氨酸酶的三维结构[2]。一家与 CSIRO 有关系的当地生物科技公司贝奥塔科技管理（Biota Scientific Management）公司当即抓住这一机会，通过资助计划的方式，与莫纳什大学（Monash University）药物化学系的马克·冯·利茨斯坦（Mark Von Itzstein）等人合作，于 1989 年通过合理药物设计（rational drug design）开发了神经氨酸酶抑制剂。他们已知 2- 脱氧 -2,3- 双脱氢 - 氮 - 乙酰神经氨（2-deoxy-2,3-didehydro-N-acetylneuraminic acid，DANA）是一个较弱的抑制剂[3]，于是以此为基础，通过对比神经氨酸酶结构，进行特定的结构修饰，得到了化合物 GG167，即扎那米韦（zanamivir）。

实验发现，本品可以在小鼠体内抑制流感病毒复制。于是该公司于次年（1990 年）把相关专利转让给了葛兰素史克（GSK）公司。约定本品上市后每年销售额的 7% 作为后期专利费。

GSK 公司意识到其中的巨大机会，以葛兰素研发公司（Glaxo Group Research Ltd）的名义，与科尔曼、利茨斯坦等人合作，继续以计算机辅助药物开发方法，设计更多的神经氨酸酶抑制剂。但进度均不如扎那米韦，本品于 1999 年上市。由于口服无效，所以只能用吸入剂型。

扎那米韦自第一年取得了好业绩后，便稳定在每年 3.3 亿美元的销量。看到竞争产品每年数十亿美元销售的风头，贝奥塔（Biota）公司无法满意，GSK 公司也很无奈。双方于 2004 年产生法律纠纷，前者认为 GSK 公司放弃了对扎那米韦的推广，使世界上首个神经氨酸酶抑制剂的市场份额下滑到同类药品市场的 3% 左右。

后来贝奥塔公司与日本第一三共合作，开发了长效抗病毒药拉尼那米韦（laninamivir），后来公司也更名为艾弗劲医疗（Aviragen Therapeutics）公司，并增加了流感检测的业务。

抢了扎那米韦风头，让贝奥塔公司和 GSK 公司两家企业产生纠纷乃至对簿公堂的新药就是同类新药奥司他韦，即达菲。

在禽流感中独领风骚的奥司他韦

奥地利裔科学家诺伯特·比朔夫贝格尔（Norbert Bischofberger，1954—　）在苏黎世联邦理工学院（ETH Zurich）拿到有机化学博士学位后，到美国哈佛大学从事博士后研究。1986—1990 年就职于基因泰克（Genetech）公司，后转入吉利德（Gilead）公司担任有机化学部主任。

吉利德公司由迈克尔·L. 赖尔登（Michael L. Riordan，1958—　）于 1987 年 6 月 22 日成立。赖尔登在约翰·霍普金斯大学取得医学博士学位，又到哈佛大学商学院学习。他曾得过登革热，所以在投资业工作几年后，以医学背景为基础，联合了几位科学家，成立吉利德公司，致力于抗病毒药物研发。他把公司的目标定为国际药物研发前沿，并给政府高官、诺贝尔奖获得者、投资大鳄发出邀请，加盟公司或担任自己公司董事职务。1992 年，公司没有任何利润地在纽交所上市。

这时的吉利德公司研发资金充足，新入职的比朔夫贝格尔工作也有相对独立自主性。1992 年 10 月，比朔夫贝格尔在当年抗微生物制剂和化疗跨学科会议（ICAAC）上发现澳大利亚莫纳什大学关于药物化学系的利茨斯坦（Itzstein）合成神经氨酸酶抑制剂用于抗流感的海报。

他当即意识到这是一个非常重要的靶点，并且由于扎那米韦是吸入剂，不符合流感患者的用药习惯，所以如果能够开发出口服制剂，那么就可以得到更大的市场。于是他建议开发口服神经氨酸酶抑制剂。由于建议贴合市场，瞄准前沿，加上公司刚上市募得大笔资金，所以吉利德公司立即组建了一个开发口服的神经氨酸酶抑制剂的团队。

经过计算机辅助设计，研究人员首先得到了一个活性很高的化合物 GS4071，但遇到了同样无法通过胃肠道吸收的问题。不过，他们对这一化合物进行了修饰得到了 GS4104，降低极性，使其容易通过消化道吸收，而后在体内再代谢为 GS4071 活性物质即羧酸奥司他韦（oseltamivir carboxylate）。而药物前体 GS4104 被命名为磷酸奥司他韦（oseltamivir phosphate）。

体外实验方案为使用 GS4071 处理病毒（细胞培养）、观察病毒复制情况，检测 GS4071 对神经氨酸酶的抑制 IC50，观察口服 GS4104 的病毒感染小鼠的传染性，并计算死亡率。最终结论是奥司他韦具有抗流感作用。

1995 年，相关体外实验已经确定了药物有效安全，可以申请人体临床试验了。但吉利德公司缺钱了。几年来研发抗 HIV 药物，又研究抗肿瘤药物，加上收购其他公司的活性分子，公司开销近 1 亿美元，但仍没有任何药物上市。只有 1995 年申报了一个新药上市许可，用于治疗艾滋病相关的巨细胞病毒性视网膜炎。

没有办法，公司决定把奥司他韦独家转让给了罗氏公司。1996 年，双方签署了转让协议。罗氏公司面临的问题是大生产工艺。吉利德公司的工艺是利用奎宁酸为起始原料，但奎宁酸本身合成困难。罗氏公司的化学家马丁·卡普夫（Martin Karpf）和勒内·特鲁萨尔迪（René Trussardi）经过实验，选用莽草酸（shikimic acid）合成，后者主要是从中药八角（茴香，Chinese star anise）中提取，原料可以从中国大量进口。后来罗氏公司又进一步开发了从重组大肠杆菌中生产中间体的工艺，降低了生产成本。

经过紧张的临床试验，1999 年 9 月，奥司他韦由瑞士批准，作为世界上第二个神经氨酸酶抑制剂上市，商品名达菲（Tamiflu）。10 月，美国 FDA 批准了它的应用。第一个同类药扎那米韦（美国 FDA 于 1999 年 7 月批准上市，商品名Relenza），只比它提前了 3 个月。

在上市当年的流感中，扎那米韦和奥司他韦双方势均力敌。但在 2005 年，东南亚爆发 H5N1 流感，当时检测到奥司他韦对该病毒有抑制作用。许多国家卫生部门立刻大量购买储备。造成本品供不应求。当年 11 月，美国总统小布什要求国会再增加10 亿美元经费购买这一药品，而此前美国国会已经批准了 18亿美元。于是这一产品成了罗氏公司的拳头产品，同时也为吉利德公司贡献了大量专利费。

第一个喹诺酮类抗生素来自抗疟药氯喹：萘啶酸的发现

萘啶酸（nalidixic acid）是第一个被发现的喹诺酮类药物。1901 年，斯特林 - 温斯洛普（Sterling-Winthrop）公司在美国西弗吉尼亚州成立。在第一次世界大战中，德国拜耳公司在美国的子公司被美国政府没收。美国政府在 1918 年以 530 万美元的价格出售给了斯特林 - 温斯洛普公司，其中包括阿司匹林这一药物。1919 年，斯特林 - 温斯洛普公司把其中的染料业务以250 万美元的价格出售。1920 年，它又与德国拜耳公司达成协议，共同分享阿司匹林等药品的利润。看得出，这几件买卖非常划算，使其快速发展。但同时也使其研发工作滞后，过多依赖拜耳公司的力量。

后来该公司的部分机构：温斯洛普的 50% 股权转让给拜耳公司（不久拜耳公司与其他德国企业合并为 IG 法本公司）。但

1940 年，温斯洛普公司生产的磺胺中掺有苯巴比妥，造成数百人死亡的重大医药事故，使其发展受到挫折。

"二战"中，IG 法本公司在美国的业务再次被美国政府托管。而斯特林 - 温斯洛普公司也在政府指派下，参与到了抗疟药的研发当中。"二战"后，IG 法本公司的研究资料被美国政府没收，1946 年，斯特林 - 温斯洛普公司也得到了氯喹的研究资料。

公司研究人员亚历山大·萨里（Alexander Surrey）和 H.F. 哈默（H.F. Hammer）以氯喹为核心结构，合成了多个化合物，其中一个 7- 氯 -1- 乙基 -1,4- 双氢 -4- 氧 -3- 喹啉甲酸（7-chloro-1-ethyl-1,4- dihydro-4-oxo-3-quinolinecarboxylic acid），因抗疟性不好，就没有进一步研发。

乔治·Y. 莱舍（George Y. Lesher，1926—1990）在 1952 年加入斯特林 - 温斯洛普研究院工作。他在做抗菌药物筛选时，重新发现了这一化合物，并以此为基础合成了多个化合物，其中就有编号为 WIN 18 320 的萘啶酸（nalidixic acid）。本品于 1961 年申报专利。不过，在此之前的 1960 年，英国 ICI 公司已经在这一领域取得了一些进展。

20 世纪 40 年代，英国 ICI 公司也从事了氯喹方面的研究，并于 1951 年发表了相关研究结果。这估计是该公司也合成了喹诺酮类化合物的原因。20 世纪 50 年代，ICI 公司开展了一项针对抗球虫（anticoccidial）疾病新药开发的计划，公司化学家沃尔特·赫普沃思（Walter Hepworth）与同事已经合成了许多喹诺酮类化合物，并于 1957 年至 1960 年，申报多个专利，特别是 1960 年的专利 GB 830 832，其中就对萘啶酸化学结构进行了权利要求。但据该公司奥古斯特·兰德奎斯特（Justus

Landquist）介绍，ICI 公司选用的前导化合物是 6- 氨基衍生物，在几种动物中都产生了白内障副作用，于是中止了研发计划。

而斯特林 - 温斯洛普公司选用的是化合物是萘啶酸，从而顺利进入了临床。由于萘啶酸在尿中浓度很高，所以 1962 年，本品开始以治疗泌尿道感染为适应证进行开发[4]，并于 1967 年正式上市。

随后，吡哌酸（pipemidic acid）、噁喹酸（oxolinic acid）、中西诺沙星（cinoxacin）先后在 20 世纪 70 年代上市。萘啶酸、吡哌酸等是第一代喹诺酮类药物,药效中等,多用于泌尿道感染。我国也于 1979 年仿制成功萘啶酸，由中国医学科学院生物技术研究所和山东新华制药厂上市。

一个碳原子的差别：诺氟沙星与环丙沙星

1979 年，日本杏林制药公司（Kyorin Seiyaku Kabushiki Kaisha，Kyorin）申报了诺氟沙星（norfloxacin，氟哌酸，那氟沙星）的专利：把氟原子链接到喹诺酮环，在 4- 喹诺酮（4-quinolone）结构的 6 位上加上一个氟（F）后，增加了脂溶性，增强了对组织细胞的穿透力，大幅增强了抗菌效价。杏林制药公司把包括美国在内的几个市场独家授权给美国默克公司，允许其用 Noroxin 为商品名销售诺氟沙星。1986 年，美国 FDA 批准了诺氟沙星上市。

虽然诺氟沙星的毒性限制了其进一步的应用，但氟喹诺酮抗菌性强是不争的事实。许多制药企业纷纷跟进研究氟喹诺酮类化合物。很快，10 000 多种类似的化合物被合成出来，20 世纪 80 年代至今，先后有 70 余种喹诺酮类药物上市。

虽然诺氟沙星是第一个氟喹诺酮药，但其表现远不如第二个：拜耳公司的环丙沙星（ciprofloxacin）。拜耳公司当时采取了这样一种战略：它只针对诺氟沙星进行改进，仅增加一个碳原子，使产物环丙沙星比原结构对革兰阴性菌抗菌效价增加 2~10 倍，对革兰阳性菌抗菌效价增加了 4 倍。

1983 年，拜耳公司公开了环丙沙星体外抗菌性的结果。1987 年，口服剂型环丙沙星正式上市，到了 1991 年，注射用环丙沙星也推向市场。2001 年，环丙沙星销量达到 20 亿欧元，占到拜耳公司 34% 的利润。2004 年专利过期后，本品仍能为拜耳公司带来 2 亿美元收入。因环丙沙星效果好，我国天津制药厂、太原制药厂和上海第二制药厂很快仿制成功，并于 1991 年上市。

旋光体的差别：氧氟沙星和左氧氟沙星

氧氟沙星（ofloxacin）是日本第一株式会社（Daiichi）仿制那氟沙星，比那氟沙星增加了一个甲基和一个甲氧基，1982 年本品申报欧洲专利。美国的专利权益和市场权益由强生公司的分支麦克内尔 - 杨森（Ortho-McNeil-Janssen）公司负责，作为一个广谱抗生素于 1990 年被美国 FDA 批准上市。

左氧氟沙星（levofloxacin）是氧氟沙星的左旋光学活性体，由日本第一制药株式会社于 1987 年申报专利。它把欧洲市场交给赛诺菲 - 安万特（Sanofi-Aventis）公司，美国市场仍与麦克内尔 - 杨森公司合作。它的日本商品名 Cravit，欧美商品名 Tavanic，于 1996 被美国 FDA 批准其上市。2004 年，印度鲁宾制药（Lupin Pharmaceuticals）申请仿制品上市，但美国专利局（U.S. Patent and Trademark Office）根据专利期恢复法法案（Waxman-Hatch Amendment），认为其中包含了创新性的有效成分，而给予其 5 年的专利延长期。双方一度打起官司，但最终强生公司获胜。2003 年，氧氟沙星给强生公司带来 3000 万美元的收入，而左氧氟沙星带来了接近 10 亿美元的收入。

但是到了 2012 年，强生公司面临 3400 起诉讼，患者称左氧氟沙星损害了肌腱，要求赔偿。在最初的 4 起诉讼中，强生 3 起获胜，为后来的赔偿和解协议打下了基础。

经研究证明，左氧氟沙星的某些盐类的水溶性更大，是左氧氟沙星的 10 ～ 15 倍，对光、热的稳定也更好，更易做成注射剂型，同时也可避开知识产权纠纷，所以，我国浙江新昌、北京双鹤和江苏恒瑞等药业公司先后以乳酸盐、甲磺酸盐和盐酸盐的形式于 1997—1998 年将其研制成功并首先获准上市。2009 年，由上海药物所开发的安妥沙星（antofloxacin）口服制剂由安徽环球药业股份有限公司推向市场。

随着应用中发现的副作用风险，喹诺酮类药物中的很多药物，不但每一代中的恶喹酸、中西诺沙星，就连后来上市的加替沙星、替马沙星、格帕沙星、司帕沙星和曲氟沙星等药物，都因有风险被撤市或严格使用。抗生素的滥用导致细菌耐药和患者健康损害，成为越来越严重的医药问题。

抗肿瘤药物的联合疗法提出

氮芥的发现开辟了抗肿瘤药物的新领域。1951 年，简·库克·赖特（Jane Cooke Wright）发现甲氨蝶呤（methotrexate）对乳腺癌有效。这是第一个临床治疗固体肿瘤的药物。1956 年后美国国家癌症研究中心（NCI）的罗伊·赫兹（Roy Hertz）和李敏求又发现它对其他妇科肿瘤（如绒毛膜癌）和恶性葡萄胎也有效。1960 年，赖特等人发现它对蕈样肉芽肿也有效。另外，约瑟夫·伯奇纳尔（Joseph Burchenal，1912—2006）与宝来威康公司的乔治·希钦斯、格特鲁德·埃利恩（Gertrude Elion）发现了 6- 巯基嘌呤这一抗白血病药物。

1965 年，詹姆斯·霍兰（James Holland）、埃米尔·弗赖雷克（Emil Freireich）和埃米尔·弗赖（Emil Frei）假设，肿瘤治疗应当与结核治疗一样，采取多种药物联合治疗。

他们使用甲氨蝶呤、长春新碱（vincristine）、6-MP 和泼尼松（prednisone）联用，治疗急性淋巴细胞性白血病（ALL），取得了很好的效果，这种疗法被称为 POMP 疗法。在随后的临床中，这种疗法又被进一步优化。

1963 年，NCI 的文森特·T. 德维塔（Vincent T. DeVita）和乔治·卡内洛斯（George Canellos）开展研究霍奇金和非霍奇金淋巴瘤的治疗方法，后来建立了氮芥、长春新碱、甲基苄肼和泼尼松联用的 MOPP 疗法。甲基苄肼（procarbazine，商品名为 Matulane）是一个针对霍奇金淋巴瘤（Hodgkin's lymphoma）和某些特定脑瘤的药物。它与氮芥同归于烷化剂一类抗肿瘤药，在肝脏代谢，并且可以抑制单胺氧化酶（MAO）。本品于 1969 年被 FDA 批准。

威斯康星大学的查尔斯·海德尔伯格（Charles Heidelberger）在研究肿瘤疗法时，请罗氏公司新泽西研究机构的罗伯特·杜斯切斯基（Robert Duschinsky）和罗伯特·施尼策尔（Robert Schnitzer），把氟原子加入尿嘧啶。后者于 1957 年合成了氟尿嘧啶（fluorouracil）[5]，可以抑制肿瘤。

氟尿嘧啶的发现，启发了约翰·蒙哥马利（John Montgomery）

和凯瑟琳·休森（Kathleen Hewson）领导的 NCI 的南方研究中心，他们合成了亚硝基脲类抗肿瘤化合物。一开始，蒙哥马利和休森希望开发 2- 氟腺苷（2-fluoroadenosine），用于治疗肿瘤。但发现有毒性作用，于是进一步修饰，得到了磷酸氟达拉滨（fludarabine phosphate），并于 1968 年推向市场。

日本科学家梅沢浜夫（Hanao Umezawa，1914—1986）发现过多个抗生素和酶抑制剂。他于 1937 年获得医学学位。在"二战"中作为军医参战，战后在东京微生物化学研究所，致力于抗生素的研究。这导致他在 1956 年发现卡那霉素（kanamycin）。这是一种蛋白质生物合成抑制剂，用作抗生素。但细菌中产生一种破坏卡那霉素的酶，则可变为抗性株。卡那霉素抗性的质粒经常被作为选择基因或标记基因用于分子克隆中。

梅沢浜夫在 1960 年左右研究稻瘟病时，发现了农药抗菌剂春雷霉素（kasugamycin）。1965 年，他在培养轮丝链霉菌（streptomyces verticillus）时，从培养液中发现了博来霉素（bleomycin），并发现有抗肿瘤特性。1966 年他发表了相关文章。1969 年，日本化药株式会社（Nippon Kayaku）把博来霉素推向市场。在美国，于 1973 年由百时实验室公司（Bristol Laboratories，百时美 - 施贵宝公司的一部分）推向市场，商品名为 Blenoxane。

随着各个科研机构和制药企业对于肿瘤研发的投入增加，越来越多的抗肿瘤药物被开发出来。肿瘤药物联合应用治疗方案也越来越丰富。

德彪公司的新模式：唤醒沉睡10余年的奥沙利铂

密歇根州立大学在发现顺铂后，继续对这一领域研究，发现了卡铂（carboplatin）这一神经毒性更小，抗肿瘤谱更广的药物。NCI 的伊夫·威尔特肖（Eve Wiltshaw）和英国癌症研究中心合作进行本品开发，百时美 - 施贵宝（BMS）公司受让了本品的专利。1986 年，BMS 公司把卡铂以商品名 Paraplatin 推向市场。与顺铂相比，卡铂水溶性较好，对神经和肾脏毒性较小，但在临床研究中，与顺铂存在交叉耐药性。密歇根州立大学凭顺铂和卡铂得到了大量的专利收益。

奥沙利铂（oxaliplatin，草酸铂）首先由日本的名古屋城市大学的喜则喜谷（Yoshinori Kidani）教授于 1976 年发现，他于 1979 年取得了美国的专利。但因为适应证不确定，他联系多家日本药企，均没有引起关注。他还通过各种渠道联系多家欧美药企，终于有企业进行了深度性开发，但临床 I 期试验发现有一定神经毒性而搁置。

1979 年，罗兰 - 伊夫·毛沃内（Rolland-Yves Mauvernay）注册了德彪公司（Debiopharm Group），注册只有几十万美元，总部设于瑞士，专门进行新药的搜寻、开发、转让以及后续产品的系列化研究。

因为科技投入越来越多，生物医药领域科技成果也越来越多，而药企的力量有限，特别是新药开发成本、风险不断提高，所以许多成果不被重视，淹没于新成果的海洋中。毛沃内的初衷是，很多科学家虽然发现了有潜在成药性化学物，却没有资金自己开发，也寻找不到合作伙伴。于是，发现这些潜在化学物，并把它们推向市场，就能极大提高成果利用率，并带来利益。

开始他们研究了干扰素，转让赢利，后又把目标选定为曲普瑞林（triptorelin）的缓释制剂，再次转让赢利。

　　1989 年，德彪公司关注到了奥沙利铂，虽然众多大药企对草酸铂不感兴趣，但德彪公司发现了它的优点：没有肾毒性，没有骨髓抑制，消化道毒性低。于是德彪公司受让了这一药品的专利，以晚期大肠癌为目标，进行全面开发。至于神经毒性，采用了拉开用药间隔，减小药物用量的方式，结果临床试验表现很好。

　　当奥沙利铂开发到一定阶段后，德彪公司再次进行转让。1994 年，法国赛诺菲安万特公司购买了这一药物的权益。1996 年，本品在欧盟上市；2002 年，本品在美国上市。2005 年全球销售了 23 亿美元。

费城染色体与伊马替尼的发现

　　1938 年，卡尔·萨克斯（Karl Sax，1892—1973）通过 X 线照射，观察到细胞中的染色体易位。但当时显微镜和染色技术有限，所以对这类基因变异容易观察，但对肿瘤疾病的染色体研究就没有那么容易了。

　　1956 年，彼得·C. 诺埃尔（Peter C. Nowell，1928—　）在宾州大学取得博士学位后留校工作，在 1960 年，他和福克斯蔡斯肿瘤研究中心（Fox Chase Cancer Center）的大卫·亨格福德（David Hungerford，1927—1993）发现了慢性粒细胞白血病（chronic myelogenous leukemia，CML）患者白细胞有一种短小的染色体，称之为费城染色体（Philadelphia chromosome）。

　　1973 年，芝加哥大学的珍妮特·戴维森·罗利（Janet Davison Rowley，1925—2013）通过自己优化的阿的平荧光法和吉姆萨染色法（Giemsa stain），研究染色体时，发现慢性髓性白血病患者中，22 号染色体长臂，费城染色体，易位到 9 号染色体。进一步观察她还发现，在急性粒细胞白血病中存在 8 号和 21 号染色体的易位，在早幼粒细胞白血病中存在 15 号和 17 号染色体易位。

于是罗利提出，每种染色体易位（chromosomal translocation）都会导致相应的疾病发生，这是对传统的肿瘤由病毒引发的观念挑战。通过对不同肿瘤的染色体进行研究，1990 年已经发现了 70 多种染色体异位。

1985 年，费城染色体易位生成的高活性酪氨酸激酶（bcr-abl）蛋白被发现是引起 CML 的机制。20 世纪 80 年代末，瑞士汽巴-嘉基制药公司的研究员尼古拉斯·B. 莱登（Nicholas B. Lydon，1957—　）组建了一支团队，与俄勒冈健康与科学（Oregon Health & Science）大学的布莱恩·J. 德鲁克尔（Brian J Druker，1955—　）等人合作研发抗肿瘤药物。他们通过高通量筛选技术，寻找费城染色体易位造成的高活性酪氨酸激酶 bcr-abl 蛋白的抑制剂，并发现了 2-苯胺基嘧啶（2-phenylaminopyrimidine）这一化合物，增加了甲基和苯甲酰胺等修饰，以增加其成药性，最终得到了伊马替尼（imatinib）[6]，相关专利于 1992 年申报。

1996 年，汽巴-嘉基公司和山德士（Sandoz）公司合并，成立诺华（Novartis）公司。诺华公司经过研究，继续推动本品的开发。临床工作由德鲁克尔等人进行。临床试验非常成功，结果发表在 2001 年的《新英格兰医学杂志》（NEJM）杂志上。鉴于本品如此好的临床效果，诺华公司在美国申报快速审批，美国于 2001 年批准了伊马替尼对 CML 的一线治疗用药（商品名格列卫，Gleevec）。整个过程只用了 72 天。自上市之日起，伊马替尼一直位于畅销药物之列。

2002 年 2 月美国 FDA 又批准格列卫应用于胃肠道间质瘤
（gastrointestinal stromal tumors, GIST）的治疗。随后，百时美 -
施贵宝公司开发出了达沙替尼（dasatinib），辉瑞公司购买并推
出了舒尼替尼（sunitinib）。

为一个新药成立一家企业：舒尼替尼的发现

德国生化学家阿克塞尔·乌尔里希（Axel Ullrich, 1943—　）
于 1975 年获得德国图宾根大学（Tübingen）分子遗传学博士学
位，之后在美国加州大学工作，他曾参与到基因泰克公司对干扰
素以及曲妥珠单抗（trastuzumab，商品名 Herceptin）的研究中。
1988 年他回到德国担任马普研究所的分子生物学研究部主管。

后来，乌尔里希作为主要科学家，参与了新加坡致癌研究
计划（Singapore Oncogenome Project），这是一个研究多种肿
瘤中的蛋白酪氨酸激酶变异的科学计划，旨在为新药开发提供
依据。20 世纪 80 年代末，他们发现了 SU11248、SU5416 和
SU6668 这三个 ATP 类似物，可以竞争抑制 ATP 受体的酪氨酸
激酶。1991 年，乌尔里希等人一起创建了梭劲（SUGEN）公司，
马普学会（Max Planck Society）也是一个出资单位。这家公司主
要以这三个 ATP 类似物为新药开发目标。

SU5416（Semaxanib）曾经最有希望，但进入到 II 期临床
后，结果很不理想，于是没有进一步研究。而 SU11248 取得
了很好的效果。他们经过研究发现，SU11248 是 VEGFR2 激
酶抑制剂。可以对多种肿瘤细胞抑制。靶标包括血小板衍生生
长因子（platelet-derived growth factor receptor, PDGFR）和血
管内皮细胞生长因子受体（endothelial growth factor receptor,

VEGFR），它们在肿瘤血管生成和肿瘤细胞生长中起重要作用。

经过不断研究，梭劲公司把 SU11248 命名为舒尼替尼（sunitinib），并授权给辉瑞公司。2003 年，梭劲公司在转让舒尼替尼后注销了公司。

2006 年，舒尼替尼被批准治疗肾癌和伊马替尼治疗无效的胃肠间质瘤患者。阿克塞尔·乌尔里希先后成立了多家生物技术企业，都取得了不错的成绩。

经过与阿斯利康公司的吉非替尼（gefitinib）对非小细胞肺癌疗效的比较，我国浙江贝达药业于 2011 年推出埃克替尼（icotinib），在国内市场取得优异的销售成绩。

王振义团队发现全反式维A酸治疗白血病

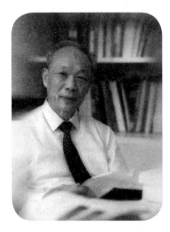

王振义院士
引自：http://photocdn.sohu.com/20101104/Img277159749.jpg

1948 年，王振义（1924—　）获得震旦大学（现上海交大）医学博士学位。20 世纪 50 年代初期，他参加抗美援朝医疗队。很多志愿军士兵因田埂里的小龙虾引起肺吸虫病，开始以为是结核性脑膜炎，但相应治疗方法难以治愈。王振义发现了病因，荣立二等功。

早在 1959 年，王振义就开始进行白血病的临床研究工作。1971年，英国的弗兰德（Friend）等报道小鼠红白血病细胞能被二甲亚砜诱导分化。1980 年及 1983 年，美国的布赖特曼（Breitman）

等报道人类髓系白血病细胞株 HL-60 和 U937 及急性早幼粒细胞白血病（acute promyelocytic leukemia，APL）细胞在 13 顺维 A 酸（13 顺 RA）及全反式维 A 酸（ATRA）作用下，可以向正常细胞逆转。

　　王振义团队开展 ATRA 的研究，发现在体内它可使 APL 细胞向成熟细胞分化。1980 年，ATRA 被批准在临床上使用，用于治疗某些皮肤病。1986 年，在没有 13 顺 RA 的情况下，取得患者和家属的同意，他试用 ATRA 治疗晚期或化疗无效的 APL 患者，取得很好的效果。

　　1989 年，王振义的学生陈竺、陈赛娟从法国留学后在血液研究所工作，但当时实验设备奇缺。不得已，他们到美国纽约西奈山医院魏克斯曼实验室，在那里他们详尽研究了全反式维 A 酸诱导分化治疗白血病的机制 [7]。验证了珍妮特·戴维森·罗利（Janet Davison Rowley）发现的染色体易位，导致维 A 酸受体（RAR）基因和早幼粒细胞白血病（PML）基因的重排。这也是全反式维 A 酸起作用的基础。

　　这在癌症研究史上是第一次发现了如何使用自然物质，而不是有毒的化学物质，将癌细胞诱导为正常细胞。ATRA 治疗 APL，副作用少、不抑制造血、不引起出血、使用方便（只要口服）、价格低廉，成为治疗这类白血病的一种国际标准治疗方法。全反式维 A 酸现在也成为治疗该病的一线用药。它与砷剂结合，使得 APL 成为一种可以治愈的疾病。

当中药遇到国际化：砷剂遗憾未能冲出国门

　　砒霜（三氧化二砷）是一种有着悠久历史的天然剧毒药，历史上经常被用作阴谋杀人的工具。拿破仑和光绪皇帝都死于砒霜中毒。中国古代按以毒攻毒的理论，把它应用于某些恶疾的治疗。《太平圣惠方》用砒霜丸治"妇人脉不通，结为瘀块"，外用砒霜膏治"久恶疮"；《本草纲目》记载有"砒石解毒治痈、烂肉，蚀瘀腐、瘰疬"等。

西方医学界也有"小剂量的毒药是良药"的说法。16 世纪时就有医生尝试用它治疗梅毒。18 世纪的英国斯塔福德的托马斯福勒医生用砒霜和碳酸氢钾共煮的方法合成砷溶液，认为这种溶液对疟疾、发热和周期性头痛颇有效。上市后受到欢迎，被称为"福勒溶液"，收录进了 1809 年的英国药典和 1820 年的美国药典。后来福勒溶液还被用于治疗多种疾病，几乎成为万用药。这也影响了后来的抗梅毒药砷凡纳明的发明。

20 世纪 60 年代，黑龙江省一位老中医治疗肿瘤非常有名。1971 年，了解到情况的哈尔滨医科大学第一附属医院的药剂师韩太云把老中医的方剂改成了水针剂，进行肌内注射，效果更好。1972 年，黑龙江省肿瘤防治办公室也了解到这一情况，黑龙江省卫生厅专门派调查组前去了解。这位老中医也把方子贡献出来：砒石、轻粉、蟾酥，调和成药粉，或吞服或外敷。最初治疗鼠疮（淋巴腺结核）。后来尝试治疗皮肤癌，接着推广用于其他类型的癌症。1973 年黑龙江省肿瘤防治办公室在全省推广这一低成本的注射剂。但因其毒性太大，患者往往不能耐受，未能全面推广。

曾经参加调查组的该院血液科医生张亭栋，开始组织人员做一些动物实验和临床研究。临床观察发现，这一注射剂对一些白血病同样有效，但其副作用也很明显。有些患者用药后，血压立即升高，头痛剧烈；有的患者还出现蛋白尿和肾功能损伤。于是张亭栋组织人员，分离其中的有效成分。

研究人员将原方中的三味药分成两组，一组配方由砒霜和轻粉组成，二组配方则包括砒霜和蟾酥。实验发现两组配方都有效，但连续注射一号配方，患者常出现蛋白尿。考虑到轻粉是汞剂，会影响肾功能，于是决定去掉轻粉。只用到了砒霜，研究人员惊奇地发现疗效未减。再进一步直接使用纯的亚砷酸（即三氧化二砷的水溶液），效果依然很好。于是最终认定药方中真正起作用的是三氧化二砷 [arsenic（Ⅲ）oxide]。

由于口服砒霜直接作用在胃肠道，会造成黏膜损伤。因此确定了静脉注射亚砷酸钠（sodium arsenite）的给药方式，毒性会大大减轻，也更有利于患者吸收。通过摸索，每日的剂量定在了 10 毫克。这一剂量的砷剂能很快被人体代谢掉，而不至于造成器官损伤。经过 20 年的临床实践，最终确定砷剂对 APL 有非常显著的疗效，总缓解率达到 90%。这种治疗方法成本较低，也比较安全，其毒副作用不比其他治疗方法严重。尤其对经维 A 酸等化疗药物治疗后，产生耐药性和复发的患者很有效。

哈尔滨医科大学第一附属医院于 1992 年组建了黑龙江哈尔滨医大药业有限公司，后来砷剂由这一公司生产。1995 年 8 月 23 日，该院以张亭栋为发明人申请了中国专利，在这一成果的归属上，医院内部有争议。而塞缪尔华克斯曼抗癌研究基金会（Samuel Waxman Cancer Research Foundation）以帮助其在美国申请了专利为由，花较小代价拿走了国外的亚砷酸钠开发权。

不过，另外一家企业，派拉蒙投资公司专门成立了一个虚拟公司波拉克斯生化药业公司（PolaRx Biopharmaceuticals）来研发三氧化二砷静脉注射液，该公司首先申报专利。于是华克斯曼抗癌研究基金会只得以对方设置的合作条件把亚砷酸钠专利授权给他们。

专利转让后，却被对方束之高阁，后来因中断缴费而中止。而波拉克斯生化药业公司仅在美国 FDA 临床试验中心官方备案进行的砷化物治疗肿瘤的临床研究就多达 100 余个。该公司申请众多同族专利，完全控制了这一领域，为其后续收益奠定了基础。

在派拉蒙投资公司的主持下，该公司说服美国 FDA，借用中国研究资料，申报孤儿药，并得到了支持。他们做完一期临床，并在《新英格兰医学杂志》发表，引起轰动。FDA 也同意他们借用中国的临床数据，简化美国的临床病例数。美国医生通过越洋电话得到中国医生的详细指导，使得临床实验进行得非常顺利。

三氧化二砷（arsenic trioxide）以治疗 APL 的适应证，于 2000 年获得了美国 FDA 的批准，商品名 Trisenox。当年，另一药企细胞医疗公司（Cell Therapeutics）就收购了它。2005 年，细胞医疗公司又把它转卖给法隆制药公司（Cephalon）。

在 1994 年的一次国内学术会议上，哈尔滨医科大学第一附属医院研究团队与王振义研究团队进行了交流，并很快建立了合作关系。随后陈竺等人发现，维 A 酸和砷剂是通过不同的途径，靶向作用于该型白血病的同一关键致病基因编码的蛋白质。在两药共用的"协同靶向治疗"临床试验中，90% 以上的患者长期无病生存，从而使早幼粒细胞白血病有可能成为人类第一个基本可治愈的白血病。

上海血液研究所陈竺、陈赛娟研究员等用三氧化二砷成功治疗全反式维 A 酸耐药复发的 APL 患者，并发现砷剂诱导白血病细胞分化和凋亡的双重药理学机制。他们经过进一步临床实践证明，全反式维 A 酸和三氧化二砷联合应用可以使约 90% 的 APL 患者达到 5 年无病生存，且未见明显长期毒性作用，从而使 APL 成为第一种基本可以被治愈的急性髓细胞性白血病。

从抗真菌药到免疫抑制剂：西罗莫司（雷帕霉素）的发现

哺乳动物雷帕霉素靶蛋白（mammalian target of rapamycin，mTOR）是一个丝氨酸 / 苏氨酸激酶（serine/threonine kinase），属于磷脂酰肌醇 3 激酶相关激酶 [phosphatidylinositol-3 kinase（PI3K）related kinases（PIKKs）] 家族。它可以调节细胞代谢、生长和繁殖。常见的雷帕霉素靶蛋白抑制剂（mTOR inhibitors）是雷帕霉素类似物，它可以抑制肿瘤细胞。

西罗莫司（sirolimus）于 1999 年上市，是一种大环内酯抗生素类免疫抑制剂。1972 年，加拿大耶斯特实验室（Ayerst）的苏伦·塞加尔（Suren Sehgal）与同事从太平洋智利复活节岛（Easter Island）土壤样品中培养的吸水链霉菌（Streptomyces hygroscopicus）中分离得到西罗莫司，因为复活节岛土著名为 Rapa Nui，所以命名为雷帕霉素（rapamycin）。

一开始，它只是被用来作为抗真菌药物。1977 年，西罗莫司被发现具有免疫抑制作用，1989 年开始把西罗莫司作为治疗器官移植排斥反应的新药进行试用。经过 Ⅲ 期临床试验，1999 年 10 月惠氏（Wycth）公司研制的西罗莫司口服溶液在美国首次上市，FDA 允许它作为一种安全性较高的药物应用于临床防治肾移植排斥反应。此后 1 毫克片剂也已在美上市，获准与环孢素、类固醇激素联合用于肾移植患者的抗排异。之后美国 FDA 又批准了惠氏公司西罗莫司的新适应证，用于使用鸡尾酒疗法患者中撤除环孢素（ciclosporin）后预防肾移植排斥的维持用药。

20 世纪 80 年代，美国国家癌症研究中心（NCI）又发现西罗莫司有抗肿瘤作用。不过其药物动力学性能不好，所以未开发其上市。随后又发现它具有预防冠状动脉再狭窄与治疗神经退行性疾病的作用。

20 世纪 90 年代，发现西罗莫司以抑制细胞生长周期的方式抑制肿瘤细胞繁殖，由此发现了 mTOR 抑制作用。惠氏公司在西罗莫司基础上进行修饰，合成替西罗莫司（temsirolimus，CCI-779），仅用于抗肿瘤。随后诺华公司将依维莫司（everolimus，RAD001）推向市场，它既可以作为免疫抑制剂治疗肾移植和肝移植的免疫排挤反应，又可以作为抗肿瘤药治疗肾癌、乳腺癌和胰腺癌等。

2012 年，NCI 列举了 200 多个对雷帕霉素类似物的临床研究，认为雷帕霉素类似物有不错的抗肿瘤表现，但因主要抑制细胞生长，对于复发型肿瘤效果一般。

从土壤中发现的抗肿瘤药：蒽环类抗肿瘤药

20 世纪 70—90 年代，蒽环类（anthracyclines）抗肿瘤药也被发现，作用靶点都是拓扑酶 II。第一个蒽环类药物是柔红霉素（daunorubicin），但用得更多的是多柔比星（doxorubicin，商品名 Adriamycin；聚乙二醇化脂质体剂型 Doxil 或 Caelyx；非聚乙二醇化脂质体剂型 Myocet），也称羟基柔红霉素（hydroxydaunorubicin，hydroxydaunomycin）是对细菌分泌物中化合物修饰得来的，属于蒽环类的抗肿瘤药物。既可以用于血液癌也可以用于固体肿瘤。本品以盐酸盐的形式静脉注射使用。

在 20 世纪 50 年代，一家意大利药企发米他利研究实验室公司（Farmitalia Research Laboratories）开始从土壤微生物菌中筛选抗肿瘤药物。他们在一个 13 世纪的城堡附近的土壤样本中分离得到一株新的链霉菌（streptomyces peucetius），它可以分泌一种红色物质，可有效治疗小鼠的肿瘤。另外一个法国研究团队也得到了同样一个物质，于是他们协商，将之命名为柔红霉素（daunorubicin），其法语单词中前半部分 dauni 指一个罗马部落，后半部分 rubis 指红色。

20 世纪 60 年代，本品开始临床试验，发现对急性白血病和淋巴瘤效果非常好，于是很快上市。但在 1967 年，又发现它有心脏毒性，并可致死。虽然本品没有撤市，但发米他利公司已经开始研究它的替代品。研究人员通过 N- 亚硝基 -N- 甲基氨基甲酸酯诱导菌株变异，得到了 cesius ATCC 27952 菌株。该变异菌株产生了一种新的红色物质，这种物质抗肿瘤功效增加，特别是治疗固体肿瘤，虽然也存在心脏毒性，不过安全范围增加了。他们命名为 Adriamycin，意指亚得里亚海 Adriatic Sea，不过后来循国际惯例改为通用名多柔比星（doxorubicin）[8]，后来又有研究人员发现，对其他链霉菌进行诱导突变，也会得到生产多柔比星的菌株。多柔比星于 20 世纪 70 年代上市。

多柔比星是第一个蒽环类药物，后来，科学工作者发现了超过 2000 种蒽环类化合物。到 1991 年，美国 NCI 已经筛选评估了 500 多个蒽环类化合物的抗肿瘤作用。多柔比星的长效制剂于 1995 年上市。

虽然多柔比星上市多年，但通过合成的方法产率极低，所以必须通过细菌发酵获得，产率也不高，于是基因工程起到关键作用。

1996 年至 1999 年，施特罗尔（Strohl）的团队通过克隆相应的细菌基因，得到了 recombinant dox A，它可以催化细菌合成多柔比星。哈钦森（Hutchinson）团队通过基因重组工程，不但使菌株多柔比星产量大增，而且使相关的副产物大为减少。而当时多柔比星达到 137 万美元每千克。而 1999 年总产量不过 225 千克。但价格也仅降到 110 万美元每千克。2011 年，因为产量不足，多柔比星只能在个别患者身上使用。

勃林格殷格翰（Boehringer Ingelheim）下属工厂贝福实验室（Ben Venue Laboratories）公司是专门为强生公司提供多柔比星 API 原料的供应商，但也难以大规模生产。2012 年，为了解决这一原料药问题，美国 FDA 允许印度太阳制药短期内上市仿制药。并在 2013 年正式批准其生产这一仿制药。

表柔比星（epirubicin，阿霉素）是第二个蒽环类化合物，现由辉瑞公司上市，治疗手术后的乳腺癌，后来又应用于子宫癌、胃癌、肺癌等。表柔比星优于多柔比星，因为其副作用更小。

1980 年普强公司就开始进行了表柔比星的临床，但在 1984 年因数据不足被拒。但这一药品在欧洲开始使用。1999 年，法玛西亚（pharmacia，Upjohn 已经并入这家公司）再次提交了申请，这次被批准，商品名为 Ellence。

一个差点被放弃的课题带来数十亿美元市场：瑞林类药物的发现

促甲状腺激素释放因子（thyrotropin-releasing factor，TRF）首先于 1969 年由罗杰·查尔斯·路易斯·吉耶曼（Roger Charles

Louis Guillemin，1924—　　）和安杰伊·维克多·沙利（Andrzej Viktor Schally，1926—　　）发现。两人在20世纪50年代就认识，并讨论过下丘脑的激素因子。

他们两人的实验室都接受了NIH的课题，决心要先于对方之前发现TRF。他们杀死大量的羊和猪，得到其下丘脑，用于从中提取相应的因子。但1966年，吉耶曼经过多次失败，推测这一因子可能不是一个多肽，而沙利也想要放弃。NIH介入进来，要求两个实验室继续完成课题。不得已，他们合作开展了这一研究，共同发现了TRF。两人因激素方面的研究，与罗莎琳·亚洛（Rosalyn Yalow，1921—2011，发明放射免疫法，可以检测血液中的激素、酶、药物及病毒）在1977年分享了诺贝尔生理学或医学奖。

在得到TRF后，沙利与其他科学家合作，于1971年得到了黄体生成素-释放激素（luteinizing hormone-releasing hormone，LHRH），这一激素同时也被称为促性腺激素释放激素（gonadotropin-releasing hormone，GnRH或gonadorelin）。

而GnRH的激动剂可以通过不断刺激垂体，减少脑垂体分泌促黄体生成激素（LH）和卵泡刺激素（FSH）。与其他促性腺激素释放激素激动剂相同，相应的药物可以治疗对激素反应的癌症（如前列腺癌、乳腺癌、子宫肌瘤）以及性早熟和子宫内膜异位症。

20世纪80年代早期，美国生理学家弗洛伦斯·科米特（Florence Comite）就尝试用促性腺激素释放激素治疗性早熟。

制药界也发现了这一点，于是各类的GnRH激动剂研究兴起来。由于其本身是一个十肽，制药界便进行不同的修饰，以达到相应的效果。一般进行6位、9位和10位氨基酸修饰。这些修饰可以避免被体内酶迅速降解，延长作用时间。虽然这是一种激素类药物，但生产方法多为合成方法，因为只有十个氨基酸。所以，把这类药放在化学制剂当中。

武田-雅培（Takeda-Abbott Products，TAP）公司于 1977 年成立后，就致力于第一个药的研发，即 GnRH 激动剂亮丙瑞林的研发。1985 年，醋酸亮丙瑞林注射液（Lupron）在美国被批准用于治疗前列腺疾病的姑息疗法。这是自泼尼松以来第一个激素类药物。1989 年，其每月一次的长效制剂被批准。后来又开发出植入剂型，于 2000 年上市（Eligard）。

赛诺菲安万特开发出布舍瑞林（buserelin）。阿斯利康公司开发出戈舍瑞林（goserelin）。另外美国默克与杜邦的合资公司开发了组氨瑞林（histrelin），以上几个产品均有两个氨基酸修饰，而其他如那法瑞林（nafarelin）和曲普瑞林（triptorelin）只有 6 位一个氨基酸修饰。

曲普瑞林是一个十肽，临床上用其双羟萘酸盐或酯。其缺点是半衰期短、临床效果差。1979 年，罗兰-伊夫·毛沃内（Rolland-Yves Mauvernay）注册了德彪公司（Debiopharm Group），专门进行新药的搜寻、开发、转让以及后续产品的系列化研究。开始他们研究了干扰素，转让盈利后，把目标选定为曲普瑞林的缓释制剂。

1982 年，该公司委托一家研究所开发出了每月注射一次的缓释剂型，解决了半衰期短的缺点，并完成了临床研究。于是德彪公司积极寻求转让，法国权益转让给了爱普生（Ipsen）公司。1986 年获得法国和瑞士的治疗前列腺癌注册许可，商品名为 Decapeptyl。德彪公司把美国的权益转让给了沃森制药公司（Watson Pharmaceuticals），以 Trelstar 为商品名上市。这一产品还被转让给了辉凌制药（Ferring Pharmaceuticals）公司以及其他药企，获得了大量转让收益。

1990 年，曲普瑞林缓释制剂就已经在 80 多个国家上市，1995 年，德彪公司开发出来 3 个月的缓释剂型，转让给法玛西亚公司，随后在美国上市销售。德彪公司依靠曲普瑞林和奥沙利铂两个产品的开发和转让，实现了飞跃发展。

瑞林类多肽药市场发展非常快，在 2008 年，武田和雅培分割 TAP 合资公司时，大部分归了武田，但雅培得到了亮丙瑞林。2011 年，亮丙瑞林给雅培带来 8 亿美元的收入。而当年戈舍瑞林的销量达到了 11 亿美元。

引发植物保护组织抗议的新药：紫杉醇的发现

参与过氯喹开发的美国药理学家 C. 戈登·朱布罗德（C. Gordon Zubrod，1914—1999）于 1956 年担任 NCI 的肿瘤治疗部主管，开始新的抗肿瘤药物研发计划。他们于 20 世纪 60 年代先后发现了紫杉醇类（taxanes）和喜树碱类（camptothecins）药物。这些药物都被送往美国三角研究所（Research Triangle Institute）的门罗·沃尔（Monroe Wall）实验室进一步开发。

喜树碱（camptothecin）来源于中国的一种观赏树木，它可以抑制拓扑酶 I，但临床显示其疗效一般，并且它在肾脏的酸性环境中会损害肾小管。于是 1996 年，研究人员在喜树碱基础上进行优化，合成了伊立替康（irinotecan），FDA 批准其治疗结肠癌，随后又扩展到肺癌和卵巢癌的治疗。而紫杉醇的研发使用过程则曲折得多。

1955 年，NCI 成立了癌症化学疗法全国服务中心（Cancer

Chemotherapy National Service Center），该机构接受外界送来的化合物的抗肿瘤筛选工作。1958 年，乔纳森·哈特韦尔（Jonathan Hartwell）加入后，方向转向天然药物筛选。

1960 年，NCI 要求在美国农业部（USDA）注册的植物学家们收集各类植物样本，并送至 NCI 进行筛选。1962 年，阿瑟·S. 巴克利（Arthur S. Barclay）采集了太平洋紫杉（短叶红豆杉）送到 NCI。1964 年，在一次细胞毒性检测时发现了它的提取物有很好的效果。

美国三角研究所的门罗·沃尔和曼苏克·C. 瓦尼（Mansukh C. Wani）得到了 NCI 的一个工程包，对天然植物太平洋紫杉中的活性物质提纯检测。经过研究，他们于 1966 年得到了 0.5 克活性物质，在 1967 年美国化学年会上宣布了这一结果，他们把该有效成分命名为紫杉醇（taxol）。纯的紫杉醇比粗提物的抑制肿瘤细胞性能提高 1000 倍。1971 年，他们发表了相关结果，包括其化学结构[9]。

1969 年，NCI 从 1200 千克紫杉树皮中得到了 28 千克粗提取物，最终得到了 10 克纯紫杉醇。1975 年，鉴于紫杉醇在肿瘤动物模型上表现出的优异性，于是决定进一步开发，但这需要至少 600 克紫杉醇，于是 NCI 在 1977 年订购了 7000 磅的树皮。

1978 年，两位 NCI 研究员发表研究结果显示紫杉醇对白血病小鼠效果不大。但另一篇文章显示对异种移植效果很好。这一结果让 NCI 的热情降低了不少。但很快，1979 年，苏珊·B. 霍维茨（Susan B. Horwitz）发现紫杉醇对肿瘤细胞的机制与其他抗肿瘤药物不同，它对细胞的微管有影响。这一发现又唤醒了对紫杉醇进一步开发的热情。

1980 年，NCI 订购了 2 万磅树皮，加大了对本品的投入。

1982 年，本品完成了动物毒理，同年申请临床试验。

1984 年本品开始 I 期临床试验，紧接着第二年进入 II 期临床试验。在临床期间，NCI 不得不再订购 1.2 万磅树皮，以保证药品供应。但大家很快发现，如果本品上市，那么每年至少需要 6 万磅树皮。戈登·克拉格（Gordon Cragg）估计，每年需要砍伐 36 万棵紫杉树。这引起了政府和环保主义者的关注。

对这一问题，NCI 也进行了考虑，为避免将来的财务经费短缺，并成为环保者的攻击对象，决定引进一家合作企业，要求其保证树皮的来源。四家公司对此做了回应，经过协商，1989 年，百时美 - 施贵宝公司与 NCI 达成了合作协议，接手负责原料提取问题。BMS 还从内政部等得到了原料优先、独家供给权。国会在 1991 年和 1992 年召开了两次听证会，以监督其中是否有内部交易。1992 年，BMS 申报了上市申请，在年底获批。虽然本品没有专利，但专利期恢复法（Waxman-Hatch Act）法案授予 BMS 公司 5 年的市场独占权。

1990 年，BMS 申请把商标名改为 Taxol，并要求把 paclitaxel 作为紫杉醇的通用名。但 Taxol 这一名称已经在科学界使用了几十年，引起了广泛争议，最终闹上法庭。本品在 2000 年销量达到 16 亿美元。

佛罗里达州立大学（Florida State University）的罗伯特·A. 霍尔顿（Robert A. Holton）于 1994 年全合成了紫杉醇，整个反应超过 40 步，他把每一步都申报了专利。1996 年，BMS 与佛罗里达州立大学达成协议，使用他的专利生产紫杉醇。到 2000 年，佛罗里达州立大学已经得到了 2 亿美元的专利费。

法国化学家皮埃尔·波捷（Pierre Potier）在法国国家科学研究中心（French National Centre for Scientific Research）研究

紫杉醇时，用叔丁氧羰基置换紫杉醇中的苯甲酰基得到了多西他赛（docetaxel），进一步研究发现多西他赛的效果比紫杉醇还要好。随后，罗纳普朗克（Rhône-Poulenc Rorer）公司跟进开发。临床试验表明，本品与紫杉醇不相上下。多西他赛以商品名 Taxotere 上市。2010 年其专利到期，当年销量达到 31 亿美元。

外科医生靠新药开发成为最富华人科学家：白蛋白紫杉醇的发现

陈颂雄（Patrick Soon-Shiong）的父母祖籍广东，于"二战"时移民到南非，他在南非出生。由于是中医世家，他在南非也学习医学，毕业后还干了一段时间的实习医生，后来得到奖学金到美国深造，在加州从事外科医生工作。当时他尝试通过胰腺细胞移植来代谢胰岛素的治疗，1987 年，他实施了世界上第一例全胰岛细胞移植。但手术几个月后，患者又不得不继续注射胰岛素。

陈颂雄受这件事鼓励，开始准备创办企业，开发治疗糖尿病的药物。不过，公司没运营多久，他的兴趣就转向抗肿瘤，并下决心研发基于新型给药系统的紫杉醇药物。这引起了公司合伙人的反对。

但他不顾反对，并创办了阿博利斯科学（Abraxis BioScience）公司，发明了美国第一个上市的纳米给药系统：白蛋白 - 紫杉醇（protein-bound paclitaxel），使紫杉醇对转移性乳腺癌的效果增加了一倍。这一药物于 2005 年获得美国和欧盟批准，商品名为 Abraxane。2008 年又增加治疗非小细胞肺癌适应证。

他还于 1997 年创办了美国制药合伙公司（American Pharma

Partners，APP），在 2008 年肝素事件中，APP 公司成为美国唯一一家被批准继续生产的厂家。当年，他把 APP 公司以 56 亿美元出售给费森尤斯集团（Fresenius SE）。2010 年，他又以 30 亿美元的价格把阿博利斯科学公司出售给塞尔基因（Celgene）公司。

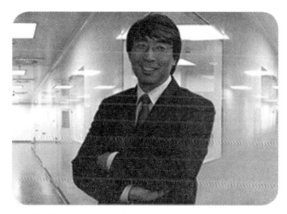

陈颂雄，白蛋白紫杉醇发现者，富豪科学家
引自：http://www.healthcare-administration-degree.net/wp-content/uploads/2014/09/8-
Patrick-Soon-Shiong.jpg

　　他申报有近 500 项专利。2015 年，他创办的另一个企业南特夸斯特（NantKwest）公司实现首次公开募股（initial public offerings，IPO），募集了 26 亿美元。是生物科技公司中最大的 IPO。他虽然一直担任加州大学教授，但其本人的财富已经达到 125 亿美元，2016 年在美国排名第 37 位，在健康医疗领域排名第一位。

改进传统中药工艺的成果：青蒿素的发现

　　青蒿素的发现被国际社会认为是中国继麻黄素之后的第二

大医学贡献，屠呦呦研究员由于在青蒿素的发现中做出重大贡献而获得 2011 年度美国拉斯克临床医学研究奖，并于 2015 年获得诺贝尔生理学或医学奖。

20 世纪 60 年代，越南南北内战，大量美国军队被派往南越助阵，向北越胡志明军队节节进攻。由于疟疾的流行，作战双方的士兵纷纷感染疟疾，严重地影响了部队战斗力。耐氯喹的恶性疟原虫（plasmodium falciparum）的出现更成为当时疟疾防治的难题。美方通过舰队，控制了奎宁的贸易，又有强大的制药工业，生产多种抗疟药联用，并抓紧时间研发新药。北越政府只得求助于盟友中国。

1967 年 5 月 23 日，毛泽东和周恩来亲自指示，成立代号为"523"的抗疟药研发工程，召集 60 多个研究机构和单位的 500 多名研究人员，一方面要求在短时间内研制出能快速投入战场使用的有效治疗方案，另一方面，通过筛选合成化合物和中草药药方与民间疗法来研发出新的抗疟药物。其中东北制药承担了这一项目的是安静娴，她与同事们从 5800 个化合物中筛选了有效的抗疟疾新药"脑疟佳"，并负责该化合物合成路线的选择，经过反复试验，最后确定了较易控制的合成方法，获得国家发明专利。但这是一个含有金属镓的化合物，并且因为随后青蒿素的发现，所以没有推广应用。

在 1970 年，有几个团队先后都关注到了蒿类植物，尝试提取有效成分筛选抗疟性。1971 年，中国中医科学院北京中药研究所屠呦呦（1930— ）团队，从东晋葛洪《肘后备急方》中将青蒿"绞汁"用药的描述中得到启发，认为有效成分可能在亲脂部分，抛弃传统的中医药的煎熬煮沸等方法，在低温环境下用乙醚提取青蒿，得到的提取液有很好的抗疟性。1972 年他们从青蒿中分离得到抗疟有效单体，命名为青蒿素，对鼠疟、猴疟的原虫抑制率达到 100%[10]。1973 年，屠呦呦团队进一步得到了双氢青蒿素这一抗疟效果更好的化合物。

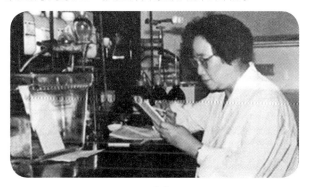

屠呦呦
引自：http://www.dushuhui423.com/UploadFile/kindeditor/ima
go/20160311/20160311170722_6068.jpg

1981 年 10 月在北京召开的由世界卫生组织主办的"青蒿素"国际会议上，中国《青蒿素的化学研究》的发言，引起与会代表极大的兴趣，并认为"这一新的发现更重要的意义在于将为进一步设计合成新药指出方向"。

1986 年，青蒿素获得新一类新药证书。虽然同期研究抗疟药的美国已经在 20 世纪 70 年代上市了甲氟喹（mefloquine，罗氏公司）。但中国的青蒿素有更好的抗疟效果。不过可惜的是，本品未能申报国际专利。

1976 年上海药物所接受国家下达的任务，开展改变青蒿素化学结构、寻找适当剂型抗疟药物的研究工作。李英、顾浩明及朱大元等相继发现青蒿素衍生物蒿甲醚的生物活性是青蒿素的 6 倍。朱大元完成了工艺研究。实验证明，蒿甲醚油溶性大，易制成油针剂，治疗疟疾具有高效、速效、毒性低等优点，且便于使用。

1987 年我国正式批准蒿甲醚生产和出口，现已出口到全球几十个国家。但蒿甲醚和青蒿素一样，都未申报专利。这是因为我国科技创新系统不完善，基本是行政指令式的，完全没有专利和知识产权保护法规。当时科技人员一般把研究成果写成论文发表，但公布青蒿素和衍生物的化学结构的同时，就失去了它的发明专利权。

1982 年，军事医学科学院微生物流行病研究所开始科技攻关"合并用药延缓青蒿素抗药性的探索研究"，并最终研发了复方蒿甲醚。1994 年，军事医学科学院与诺华公司签署专利开发许可协议，后者负责复方蒿甲醚在国际上的研究和开发，前者则收取一定的专利使用费。这一协议，帮助复方蒿甲醚在世界多个国家获得专利。

因为蒿甲醚和青蒿素没有专利，除了部分国家外，我国只能以原料形式出口，由外企加工为制剂在欧美市场销售。

今天，相关专利已经过期，但 WHO 的质量认证又挡住了国内企业海外进军的步伐。国内青蒿素原料药 80% 以上销售给世界卫生组织，用于非洲疟疾的治疗，制剂认证一直举步维艰。

续写"微生物猎手"传奇：伊维菌素的发现

出自号称"微生物猎手"的罗伯特·科赫实验室的北里柴三郎回到日本，建立的北里研究所（Kitasato Institute）是日本著名的生命科学研究机构之一，致力于新型微生物和新型活性分泌物的发现。在 20 世纪 40 年代，北里研究所的秦佐都寿（Toju Hata）就开始研究新菌株，从中发现具有药物活性的新化合物，并于 1953 年发现了北里霉素（leucomycin），于 1956 年发现了抗肿瘤的丝裂霉素（mitomycin）。

　　来自日本农村的大村智（Satoshi Omura，1935—　）于 20 世纪 60 年代加入北里研究所，当时磁共振技术（NMR）刚开始普及，他掌握了这一技术，用以分析化合物的结构。很快，他不满足于研究已经发现的化合物，而是把研究方向转向发现新的化合物。自瓦克斯曼因发现链霉素于 1954 年获得诺贝尔奖以来，在制药界和科学界中，从土壤样品中培养菌种，进而发现新型药物活性化合物的浪潮不减。于是大村智团队从日本各地土壤中收集样本培养新菌株。

　　他们首先用琼脂糖平板培养微生物，直到培养出一个新的菌株，然后再放入液体培养基进行大规模培养。接着开始进行代谢分析、抗菌试验和酶活性试验，用以寻找培养液中的新化合物。大村智团队采用了碘化铋钾试剂（dragendorff's reagent），可以与酶类活性物质发生反应，产生颜色变化。用这种方法，于 1977 年在链霉菌十字孢碱（streptomyces staurosporeus）菌株培养液中发现了星形孢菌素（staurosporine），这是一蛋白激酶抑制剂，并给后来的格列卫研发提供了参考。

　　1971 年，大村智到美国卫斯理安大学（Wesleyan University）马克斯·蒂什勒（Max Tishler，1906—1989）教授实验室做访问学者，在此之前，他已经发现了一种抗真菌化合物普鲁霉素（prumycin），他在美国期间就研究这一物质。另外，蒂什勒教授在默沙东（美国默克）公司担任顾问职务。1973 年，北里研究所与默沙东药业建立了合作关系。由北里研究所培养土壤样本中的菌株初步筛选培养液中的活性物质后，送给默沙东公司进一步开发。第一批样本中的 50 份，其中有阿维链霉菌（streptomyces avermitilis）菌株，默沙东公司寄生虫学家威廉·塞西尔·坎贝尔（William Cecil Campbell，1930— ）从中分离得到了阿维菌素（avermectin）这一抗菌物质。

默沙东公司的约翰·埃杰顿（John Egerton）和同事开发了一种新的方法，即让小鼠感染病菌却不致病，给予小鼠相应的饮食，饮食中包含抗菌物质，一个星期后转为正常饮食，继续一个星期后观察小鼠体内的病菌。1975 年 5 月 9 日，一种新的，从日本北里研究所寄来的细菌培养液被加入感染寄生虫小鼠的饮食中，最终结果，寄生虫从感染小鼠体内消失了。更多的动物实验确证了这一神奇效果，于是坎贝尔等人通过细菌发酵、分离，从中得到了活性成分，进一步结构分析，他们发现这一物质与米尔贝霉素（milbemycin）这一杀虫剂结构类似，命名为阿维菌素（avermectin）[11]。

对阿维菌素进行还原加氢结构修饰（hydrogenation），得到了一个更高活性的化合物，他们命名为"hyvermectin"，不过，因为"hyver"的语言意义不雅，所以改称为伊维菌素（ivermectin）。

许多严重的传染病是由昆虫传播的寄生虫引起的。河盲是由一个微小的蠕虫，可以感染角膜和导致失明。淋巴丝虫病或象皮病，也是由蠕虫引起的慢性肿胀。

进一步研究发现，伊维菌素能有效地治疗河盲症、线虫病与象皮病等多种严重的热带地区寄生虫感染。默沙东公司当时的首席执行官罗伊·瓦格洛斯（Roy Vagelos）博士做出了一个大胆的决定：默沙东公司会免费提供这款新药。

这一决定开了免费赠药的先河。之后，葛兰素史克公司捐出了同样能针对丝虫病的阿苯达唑（albendazole）。

2015 年，因为青蒿素和伊维菌素对世界健康的贡献，屠呦呦和坎贝尔一同获得当年诺贝尔生理学或医学奖。

参考文献

［1］MITSUYA H, WEINHOLD K J , FURMAN P A, et al. 3'-Azido-3'deoxythymidine (BWA509U). An agentthat inhibits the infectivity and cytopathic effect of human T lymphotropic virus type III/lymphadenopathy-associated virus in vitro. Proc[J]. Natl Acad. Sci. USA, 1985, 82: 7096-7100.

［2］COLMAN P M, LAVER W G, VARGHESE J N, et al. Three-dimensional structure of a complex of antibody with influenza virus neuraminidase[J]. Nature, 326, 6111: 358.

［3］MEINDL P, BODO G, PALESE P, et al. Inhibition of neuraminidase activity by derivatives of 2-deoxy-2,3-dehydro-N-acetylneuraminic acid[J]. Virology,1974, 58(2):457-463.

［4］LESHER G Y Froelich E J, Gurett M D, et al. 1,8-Naphthyridine derivatives. A new class of chemotherapeutic agents[J]. J. Med. Pharm. Chem, 1962, 91: 1063-1065.

［5］HEIDELBERGER C, CHAUDHURI N K, DANNEBERG P, et al. Fluorinated pyrimidines, a new class of tumor-inhibitory compounds[J]. Nature, 1957, 179: 663.

［6］BUCHDUNGER E, ZIMMERMANN J, METTH, et al. Inhibition of the Abl protein-tyrosine kinase in vitro and in vivo by a 2-phenylaminopyrimidine derivative[J]. Cancer Res., 1996, 56(1):100-104.

［7］CHEN Z, CHEN S J. RARA and PML genes in acute promyelocytic leukemia[J]. Leuk Lymphoma, 1992, 8(4-5):253-60.

[8] ARCAMONE F, FRANCESCHI G, PENCO S, et al. Adriamycin (14-hydroxy daunorubicin), a novel antitumor antibiotic[J]. Tetrahedron Lett., 1969, 13: 1007-1010.

[9] WANI M C, TAYLOR H L, WALL M E, et al., Plant antitumor agents. VI. Isolation and structure of taxol, a novel antileukemic and antitumor agent from Taxus brevifolia[J]. J. Am. Chem. Soc., 1971, 93:2325-2327.

[10] TU YOU-YOU. The discovery of artemisinin (qinghaosu) and gifts from Chinese medicine[J]. Nature Medicne, 2011, 17 (10).

[11] EGERTON J R, OSTLIND D A, BLAIR L S, et al. Avermectins, new family of potent anthelmintic agents. Efficacy of the B1 component[J]. Antimicrob. Agents Chemother., 1979, 15: 372-378.

第 **7** 章

当代的药物发现

　　曾经参与过曼哈顿工程的美国加州波莫纳（Pomona）学院教授科温·赫尔曼·汉施（Corwin Herman Hansch，1918—2011），于 20 世纪 60 年代提出了定量构效关系（QSAR），并以方程的形式对化合物的结构与其理化性质、生物活性的关系进行描述。随着药物构效研究的进行，新药发现从以前的随机筛选，发展到后来的化学结构修饰，再到根据受体结构进行 QSAR 设计。

　　一系列抗高血压、降糖、降脂药物的发现，新的精神类疾病药物都体现出这一点。不过，仍然有一些药物是通过筛选或者偶然发现得到的。

从抗感冒药到降压药：可乐定的发现

　　20 世纪 60 年代初期，勃林格殷格翰（Boehringer Ingelheim）公司计划合成外周肾上腺素能活性化合物以滴鼻剂治疗鼻充血等感冒症状。通过对咪唑啉衍生物的修饰，变—CH₂—

为—NH—，并加入了一个氯原子，得到了可乐定（clonidine），它在低剂量的时候有缩血管的作用，可以缓解充血。当这一新制成的滴鼻剂给一个感冒的女秘书（鼻塞症状明显）用过后，她睡了 24 小时，并出现低血压、明显的心动过缓以及口干症状。

于是勃林格殷格翰公司把它开发成一种降压药，于 1966 年上市。可乐定可刺激中枢系统肾上腺素 α_2 受体，引起心脏搏动变缓，射血量降低。虽然副作用较多，但直到今天仍在临床应用于中、重度高血压。

另外，勃林格殷格翰也曾开发 β 受体阻断剂类药物，但没有 ICI 公司幸运，远远地落在了后面。

弗莱肯施泰因发现药物影响心肌细胞收缩：钙离子拮抗剂的发现

德国赫希斯特公司一直希望找到一种心脏类药物。其研发人员在检测普尼拉明（prenylamine）时，发现对动物心脏有作用。经过两年的研究，发现可以治疗心绞痛。本品于 20 世纪 60 年代上市，因为本品可部分代谢生成安非他明，所以美国没有批准。

1848 年，德国默克公司的乔治·默克（Georg Merck，1825—1873，家族企业第二代，李比希的学生）从吗啡的提取液中分离得到了罂粟碱（papaverine），不过它既无镇痛作用，也无麻醉作用。所以一直没有临床应用。直到 1916 年，俄裔美国药理学家大卫·伊斯拉埃尔·毛奇特（David Israel Macht，1882—1961）在约翰·霍普金斯大学研究发现，它对平滑肌有松弛作用。进一步研究发现，在动物上，罂粟碱可以抑制心肌传导和防止氯仿诱发的心室颤动，于是罂粟碱开始被用来制作血管扩张剂和抗痉挛药物。

1957 年，德国诺尔药业（Knoll pharmceuticals）公司化学家费迪南德·登格尔（Ferdinand Dengel）参照罂粟碱合成了维拉帕米（verapamil）。诺尔药业公司是一家老牌制药企业，由诺尔（Knoll）兄弟成立于 1886 年，除了维拉帕米以外，公司还开发了普罗帕酮（propafenone）这种抗心律失常药。药理实验人员发现维拉帕米对动物的冠状动脉血管有影响，1961 年，又在临床试验中证实它可以治疗高血压和心绞痛。

这两个药物上市后，人们一直不清楚它们的作用机制。因为当时研究心脏病，主要是通过给狗服用药品，然后检测其冠状动脉血流情况。只知道药品有相应的作用，并不知道具体是如何产生的。1963 年，德国生理学家阿尔布雷希特·弗莱肯施泰因（Albrecht Fleckenstein，1917—1992）受邀研究这两种药物，他和同事发现这两个药除了可以舒张血管，还具有减少肌肉收缩的作用，弗莱肯施泰因于 1964 年报道普尼拉明和维拉帕米对于肌肉激动 - 收缩的机制，他还意识到可能与钙离子有关。1966 年，他提出药物对心肌细胞的钙离子有拮抗作用的。

由于弗莱肯施泰因在细胞钙离子及其拮抗剂研究领域的影响力，1969 年，拜耳公司交给他两个化合物进行研究，分别编号 Bay-a-1040 和 Bay-a-7186。弗莱肯施泰因认为这两个也是钙离子拮抗剂[1]，但结构上都有二氢吡啶核，所以给它们取名硝苯地平（nifedipine）和尼鲁地平（niludipine）。弗莱肯施泰因还对尼莫地平（nimodipine）、哌克昔林（perhexiline）、苯乙二苯丙酸（芬地林 fendiline）、特罗地林（terodiline）等进行了研究，发现它们都属于钙离子拮抗剂。

于是人们开始研究钙离子拮抗剂治疗心律失常的机制，发现维拉帕米治疗心律失常有很好的效果，比地高辛的效果还要好。1982 年，美国 FDA 批准维拉帕米上市。

拜耳公司的硝苯地平在治疗高血压方面取得了良好的市场反应，为了推广本品，拜耳公司在全球召开多次研讨大会，交流硝苯地平的临床应用。1980 年，硝苯地平在全球 50 多个国家和地区获得推广应用。1982 年，美国 FDA 也批准了硝苯地平上市。

但辉瑞公司随后研发了氨氯地平（amlodipine），这是一个长效的降压药。比硝苯地平每天几次用药更受患者欢迎。

地尔硫䓬（diltiazem）作为第三种钙拮抗剂，被日本田边制药（Tanabe Seiyaku）公司的实验室发现。田边制药研究人员原本想用苯并噻唑类的化合物开发抗抑郁药。然而发现这一化合物有扩张血管的作用。经过多次检测，研发人员确诊这类衍生物属于弗莱肯施泰因所发现的钙离子拮抗剂。他们把这一药品美国权益许可给强生公司。1981 年，本品在德国被批准上市。因为地尔硫䓬除有降血压外，还有稳定心律作用，在美国市场一直销量领先。

从蛇毒中发现的降压药：普利类药物

高血压还有一类新药也被发现，它的发现是与血管紧张素的发现密切相关的。血管紧张素（angiotensin-converting enzyme，ACE）抑制剂是重要的抗高血压药物品类，第一个代表药物是 20 世纪 70 年代末的施贵宝公司的卡托普利（captopril）。

1898 年，生理学家罗伯特·蒂格斯泰特（Robert Tigerstedt）和他的学生佩尔·贝里曼（Per Bergman）在给兔子注射肾脏提取物时，发现兔子有血压升高现象，他们认为肾脏分泌了一种蛋白——肾素（renin）导致了这种作用。20 世纪 30 年代，戈德布拉特（Goldblatt）给狗的肾血管结扎导致缺血，他发现其肾脏分泌了一种缩血管物质。1939 年，肾素被发现并不是直接导致升高血压，而是通过水解血管紧张素 I（angiotensin I，Ang I）和血管紧张素 II（Ang II）来发挥作用的。1956 年，莱昂纳多·T. 斯凯格斯（Leonard T. Skeggs，1918—2002）与他的同事在马血浆中分离了血液中的血管紧张素转换酶（angiotensin-converting enzyme，ACE）。

　　巴西生理学家毛里西奥·罗查·叶·席尔瓦（Maurício Rocha e Silva，1910—1983）发现了缓激肽（bradykinin），一个内源性多肽，有多种生理作用，可以调节血压及平滑肌收缩。从 1940 年到 1941 年，席尔瓦到英国伦敦大学学习，回国后，他继续研究组胺对于动物毒素的影响。他与同事威尔逊·特谢拉·贝拉尔多（Wilson Teixeira Beraldo）等人一起于 1948 年发现缓激肽的降血压作用。当给动物注射巴西具窍蝮蛇（bothrops jararaca）蛇毒后，就可以在血液中检测到缓激肽。后来发现，缓激肽是由体内其他物质代谢而来的。

　　1965 年，席尔瓦的学生塞尔吉奥·恩里克·费雷拉（Sérgio Henrique Ferreira）又在蛇毒液中发现了一个缓激肽激活因子可以加强缓激肽的降血压作用。费雷拉是在继续研究缓激肽时，发现了蛇毒液中存在一个多肽家族，在体内和体外均可以激活缓激肽，他命名为缓激肽激活因子（bradykinin potentiating factor，BPF），并分离了替罗普肽（teprotide）等多个因子[2]。随后，他带着自己发现的 BPF 到英国伦敦大学约翰·罗伯特·文（John Robert Vane）实验室去学习，引起了文（Vane）的兴趣。

1967 年文和同事研究发现在体外实验中，ACE 对 Ang Ⅰ 的代谢非常慢，但人体内 Ang Ⅰ 会在血液中快速消失。文猜测血液中 Ang Ⅰ 可以转换为 Ang Ⅱ，后来他发现这一过程可以在肺循环中快速发生。

1968 年，费雷拉与美国国立布鲁克哈文实验室（Brookhaven National Laboratory）的刘易斯·乔尔·格林（Lewis Joel Greene）合作，分离了相应的几个 BPF 因子。应用这种多肽因子，可以激活缓激肽，并抑制血管紧张素 Ⅰ（Ang Ⅰ）转变。他们鉴定了其中一个五肽因子，并进行了合成，在实验动物身上成功完成降压作用。

文发现 BPF 在血液肺循环中也很快消失，于是他猜测与 BPF 和 Ang Ⅰ 发生反应的是同一个酶。并且 BPF 与这个酶反应后，可以抑制这个酶对 Ang Ⅰ 的转换。1970 年，文与同事利用费雷拉提供的 BPF 蛋白，证实了这个想法。

肾素血管紧张素醛固酮（renin-angiontensin-aldosterone）已经被研究得非常透彻，于是众多公司寻找这一系统中的靶点进行降压药的研究。其中肾素和 ACE 两个酶研究得较多。第一个 ACE 抑制剂是施贵宝公司的卡托普利，这一药物的主要研发者是米格尔·昂代蒂（Miguel Ondetti）。

阿根廷政府加强招商力度，给了施贵宝公司在国内独家生产抗体的特权。于是阿根廷人昂代蒂于 1957 加入了这里的实验室，接受进一步学习和锻炼。一开始，昂代蒂专注于生物碱化学，他从阿根廷当地各种各样的植物中提取相应成分，并送到美国新泽西总部检测。1960 年他从布宜诺斯艾利斯大学获得博士学位，然后获得机会到美国总部工作，年薪 7800 美元。为此他还找了一位英语教师辅导他。

　　他首先被分到了多肽研究小组，几年后，他成了小组长。研究内容包括胰岛素和蛇毒多肽。1965 年左右他开始研究一种胃肠道激素——胆囊收缩素，但当时的技术有限，没有能力把它开发成一种药物。

　　1967 年，施贵宝公司新总裁阿诺德·D. 韦尔奇（Arnold D. Welch）要求研发心血管药物。作为施贵宝公司的顾问，约翰·文给了他们很多建议，让他们就从 BPF 入手，并提醒他们进行 ACE 的研究。

　　于是昂代蒂（Ondetti）研究小组开始研究巴西腹蛇中的缓激肽激活因子 BPF。他们还合成了替罗普肽，以便更好研究。经过研究，昂代蒂等人意识到，多肽虽然有很好的生理活性，但在体内容易代谢，如果把研发方向改为针对代谢多肽的酶，或许可以起到相应的效果。他开始寻找 ACE 的抑制剂，但一直没有成功，中间项目还一度中断，但 1974 年，昂代蒂和同事们又开始向这一方向努力。他们以与 ACE 类似的羧激肽酶为筛选手段，把数千个公司化合物库里的化合物筛选了一遍，却没有结果。

　　1973 年，拜尔斯（Byers）和沃尔芬登（Wolfenden）发现天然底物的 C 端苯丙氨酸残基与羧基肽酶的活性部位结合从而将酶激活，他们用相似的苄基丁二酸（benzylsuccinic acid）也可以与羧基肽酶活性部位结合，但不会激活酶[3]。

　　这篇文献让昂代蒂等人意识到化合物与 ACE 的活性部位结合，会取得很好的抑制效果。因为对替罗普肽等缓肽因了的研究，他们知道 ACE 酶活性部位结合残基是 L- 丙氨酰 -L- 脯氨酸（alanylproline），于是通过参考这一结构，他首先设计了琥珀酰脯氨酸（succinoyl-L-proline），果然，它与 ACE 的活性部位结合非常好，并且不引起酶的活化。最后，昂代蒂用巯基取代了羧基，结果得到了卡托普利。1976 年申报了专利，专利号 4 046 889。

1977 年，相关结果发表，因为欧洲监管没有美国严格，所以最初到瑞士做临床试验。1981 年，产品才申报到美国并被批准。

随后又有 12 个普利类药物上市。1991 年，日本科学家开发了第一个以牛奶为基础的 ACE 抑制剂，从发酵的牛奶中，分离得到了两个三肽，被称为乳三肽（lactotripeptides），也有降血压的效果。其中异亮氨酸 - 脯氨酸 - 脯氨酸（isoleucine-proline-proline，IPP）效果更好一些。

一些患者服用卡托普利后，会感到口内有金属味，这是因为巯基的原因。美国默沙东公司开发了依那普利拉（enalaprilat），它没有这一副作用。它把巯基替换为二羧基，不过口服生物利用度变低，于是研发人员又用乙醇与它进行酯化反应，得到了依那普利。1983 年，第一个没有巯基的 ACE 抑制剂依那普利上市了。这个药于 1988 年成为默沙东公司第一个年销量超过 10 亿美元的药品。

20 世纪 70 年代，科学家发现血管紧张素 II 可以损害心脏和肾脏，当人体血液中过高时，可引起心肌梗死和卒中。在 20 世纪 70 年代血管紧张素 II 转换酶抑制剂被引入后，发现其对血压和体液电解质平衡有重要作用。

在血管紧张素 II 受体拮抗剂被研发前，科学界主要盯住血管紧张素多肽类似物研究，1- 肌氨酸 -8- 丙氨酸增压素（saralasin）和其他类似物被研究很多，因为它有一定的血管紧张素 II 受体拮抗剂作用，但因为是多肽，所以其口服生物利用度很低。

在 20 世纪 80 年代早期，人们在大鼠中发现咪唑 -5- 乙酸的衍生物可以对抗血管紧张素 II 对血压的作用。默沙东公司对相关化合物结构优化，得到 S-8307 和 S-8308 两个非肽类化合物，并证明它们是模仿血管紧张素 II 的药效团。对它们进一步修饰，以提高口服活性和对血管紧张素 II 受体 1（AT1）的选择性，得到了洛沙坦（losartan）。1995 年，洛沙坦被批准临床应用，随后有 6 个相应的药物被批准上市。这类药物副作用非常小，与空白对照差不多。

基于肾上腺素结构设计的抗哮喘类药物：沙丁胺醇的发现

在 ICI 公司开始以詹姆斯·怀特·布莱克（James Whyte Black）为首研究肾上腺素受体药物时，葛兰素公司也在介入这一领域，但他们关心的是哮喘这一疾病。当哮喘发作时支气管的炎症和收缩引起呼吸阻碍、胸闷、呼吸困难症状。而肾上腺素具有一定的舒张气管作用。他们便从这一方向入手，寻找一种抗哮喘药物。

沙丁胺醇（salbutamol）是基于去甲肾上腺素的结构修饰而成的。经过把去甲肾上腺素的一个氨基氢原子置换成异丙基后得到异丙基肾上腺素，但它在体内不稳定，易被儿茶酚 -O- 甲基转移酶代谢失活，且有一定的心脏副作用。于是进一步修饰结构，把异丙基以叔丁基取代，得到了沙丁胺醇。

沙丁胺醇是一个短效 β_2 肾上腺素受体激动剂，可以缓解气管收缩引起的哮喘以及慢性肺阻塞性疾病（chronic obstructive pulmonary disease，COPD）。沙丁胺醇是第一个选择性 β_2 受体激动剂，对哮喘有很好的疗效，商品名为 Ventolin。1969 年，由葛兰素下属公司艾伦和翰伯利（Allen and Hanburys）公司，以硫酸盐的吸入制剂在英国上市，后来这一公司成为葛兰素公司专门的呼吸道药物部门。美国 FDA 于 1982 年批准了它上市。沙丁胺醇被吸入后，20 分钟药物浓度达到峰值，效果持续 2 小时。它也可以通过静脉注射或者口服起效。这一药物的应用使治疗哮喘的方法发生重大变革。

因为哮喘的同时还会发生炎症反应，所以葛兰素公司又推出了丙酸氟替卡松这一吸入用抗炎药，商品名为 Flonase。它是一种体内生物利用度较低的前药。这个药物是人们通过对类固醇 17- 羧酸酯的研究而发现的。因为酯在体内有活性，但酸没有活性。研究人员找到一系列的硫代羧酸酯，其中就有氟替卡松。它比倍氯米松活性强百倍，比氢化可的松强千倍。

葛兰素公司在 1990 年又上市了另一个药物沙美物罗（一个羟萘甲酸盐，serevent），这是一个亲水性药物，能够很快透过支气管表皮细胞并停留在肺表层，作用时间也很长。它是一种 β 肾上腺素受体激动剂，通过扩张肺支气管发挥作用，与麻黄素的作用类似。

葛兰素公司结合两种药物的不同机制，推出了沙美物罗和氟替卡松的复方制剂 Advir，每年达到了 45 亿美元的销量。诺华公司和先灵葆雅也推出了福莫特罗（foradil）。

来自加拿大蒙特利尔：孟鲁司特钠的发现

1938 年，澳大利亚生理学家查尔斯·H. 凯拉韦（Charles H. Kellaway）用眼镜蛇的毒汁接触豚鼠后得到一种可以导致动物肠道肌肉松弛、收缩延缓的成分 SRS-A。几十年后，1979 年，瑞典化学家萨穆埃尔松（Samuelsson）对它进行了研究，认为它是巯基丙氨酸链接了 20 个碳的脂肪酸链，即白三烯 E（LTE）。白三烯的结构复杂，同年，哈佛大学的伊莱亚斯·J. 科里（Elias J. Corey）小组报道了所有白三烯类似物的立体合成。

　　萨穆埃尔松和科里合作，对白三烯的功能进一步进行了研究，认为合成的白三烯与天然分离得到的功能一致。科里因这一贡献获得 1990 年诺贝尔化学奖。

　　1981 年，美国默沙东公司雇用了安东尼·W. 福特 - 哈钦森（Anthony W. Ford-Hutchinson）担任药理部（研究地点在加拿大蒙特利尔）负责人，在他的带领下，创建了用于研究白三烯受体调控的生物测试和动物模型。经过对默沙东公司化合物库的筛选，并对前体进行优化，罗伯特·N. 杨（Robert N. Young）等人得到了 MK-571 这一化合物，但随后发现在动物实验中有肝毒性。1991 年，经过进一步研究，发现它的其中一个光学异构体没有副作用，即孟鲁司特钠（montelukast sodium），其中的 monte 代表蒙特利尔。

　　1998 年，本品上市，商品名为 Singulair，用于治疗成人和儿童哮喘，后来又增加预防哮喘。2004 年，孟鲁司特钠销量达到 26 亿美元。

体内代谢的有效成分：抗过敏药非索非那定的发现

　　1985 年，赫希斯特公司将特非那定（terfenadine）以商品名 Seldane 上市。这是第一个没有镇定作用的抗组胺药，用于治疗过敏性鼻炎。

特非那定在体内肝中经过 CYP3A4 酶的代谢后，生成有效成分非索非那定（fexofenadine）进入血液发挥作用，非索非那定是 H_1 组胺受体拮抗剂。但 CYP3A4 酶的功能有限，所以血液中仍有大量的特非那定存在，与其他蛋白发生作用，引起副作用。如与心脏钾离子通道结合，引起患者心律异常。1990 年，FDA 要求本品不能与大环内酯类抗生素、酮康唑等药物联用，并要求该公司给全国所有内科医生发通知，让他们注重药物联用，并修改说明书。1992 年，特非那定被加黑框警告。

幸运的是，非索非那定没有相应的副作用，并且副作用比其他抗组胺药还要小。于是在特非那定被下架的前一年，1996 年，非索非那定以商品名 Allegra 上市。这挽回了该公司不少损失，第二年非索非那定与伪麻黄碱复方（fexofenadine/pseudoephedrine）制剂也被批准上市。1999 年，赫希斯特公司被罗纳罗朗克公司收购，后者于 2004 年与赛诺菲合并。

不过，安维世公司（IVAX Corporation）就没有这么幸运，因为该公司刚于 1997 年 1 月上市了特非那定的仿制药，但当年就被 FDA 通知本品撤市。1999 年，加拿大也将本品撤市。

治疗哮喘的药物还有异丙托溴铵（ipratropium bromide）等抗胆碱能药物，它阻断肺内支气管平滑肌上的毒蕈碱型乙酰胆碱受体，使支气管舒张，用于治疗慢性阻塞性肺疾病急性发作。

从麻醉剂出发：质子泵抑制剂奥美拉唑的发现

胃消化离不开胃酸，胃酸是在 19 世纪 20 年代由威廉·博蒙特（William Beaumont，1785—1853）和亚历克西斯·圣·马丁（Alexis St. Martin，1802—1880）发现的，不过，后者是前者的研究对象。马丁于 1922 年时因一次意外受到枪击，胃部受到枪伤，有一个弹孔，被博蒙特治疗十几天后，虽然孔周围皮肤肌肉组织形成疤痕，但皮肤的伤孔和胃的伤孔形成了一个小洞。因为胃肠恢复了正常功能，所以可以看到胃内的消化过程。博蒙特定期付给马丁一定费用，进行了长达数年的消化研究。不过，在博蒙特发表的文章中，既没有马丁的名字，也没有相应的感谢。应当说，胃酸的发现是两个人的功劳。

　　在西咪替丁和雷尼替丁等正在争夺胃溃疡治疗市场霸主地位时，一个新药开始对它们形成威胁，这个新药是质子泵抑制剂（proton pump inhibitors，PPIs）奥美拉唑（omeprazole），它通过阻止氢钾 ATP 酶来抑制胃酸生成。

　　抑制氢钾离子泵可以减少胃酸的分泌，这是治疗胃食管反流、消化道溃疡等疾病的基本思路。虽然前者是由于食管括约肌松弛，后者是由幽门螺杆菌或服用非甾体类抗炎药引起的。有三类药可以抑制氢钾 ATP 酶，从而抑制氢钾离子泵分泌胃酸。

　　第一类是 H_2 组胺抑制剂如西咪替丁，抑制引起激活 ATP 酶的信号传导通路，但这种方法易引起耐受。第二类是质子泵抑制剂（proton pump inhibitors，PPIs），自从 1975 年开始研究的替莫拉唑（timoprazole）就属于这类药物。它们的代谢物可以共价结合氢钾 ATP 酶，从而抑制质子泵。第三类是质子泵拮抗剂（acid pump antagonists，APAs）或者钾竞争性酸阻断剂（potassium-competitive acid blockers，PCABs）。它们结合钾的位点直接阻断质子泵。瑞伐拉赞（Revaprazan）是韩国柳韩（Yuhan）公司研发的新型 APAs。

　　奥美拉唑于 1989 年由阿斯特拉公司（Astra AB，现在是阿斯利康的一部分）在美国上市，商品名为 Losec 和 Prilosec，后者是 OTC 规格，用于治疗烧心（胃灼热）。

因为一些麻醉剂可以减少胃酸的分泌，1966 年，阿斯特拉公司赫斯（Hassle）分部开展了胃肠研究计划（gastrointestinal research），一开始希望通过麻醉剂类似物抑制胃酸，于是以利多卡因为基础，合成相关化合物，并在大鼠身上检测抑酸作用。

参加这一胃肠研究计划的有资深化学家阿尔内·布兰德斯特伦（Arne Brandstrom，1967 年加入），在研究美托洛尔（metoprolol）和心得舒（alprenolol）过程中做过贡献的化学家库尔特-尤尔根斯·霍夫曼（Kurt-Jurgen Hoffmann，1974 年加入），对氢钾 ATP 酶有研究的比约恩·瓦尔马克（Bjorn Wallmark，1980 年加入），化学家佩尔·林德贝里（Per Lindberg，1982 年加入）以及两位动物学家和药理学家希勒维·马特松（Hillevi Mattsson，1979 年加入）、莱夫·里克纳（Leif Rikner，1982 年加入）等多位优秀的科学家。1970 年，他们合成了一个化合物 H81/75，虽然对大鼠有很好的效果，但对人无效。

1972 年，他们改用造了胃洞的狗来检测活性化合物，从中筛选得到了吡啶基硫代乙酸胺（pyridylthioacetamide）这类有抑酸作用的抗病毒化合物，进一步优化，于 1975 年得到了替马拉唑（timoprazole）。替马拉唑是一个吡啶基甲基亚磺酰基苯并咪唑（pyridyl methylsulfinyl benzimidazole），有很好的抑酸特性。

对替马拉唑的研究，使得发现它除了抑酸外，还可以抑制碘的摄入并引起甲状腺肿大。一个文献检索显示，巯基-苯并咪唑类化合物（mercapto-benzimidazoles）却没有抑制碘摄入的作用。于是对替马拉唑的苯并咪唑基团进行修饰优化，于 1977 年合成了吡考拉唑（picoprazole）等化合物，消除了其抑制碘摄入的副作用，但抑酸作用仍存在。但其抑酸机制不清楚。

1975 年左右，伯明翰阿拉巴马（Alabama）大学医学中心的乔治·萨克斯（George Sachs）等人发现了胃上的氢钾 ATP 酶的激活引起壁细胞膜上的质子泵分泌胃酸[4]。1977 年，萨克斯与同事设计了一个多克隆抗体，可以抑制这一种酶。

根据这些信息，再进一步地结构优化，阿斯特拉公司于 1979 年，得到了第一个质子泵抑制剂奥美拉唑，它可以非常好地抑制氢钾 ATP 酶，进而抑制质子泵分泌胃酸[5]。1980 年，申报了新药临床许可，1982 年开展了大规模临床研究。使用奥美拉唑后，95% 的胃溃疡和十二指肠溃疡能够在 6 个星期内治愈，从此胃和十二指肠溃疡的外科手术明显减少了。13 个国家的 45 个医学中心参加了此项研究，结果显示，奥美拉唑在治疗良性胃溃疡方面优于雷尼替丁。结果被发表在《新央格兰医学杂志》上。

1988 年，它以 Losec 为商品名在欧洲上市。1990 年以 Prilosec 为商品名在美国上市（美国默克）。1996 年奥美拉唑销售额排名世界第一。

20 世纪 80 年代，先后有武田制药（Takeda）的兰索拉唑（lansoprazole）、德国百克顿药厂（Byk Gulden，与史克公司合作）的泮托拉唑（pantoprazole）和卫材（Eisai）公司的拉贝拉唑（rabeprazole）上市，这些都是奥美拉唑的类似物。

兰索拉唑是第二个质子泵抑制剂药物，1991 年在欧洲上市，1995 年在美国由武田雅培公司产品（Takeda-Abbott Products，TAP，日本武田和美国雅培合资于 1977 年成立的一家企业）推出。它并没有对苯并咪唑基因修饰，而是在吡啶环 3 位增加甲基，在 4 位增加三氟基。有胶囊和片剂两种剂型。

第三个质子泵抑制剂泮托拉唑的研发始于 1984 年，百克顿公司的目标是找到一个在中性 pH 环境中稳定，酸性环境（pH<5）中迅速被激活的化合物，能与质子泵有效结合。1986 年，经过多次结构修饰和筛选，他们从 650 个化合物中得到了泮托拉唑的钠盐。经过药理、毒理和临床研究，本品于 1994 年在德国上市。因为其水溶液的稳定性，所以也是第一个可静脉注射用的拉唑类药物。

因为奥美拉唑显示在患者中效果有差异，所以阿斯特拉公司开始对奥美拉唑进行优化，最后发现其 S- 异构体埃索美拉唑（esomeprazole）有更好的活性。它以镁盐的形式于 2000 年上市，商品名为 Nexium。到了 2004 年，本品已经有 2 亿份处方被开出。

整体上来说，质子泵抑制剂的耐受性较好，短期服用副作用很少。但长期服用会引起个别营养素的不足，患者需要定期检查。2010 年美国 FDA 警告服用质子泵抑制剂引起的钙吸收不足问题。另外，因为质子泵抑制剂可以与二甲精氨酸酶结合，从而导致更高的二甲基精氨酸（ADMA）水平以及一氧化氮（NO）与生物利用度减少。

从青霉菌中筛选得到的降血脂类药：普伐他汀的发现

德国医生、生理学家、病理学家鲁道夫·菲尔绍（Rudolf Virchow，1821—1902）最早认识到白血病、脊索瘤、褐黄病、栓塞、血栓形成等疾病，他还创造了以下科学术语：染色质、发育不全、软组织、淀粉样变性、脊柱裂等。他也是第一个发现那些因闭塞血管性疾病（如心肌梗死）死亡的患者，其动脉壁上有大量胆固醇。于是人们猜测胆固醇过高会引起动脉病变，继而引起高血压和心肌梗死等疾病。

美国弗雷明汉心脏流行病学研究（Framingham Heart Study）开始于 1948 年，第一阶段对 5209 名弗雷明汉当地居民进行了研究，进一步揭示了血脂与高血压或动脉硬化性心血管疾病的关系。这一研究直到今天仍在继续，第三代当地居民已经参与了进来。

1955 年加拿大科学家鲁道夫·阿特丘尔（Rudolf Altschul）在实验中偶然发现维生素 B_3（又名烟酸，nicotinic acid）可以降低人体血液中的胆固醇。从此维生素 B_3 作为历史上第一个降脂药物，在临床上被广泛使用。除此之外，就是血液净化和严格控制饮食两种比较痛苦的办法。

20 世纪 50 年代，美国默沙东公司的生化学家杰西·赫夫（Jesse Huff）与同事开始研究胆固醇的生物合成。1956 年，公司另一个团队从酵母中分离得到甲羟戊酸（mevalonic acid），而赫夫的团队确认甲羟戊酸是胆固醇合成的中间步骤。在对胆固醇进行了深入研究后，他们于 1957 年发现降脂药物考来烯胺（cholestyramine，国内又名降脂一号）。这一药物通过促进肝脏将低密度脂蛋白（LDL）胆汁形式排出发挥作用，但本品同时也可以增加胆固醇的合成，所以效果有限。

维生素 B_3 和考来烯胺两种药物直到 20 世纪 70 年代都是高血脂患者主要的用药选择。然而不管是维生素 B_3 还是考来烯胺，其降脂效果都远没有达到人们的期待。

1959 年 HMG-CoA 还原酶（3-hydroxy-3-methylglutaryl coenzyme A reductase inhibitor）在德国马普研究所（Max Planck）被费奥多·费利克斯·康拉德·吕嫩（Feodor Felix Konrad

Lynen，1911—1979）与同事们发现。吕嫩与另一位德裔生物学家康拉德·埃米尔·布洛赫（Konrad Emil Bloch，1912—2000，犹太人，在"二战"期间逃往美国）对胆固醇在肝脏的合成过程以及脂肪酸代谢有关的机制进行了大量研究。因为这些研究成果，两人于 1964 年分享了诺贝尔生理学或医学奖。

在此之后，相关研究就集中在降低血液中的胆固醇上面。患有家族性高胆固醇血症的遗传病患者是研究的理想对象。研究表明他们缺少低密度脂蛋白（LDL）。一位日本兽医通过喂养高胆固醇的兔子，得到了相应的动物模型。应用这一模型，大大加快了相关药物的筛选。

1961 年，美国新上市的降脂药曲帕拉醇（triparanol）因引起白内障和其他副作用，最终被撤市。上市本品的梅瑞公司 [Richardson-Merrell，曾申报并积极推动"反应停"，即沙利度胺（Thalidomide）在美国上市] 还付出了 20 亿美元的赔偿。对这一药物进一步的分析显示，曲帕拉醇抑制脂质形成的最后一步，所以为了避免重蹈覆辙，更多的研发者以脂质形成前期过程为目标进行研发。

日本学者远藤章（Akira Endo，1933— ）毕业于日本东北大学（位于仙台市，其医学部前身即鲁迅就读的仙台医学专科学校），曾到美国康拉德·埃米尔·布洛赫（Konrad Emil Bloch）的实验室学习脂质研究。他对发现青霉素的弗莱明非常敬佩，便计划从微生物分泌物中发现新的药物。因为青霉素是霉菌分泌的杀死相邻细菌的活性物质，结构与细胞壁的成分黏肽结构中的 D- 丙氨酰 -D- 丙氨酸近似，可与后者竞争转肽酶，阻碍黏肽的形成，造成细胞壁的缺损，使细菌失去细胞壁的渗透屏障而死亡。他猜测真菌杀死周边微生物的方式是否是分泌活性物质，抑制细菌细胞壁中的脂质合成从而致其死亡。

1971 年开始，远藤章和日本的三共（Sankyo）公司的同事，用了两年时间测试 6000 多种菌种对抑制脂质合成的能力。其中一种产生青霉素的菌株 penicillium citrium 可以分泌几种活性化合物，具有抑制脂质合成能力，分别被命名为 ML-236A、ML-236B、ML-236C[6]，其中 ML-236B 活性较高。经过对本菌进行大规模发酵，他们从 600 升的滤液中得到了 23 毫克 ML-236B，命名为美伐他汀（mevastatin）。

与此同时，比彻姆药业实验室（Beecham pharmaceutical laboratories）公司的 A.G. 布朗（A.G.Brown）和同事在青霉菌（penicillium brevicompactum）菌株中也得到了美伐他汀，取名 compactin，但他们认为这是一种抗真菌药，并于 1976 年发表了它的抗菌性研究结果。

在比彻姆公司进行抗菌研究时，三共公司把美伐他汀应用于高胆固醇小鼠，但没有发现药效作用。于是他们改用母鸡，结果发现母鸡下的蛋中胆固醇下降明显，然后又用于狗和猴子，也取得了理想结果。1976 年，三共公司发表了相关结果。

1972—1974 年，来自得克萨斯州立西南大学医学院的迈克尔·S. 布朗（Michael S. Brown）和约瑟夫·L. 戈尔茨坦（Joseph L. Goldstein）对肝脏如何处理胆固醇的过程进行了研究，他们发现 LDL 受体可以调节胆固醇，并且与 HMG-CoA 还原酶有关。这些研究和发现使布朗和戈尔茨坦获得 1985 年诺贝尔生理学或医学奖。

当远藤章把美伐他汀寄给他们研究后，他们认为美伐他汀可以降低 LDL 的含量，从而降低血脂。不过因为实验动物被发现患上肿瘤，所以美伐他汀没有上市。于是三共公司通过对美伐他汀进行修饰，得到了普伐他汀（pravachol）。普伐他汀是 HMG-CoA 还原酶的抑制剂，也是美伐他汀的代谢物之一。1989 年，三共公司和百时美 - 施贵宝公司联合上市了普伐他汀。

另一种细菌筛选得到的降脂药：洛伐他汀的发现

1975 年，美国默沙东公司雇用了华盛顿大学生物化学学院院长罗伊·瓦格洛斯（Roy Vagelos，后来成为公司 CEO）作为研发总负责人，他为美国默克公司带来了很强的学术氛围，他还把自己的朋友和学生招募进公司，其中就有阿尔弗雷德·W. 艾伯森（Alfred W. Alberts）。研究脂类的权威迈克尔·S. 布朗（Michael S. Brown）是美国默克公司的顾问，他建议他们研发降脂药。于是艾伯森组建了一支团队投入了对降脂药的筛选。

1976 年，美伐他汀被发现。消息传来后，艾伯森便计划从微生物中分离出一种可以抑制甲羟戊酸生成的活性物质。他请阿瑟·A. 帕切特（Arthur A. Patchett）团队做微生物培养液，自己从培养液中通过同位素标记的甲羟戊酸检测其是否对脂质合成有作用。1978 年，帕切特团队对一种产生美伐他汀相似的菌株土曲霉（aspergillus terreus）进行培养。艾伯森和助手朱莉·陈（Julie Chen）在这一培养液中，发现了一个有效活性物质，可以抑制甲羟戊酸合成。

卡尔·霍夫曼（Carl Hoffman）把活性成分进行提纯，乔治·阿伯斯-勋伯格（Georg Albers-Schönberg）用磁共振技术验证，这一有活性的化合物结构比美伐他汀多了一个甲基，他们给它取名为 Mevinolin，经过初步药理试验，发现其降脂效果非常好。后来按他汀类药物命名为洛伐他汀（lovastatin）[7]。美国 FDA 于 1987 年批准其上市。

双药争锋：辛伐他汀与阿托伐他汀

另外，美国默沙东公司又对洛伐他汀进行修饰，增加一个甲基后得到 MK-733，命名为辛伐他汀（simvastatin）。其药效增强 2.5 倍，这一药品以商品名 Zocor 于 1992 年上市。

为了确证辛伐他汀的临床疗效，美国默克公司在斯堪的纳维亚，针对冠状动脉疾病患者的生存率，开展了一项为期 5 年的双盲随机的国际多中心临床试验，即北欧辛伐他汀生存研究（Scandinavian Simvastatin Survival Study），也称 4S 试验。试验共有 4444 名患者参与，结果发现，辛伐他汀对于患者的发病率和死亡率均有明显的降低作用。4S 试验成为循证医学发展史上的里程碑事件。辛伐他汀也成为美国默沙东公司与辉瑞公司阿托伐他汀相竞争的拳头产品。

1982 年，布鲁斯·D. 罗斯（Bruce D. Roth）是华纳 - 兰伯特制药（Warner-Lambert）公司下属帕克戴维斯实验室的药物化学家。该公司于 1984 年也加入研发降脂药的大军中。通过置换洛伐他汀结构中的萘烷，罗斯和同事们得到了阿托伐他汀（atorvastatin calcium）。在动物身上的药效显示，阿托伐他汀与洛伐他汀效果相当，并没有太多优异表现，但该公司没有找到更好的产品，所以还是把它投入临床，结果阿托伐他汀在临床试验中表现出比其他降脂药都要好的效果。

1997 年，华纳 - 兰伯特公司和辉瑞公司一起把本品推向市场，商品名为 Lipitor。很快，它的销售额从 3 亿美元上升到几十亿美元,2000 年,辉瑞公司收购了华纳 - 兰伯特公司。2004 年,本品销售额达到 109 亿美元,是第一个年销量超过百亿美元的药品。

原意降血脂:降糖药吡格列酮的发现

1975 年,日本武田制药公司(Takeda Laboratories)合成了几十种氯贝丁酯类似物,化合物中含有联苯醚基团,认为相关化学结构可能具有降血脂的药理活性。但是在动物模型筛选时,其中一些化合物表现出了降血糖的作用。在 α 位增加一个氯原子,在 β- 芳基部分增加一个苯氧基或烷氧基,都使得化合物在小鼠模型上的降血糖作用更加明显。

进一步针对肥胖和糖尿病小鼠模型的筛选实验,得到了 AL-321 这一化合物,它可以增加脂肪组织对胰岛素的敏感性。以这一化合物为基础进行优化,得到了 AL-294 化合物。再以 AL-294 为基础进行优化,筛选得到了环格列酮(ciglitazone)[8]。不过,非常可惜,环格列酮的临床效果不佳。但约二十年后,同类的噻唑烷二酮(thiazolidinediones,或格列酮 glitazones)类药物吡格列酮最终得以上市。

吡格列酮(pioglitazone)是 2008 年美国销量排名第 10 位的药物,达到 24 亿美元。它的心脏毒性比曲格列酮(rosiglitazone,已经因心脏毒性撤市)要小。但因为发现有致膀胱癌风险,在一些国家已经撤市。

以发现者名字命名:降糖药维格列汀的发现

2 型糖尿病是一个慢性代谢性疾病,会造成胰岛 β 细胞功能下降，胰岛素分泌不足，胰岛素耐受或增加肝糖生成量。

胰高血糖素样肽（GLP-1）和葡萄糖依赖性促胰岛素多肽（glucose-dependent insulinotropic polypeptide，GIP）具有肠促胰素效应，对 2 型糖尿病患者体内糖代谢的恢复有作用。但由于口服 GLP-1 后，很快被二肽酶（dipeptidyl peptidase）降解，所以作为口服药品缺乏临床成药性。于是，研发二肽酶抑制剂成为一个新的研发方向。

二肽酶 -4 抑制剂（dipeptidyl peptidase-4 inhibitors，DPP-4 inhibitors）是治疗 2 型糖尿病药物的一种。 抑制 DPP-4 酶后，可以增加肠促胰素（incretin）的功能，使胰岛素分泌增多，更好地调节血糖。

自 1967 年被发现以来，DPP-4 这种丝氨酸蛋白酶就备受研究者关注。相应的抑制剂在 20 世纪 80 年代被发现，按其是否与 DPP-4 共价结合分为两类。

DPP-4 是一个二肽酶，一般与底物的脯氨酸结合反应，所以很多抑制剂就模仿脯氨酸的 5 元杂环。1994 年，志瑞亚（Zeria Pharmaceuticals）药业公司等多家公司，先后研究了吡咯烷（pyrrolidine）、氰基吡咯烷（cyanopyrrolidine）、噻唑烷（thiazolidine）和氰基噻唑烷（cyanothiazolidine），这些都会与DPP-4 共价结合，但化学稳定性差。

1995 年，辉凌制药（Ferring Pharmaceuticals）公司申报了一个专利，他们用两个氰基吡咯烷结合在一起，作为 DPP-4 抑制剂，取得了很好的化学稳定性。

1995 年， 诺华公司的 埃德温·B. 维尔豪尔（Edwin B. Villhauer）在研究金刚烷胺时合成了双氰基吡咯烷类化合物，他们应用虚拟筛选技术，优化其相应官能团，得到了维格列汀

（Vildagliptin，LAF237，NVP-LAF237），本品于 1998 年合成，后来正式命名时借用了发现者维尔豪尔的名字。本品于 2008 年上市，商品名为 Galvus。

美国默克公司也开始了 DPP-4 抑制剂的研究计划，他们筛选得到了苯乙胺类化合物西他列汀（Sitagliptin），本品于 2006 年在 FDA 上市，是第一个 DPP-4 抑制剂。

百时美 - 施贵宝公司则开发了西格列汀（saxagliptin，BMS-477118）。2009 年，该公司与阿斯利康公司联合上市本品。2016 年，FDA 要求在西格列汀药品包装上加注"增加心衰风险"的警告。

受到抗疟药根皮苷的启示：阿卡波糖的发现

列净类药物是新型的 2 型糖尿病药物。他们通过抑制钠 - 葡萄糖协同转运蛋白 2（sodium-glucose cotransporter 2，SGLT-2），使得肾脏排出糖尿增多，相应地降低血糖含量。自 2013 年批准达格列净（dapagliflozin）以来，艾帕列净（canagliflozin）和依帕列净（empagliflozin）已经先后上市。

一开始认为糖尿病或许是一种肾疾病，因为患者尿中存在大量糖分。但当通过切除动物胰腺得到糖尿病模型后，研究转向了胰腺。增加胰岛素分泌或增强敏感度是传统的疗法。

但近年肾脏在高血糖中的作用又被开始研究。因为每天人体大约有 180 克糖滤过肾小球，但都被重吸收，只有当血糖过高，钠 - 葡萄糖协同转运蛋白（sodium-glucose transporter）饱和后，才检测到尿糖。

根皮苷（phlorizin）于 1835 年被分离，最先被用于治疗发热和感染性疾病，特别是疟疾。它在动物实验中，表现出胰岛素增敏作用，增加尿糖但又不会致低血糖。但其口服利用度低，并可导致腹泻等副作用。迈克尔·瑙克（Michael Nauck）和同事于 20 世纪 50 年代研究根皮苷，发现其阻止了肾、肠和其他器官的糖转运。

1960 年，罗伯特·K. 克兰（Robert K. Crane）发现了 SGLT 蛋白在小肠吸收葡萄糖中的作用，这是第一次发现双联通道。20 世纪 90 年代，SGLT 蛋白被透彻地进行了研究，同时也发现根皮苷可以抑制 SGLT。大多数 SGLT-2 抑制剂是葡苷酶类似物。

阿卡波糖（acarbose）于 20 世纪 70 年代从放线菌属的培养液代谢物中分离得到，并被发现是一种 α- 葡苷酶（alpha glucosidase）抑制剂，在肠道内竞争性抑制葡苷酶。降低多糖（淀粉）及蔗糖分解成葡萄糖，使糖的吸收相应减缓可以使淀粉分解为糖。

在治疗 2 型糖尿病方面，阿卡波糖在亚洲地区应用非常广泛，因为东方饮食中碳水化合物含量更高。

来自蜥蜴毒液的降糖药：艾塞那肽的发现

艾塞那肽（exenatide）是一个胰高血糖素样肽 -1 激动剂，属于肠促胰岛素类似物。艾塞那肽是胰岛素类似物 -4（exendin-4）的结构类似物。胰岛素类似物 -3 和胰岛素类似物 -4 由纽约军事医学中心所罗门 A. 博生研究实验室（Solomon A. Berson Research Laboratory）约翰·恩（John Eng）的研究团队，分别从两种毒蜥蜴毒液中分离得到。胰岛素类似物 -4 是从美国毒蜥（H. suspectum）唾液中分泌出来的一种天然肽，由 39 个氨基酸残基组成，与人体内的 GLP-1 有 53% 的同源性。他们的研究显示，胰岛素类似物 -4 对于胰腺腺泡的作用更具有特异性[9]。

艾塞那肽是一个由 39 种氨基酸组成的胰岛素促分泌剂，参与血糖调节。2005 年它在美国上市。于 2005 年被批准治疗 2 型糖尿病。本品由艾米林制药公司（Amylin Pharmaceuticals）生产，并与阿斯利康公司共同上市。

通过缩血管缓解偏头痛：舒马曲坦的发现

1957 年，发现了 P 物质（substance P，SP）的英国爱丁堡大学的约翰·亨利·加德姆（John Henry Gaddum，1900—1965）和祖莱卡·P. 皮卡雷利（Zuleika P. Picarelli）在研究豚鼠回肠时，分离出了 5- 羟色胺（5-hydroxytryptamine，5-HT，血清素），并提出存在两种 5-HT 受体，可以分别被吗啡（morphine）和苯氧苯乍明（dibenzyline）阻断，分别被称为 M 受体和 D 受体。前者通过调节胆碱能神经释放乙酰胆碱发挥作用，后者可以直接对平滑肌产生作用。

在 20 世纪 60 年代，发现 5-HT 的缩血管作用可以减缓偏头痛。麦角胺（ergotamine）和去甲肾上腺素都发现对偏头痛有效。而且发现血液 5-HT 的水平在偏头痛发作时降低了。后来发现，二甲麦角新碱的缓解偏头痛的作用是因为它是一个 5-HT 激动剂，但 5-HT 的副作用太多了，不适合作为药物。

英国葛兰素公司自 20 世纪 70 年代就开始以 5-HT 为基础，研究开发抗偏头痛药物。他们把开发相应的 5-HT 受体激动剂作为目标，首先得到了 5-HT 结构类似物 5- 羧基酰氨基色胺（5-carboxamidotryptamine），但特异性不好，经过进一步的筛选，得到了 AH24167，该化合物表现出了缩血管的作用。在此基础上修饰，又得到了另一个化合物 AH25086，但因为它的口服生物利用度低，也没有被当作潜在药物。不过，经过进一步的研究，得到了一个曲普坦类（Triptans）药物——舒马曲坦（sumatriptan），虽然它的效果不强，但特异性非常好，并且有很好的口服生物利用度。

舒马曲坦于 1991 年在荷兰首先上市，1993 年在美国上市。曲普坦类药物是治疗偏头痛的药物，机制是选择性 5- 羟色胺 / 血清素激动剂（5-hydroxytryptaminc/scrotonin agonists），随后上市的佐米曲坦（zolmitriptan）、利扎曲坦（rizatriptan）、那拉曲坦（naratriptan）、阿莫曲坦（almotriptan）和氟伐曲坦（frovatriptan）则作用于另一个亚型。它们的机制都是缩血管，但不影响脑的供血量，所以可以缓解头痛又不引起脑缺血。并且它们还可以抑制神经炎症因子。

2008 年，美国 FDA 批准了舒马曲坦与萘普生（naproxen）联用制剂。两者不同的抗炎作用可以更好地缓解偏头痛。曲坦类药物比麦角胺和双氢麦角胺有更好的作用和安全性。但是曲坦药物只是缓解症状，而不是治愈，它与麻醉剂、抗炎药不同。

改进方法检测5-HT受体激活：止吐药昂丹司琼的发现

甲氧氯普胺（metoclopramide）是一种止吐药，由法国药企德拉格兰治（Laboratoires Delagrange）公司的朱斯坦 - 贝桑松（Justin-Besançon）和 C. 拉维尔（C. Laville）于 1957 年在研究普鲁卡因胺的抗节律障碍副作用时发现。

他们在研究血液中的代谢物 2- 氯 - 普鲁卡因胺时，发现口服这一化学物的小动物呕吐减少了。于是对类似化合物合成筛选得到了甲氧氯普胺这一止吐药。

因为镇静剂氯丙嗪也有止吐的效果，所以他们以甲氧氯普胺为基础合成类似化合物，筛选可能的镇静剂，结果得到了舒必利（sulpiride），用于精神分裂的治疗，并且没有催眠副作用。

司琼类药物是 5-HT3 受体拮抗剂。这一受体分布在迷走神经末端和大脑的个别部位。除了阿洛司琼（alosetron）和西兰司琼（cilansetron）是治疗肠应激症状外，其他司琼类药物都是止吐药，特别用于肿瘤化疗后的止吐。

因发现 5-HT 的 3 亚型与 M 受体对应，英国葛兰素公司在 20 世纪 80 年代开展 5-HT3 相关药物开发计划。研究人员发现，需要检测神经递质的"刺激猪回肠动物模型"来检测 5-HT 其实是一种间接方法，于是 G.J. 基尔帕特里克（G.J.Kilpatrick）等人采用检测大鼠迷走神经去极化的方法，直接监测 5-HT3 受体激活情况[10]，增加了药物筛选的准确性。

葛兰素公司的约翰·R. 福扎德（John R. Fozard）发现甲氧氯普胺（metoclopramide）和可卡因是 5-HT3 受体拮抗剂，但作用效果较弱。于是筛选得到了吲哚基丙酮（indolylpropanone）这一特异性较好的化合物，但研究发现口服没有效果。通过化学结构修饰，福扎德和莫里斯·哥特斯（Maurice Gittos）合成了 MDL 72222 这一效果较强的拮抗剂，并发现其有很好的止吐效果，不过有一定副作用。于是又进一步优化后得到了昂丹司琼（ondansetron），实验顺利开展。

本品于 1987 年获得美国专利，于 1991 年上市。2006 年，本品在美国取得了十几亿美元的销售额。葛兰素公司还研究了昂丹司琼的长效制剂、儿童制剂、贴皮制剂等，但 2012 年葛兰素史克公司宣布把 32 毫克单次静脉注射剂量的昂丹司琼退出市场，因为该剂量可能引发潜在的严重的心脏风险。

比彻姆（Beecham）公司开发了另一种药物格拉司琼
（granisetron），该公司把产品转让给罗氏公司，产品于 1991 年
在英国上市，于 1993 年在美国上市。山德士公司研究人员发现
了 ICS 205-930，进一步优化得到了托烷司琼（tropisetron），于
1994 年上市。而赛诺菲公司开发了多拉司琼（dolasetron），于
1997 年上市。

众多的司琼类药物被研发出来，2003 年还上市效果更强
的第二代司琼类药物——帕洛诺司琼（palonosetron）。帕洛诺
司琼本由罗氏公司开发，后被赫尔森保健有限公司（Helsinn
Healthcare SA）引入，并开发上市。

司琼类药物的出现，大大提高了肿瘤化疗的接受度，减轻
了患者的痛苦。这对止吐药来说是一个里程碑式的进步。

P物质类似物：止吐药阿瑞匹坦的发现

1931 年，乌尔夫·斯万特·冯·奥伊勒（Ulf Svante von
Euler，1905—1983，1970 年因对神经介质的研究获得诺贝尔生
理学或医学奖）和约翰·亨利·加德姆（John Henry Gaddum）
发现了马脑和肠中也存在着 P 物质，它有扩张血管的作用，并且
可以使兔子的肠道收缩。但随后几十年，这个方向的研究停滞了。

艾斯帕梅（Erspamer）于 20 世纪 60 年代早期在非哺乳动
物中发现了类似的物质。1971 年，Chang 从马肠中分离了 P
物质并测定了它的氨基酸序列。1974 年，苏珊·利曼（Susan
Leeman，1930—   ）鉴定了它的结构。研究认为它是一个神经
肽，存在于中枢和外周神经系统。

P 物质的内在受体是神经激肽 1 受体（neurokinin 1 receptor，NK1R），可以从中枢抑制呕吐反应。于是从 P 物质出发，合成相应的类似化合物，制成了最早的 NK 受体拮抗剂。

到 1991 年，有三家公司报告了他们合成的非肽类 NK1 受体拮抗剂。1998 年，美国默沙东公司的克雷默（Kramer）等人发表了对 MK-869 化合物的临床研究情况[11]，后来命名为阿瑞匹坦（aprepitant），但是这一化合物的 6 步化学反应涉及了氰化钠、二甲基二茂钛和气态氨等多种有毒试剂。美国默沙东公司决定中止临床研究，进行化学合成步骤的优化。很快，一种更简捷、环境更友好的三步合成法被开发出来，公司这才继续进行临床研究。

2003 年，阿瑞匹坦被 FDA 批准上市，商品名为 Emend。这是第一个 NK1 受体拮抗剂，用于治疗化疗引起的恶心和呕吐（chemotherapy-induced nausea and vomiting，CINV）。后来本品还进行了大规模的抗抑郁临床试验，但效果一般。

核心作用是五糖序列：抗凝血药低分子量肝素的发现

直接血栓抑制剂（direct thrombin inhibitors，DTIs）在 20 世纪 90 年代得到很大发展。在此之前，只能使用华法林和肝素两类抗凝药。而这两个药物与多种药物还有交叉作用，并且使用时需要精确调整剂量。直接血栓抑制剂的发现，大大增加了抗凝药的选用范围。除了 DTIs 以外，现在还在开发凝血因子 IIa 和凝血因子 Xa 抑制剂等。

阿加曲班是一个小分子的 DTI，1990 年在日本由三菱制药株式会社上市，是一种新型凝血酶抑制剂，可逆地与凝血酶活性位点结合，以治疗外周血管疾病（包括栓塞）上市，于 2000 年在美国以治疗血栓上市。西美拉加群（ximelagatran）是阿斯利康公司研究开发的凝血酶（丝氨酸蛋白酶）抑制剂，但因为肝毒性被撤市。

达比加群酯（dabigatran etexilate）也是通过抑制凝血酶而抗血栓。由勃林格殷格翰公司于 2008 年在欧盟首先上市，两年后被 FDA 批准。这是第一个口服的直接抗凝药，其他类似药物都在研究，尚未上市，索加非群（sofigatran）等化合物还中止了研究。所以本品虽然有致心肌梗死的风险，但仍在临床应用。

低分子量肝素，是低分子量的硫酸氨基葡萄糖，平均相对分子质量是 4000~6000，由各种解聚分组分法制成的短链肝素制剂，根据分子量、链末端结构和化合物结合盐类的不同，可以分为不同的商品制剂，目前中国市场上使用的主要有达肝素钠（dalteparin sodium）、依诺肝素钠（enoxaparin sodium）等，这类药物有明显而持久的抗血栓作用，其抗血栓形成活性强于抗凝血活性。

虽然肝素 20 世纪 20 年代就上市，但对其结构的研究仍不足，特别是其糖醛酸基和 N- 乙酰基的含量不清楚。20 世纪 60 年代，其多糖骨架被阐述，但精细结构仍有待研究。1976 年，研究发现只有三分之一的肝素链与抗凝血酶结合，并且一个五糖序列非常关键。1983 年，这一五糖序列被合成。进一步临床研究表明，低剂量的肝素对深静脉血栓和肺栓塞有效。

而低分子量肝素（low molecular weight heparin）也被作为单独的药品开发出来。其作用机制在于通过五糖序列，与抗凝血酶 Ⅲ（antithrombin AT Ⅲ）及其复合物结合，加强对 Xa 因子和凝血酶的抑制作用。但由于其分子链较短，对抗 Xa 活性较强而久，对凝血酶抑制作用较弱。此外，还能促进组织型纤维蛋白溶解酶激活物（t-PA）的释放，发挥纤溶作用，并能保护血管内皮，增强抗栓作用。对血小板的功能影响较小。目前我国已经成为低分子肝素的最大原料出口国。

以妻子的名字命名：治疗多动症药物哌甲酯的发现

1934 年，神经刺激药苯丙胺（Benzedrine）成为第一个安非他明（amphetamine）类上市药物。以刺激药治疗注意力缺陷多动障碍（Attention-deficit hyperactivity disorder，ADHD）的尝试首先于 1937 年发表。

1944 年，汽巴公司的化学家莱安德罗·帕尼宗（Leandro Panizzon）合成了哌甲酯（methylphenidate）。本品最初被用来减轻巴比妥引起的昏迷、嗜睡和抑郁等不良反应。1954 年，研究发现这一药品有刺激神经的功能[12]。而帕尼宗的妻子丽塔（Rita）有低血压，在打乒乓球之前需要服用刺激剂，她感觉哌甲酯效果非常好。于是帕尼宗把本品命名为利他林（Ritaline）。1955 年，本品在美国上市。因为缺乏其他药物，本品在 2013年销售出 24 亿剂量。

另外研究发现，本品的光学异构体效果更好。20 世纪60 年代，本品开始用于治疗多动症，并且开始开发右哌甲酯（dexmethylphenidate），于 20 世纪 70 年代以 Focalin 为商品名被推向市场。2010 年研究显示本品与哌甲酯比较，长期效果并不如预想中的好。

另外，2010 年美国 FDA 已经批准可乐定（clonidine）这种降压药与激动剂一起治疗 ADHD，而且批准胍法新

（guanfacine）治疗儿童的 ADHD。胍法新（商品名 Estulic）是抗交感神经药物（sympatholytic drug），也可以治疗高血压。它是一个选择性 α2A 去甲肾上腺素受体激动剂。

来自高加索雪莲：抗阿尔茨海默病药加兰他敏的发现

阿尔茨海默病（Alzheimer's Disease，AD）导致的痴呆占老年性痴呆的 60%~70%，这是一个慢性神经退行性疾病，会不断加重。一般在诊断后，患者生存期为 3~9 年。这一疾病首先在 1906 年由德国精神病医生和病理学家阿洛伊斯·阿尔茨海默（Alois Alzheimer，1864—1915）描述，他从 1901 年开始观察一个患者，直到患者在 1906 年去世。

虽然一些药物可以缓解症状，但目前尚没有药物可以抑制或复原。目前有 5 种药应用到这一疾病中，4 种为乙酰胆碱酯酶（acetylcholinesterase）抑制剂，他克林（tacrine）、加兰他敏（galantamine）、多奈哌齐（donepezil）、卡巴拉汀（rivastigmine）。另一种是美金刚（memantine）。但这些药物效果都有限。只有多奈哌齐被用来治疗晚期阿尔茨海默病。美金刚可用于抗病毒药物，它是一非竞争性 NMDA 受体拮抗剂，可以抑制谷氨酸的过量刺激。地西泮（安定）等抗精神病类药物对相关症状也有作用，但副作用较大。

其中加兰他敏由苏联在 20 世纪 50 年代开发。当地人们应用一种高加索雪莲（galanthus caucasicus）治疗多种疾病。1951年，苏联药理学家 M.D. 马什克夫斯基（M. D. Mashkovsky）和 R.P. 克鲁格力科瓦 - 勒沃瓦（R. P. Kruglikova-Lvova）开始研究它的作用，他们的研究表明这是一个乙酰胆碱酯酶抑制剂。1959 年，帕斯卡夫（Paskov）在保加利亚把它产业化，以 Nivalin 等商品名推出，作为一种强肌药，主要用于东欧国家。2000 年，加兰他敏在英国正式上市，用于治疗早老性痴呆症，并于 2001 年获得美国食品药品管理局批准。

有效成分是溶剂：抗癫痫药丙戊酸钠的发现

丁氨苯丙酮（安非他酮，Bupropion）于 1969 年由印度裔化学家纳里曼·梅赫塔（Nariman Mehta，1920—2014）在宝来威康公司合成[13]，并于 1974 年获得美国专利。1985 年，FDA 批准它治疗抑郁症。后来发现它引起了一些癫痫症状，于是在次年撤市。但通过后续研究，发现这些癫痫是由于患者服药过多引起的，于是在 1989 年再次上市，相应的治疗剂量也降低。1996 年，FDA 又批准了它的缓释剂（sustained-release formulation），商品名 Wellbutrin SR。1997 年 FDA 批准其作为一种烟瘾戒断药。2006 年，其长效制剂又被批准为治疗季节性情感障碍（seasonal affective disorder）。2008 年，赛诺菲又上市了安非他酮的氢溴酸盐。

丙戊酸盐（valproate）对于抗癫痫和平静情绪有帮助。可治疗癫痫、双相情绪障碍和偏头痛。丙戊酸本身在室温属于液体，但其盐是固体形式。本品可以酸或盐或二者混合应用，相应地，也有多个剂型产品及商品名。

丙戊酸首先于 1882 年由 B.S. 伯顿（B.S. Burton）在合成由缬草中提取的物质时合成。这种酸一直被用来以液体形式保存其他化合物。20 世纪 60 年代，法国药企贝蒂埃（Berthier）公司的化学家埃莱娜·默尼耶（Hélène Meunier）发现，她所研究的铋类化合物可以溶于丙戊酸。1961 年，同公司的研究人员皮埃尔·埃马尔（Pierre Eymard）研究基林（khelline）这一戊四氮类化合物，基林分离自地中海的植物阿米芹（ammi visnaga），该植物提取物有一定的缓解心绞痛的作用。埃马尔合成了一些结构类似物，但都是难溶性物质。于是默尼耶建议他试试丙戊酸，果然这些物质可以用丙戊酸溶解。然后埃马尔把这些化合物递交药理组筛选可能的药理作用。

当药埋筛选组对这些化合物检测时，发现这些化合物均有一定的抗惊厥效果。经过仔细排查，他们发现起作用的原来是溶剂。于是丙戊酸的抗癫痫作用被发现[14]。然后公司用丙戊酸钠盐作用药品进行开发。1967 年，本品于法国最早批准用于抗癫痫治疗。后来，雅培公司又开发了双丙戊酸钠（divalproex sodium，商品名为 Depakote），即丙戊酸的前体药物，于 1983 年上市。日前丙戊酸钠、双丙戊酸钠及其缓释剂型是世界上应用最广泛的精神类药品之一。

以抗组胺药苯海拉明为基础：抗抑郁药氟西汀的发现

戴维·T. 王（David T. Wong，1936—　）出生于中国香港，在中国台湾学习化学，后到美国学习生物化学。1966 年，他获得生物化学博士后，到宾州大学做了两年博士后，但感觉美国的科研基金难以申请，于是找机会来到药企工作。因为他的祖母使用礼来公司的降糖药，并且他在　次会议上与礼来公司接触过，所以就在 1968 年应聘到礼来公司工作。

录用他的欧文·斯莱特（Irwin Slater）鼓励他自己找研究方向，开发新药。当时他想研究钙离子通道，因为地平类钙离子通道阻断剂机制刚被德国的阿尔布雷希特·弗莱肯施泰因（Albrecht Fleckenstein）提出来，相应的降压药还在市场上推广。但礼来公司高层认为这个研究方向意义不大，于是王把研究方向转向单胺再摄取的研究。

1970 年，布赖恩·莫洛伊（Bryan Molloy）和罗伯特·拉斯本（Robert Rathburn）在礼来公司研究抗组胺药。因为有研究发现抗组胺药苯海拉明有一定抗抑郁作用，他们依据苯海拉明为基础，合成了其数十种衍生化合物。王提议对血清素、去甲基肾上腺素和多巴胺的体外再吸收做重新测试，以期能得到一种仅抑制血清素再吸收的衍生变体化合物。1972 年 5 月，Jong-Sir Horng（尚无中译名）在对礼来公司的化合物库筛选中得到了氟苯氧苯胺，取名氟西汀（fluoxetine）。药理作用主要抑制了中枢神经对 5-HT 的再摄取。

礼来公司据此开发氟西汀为抗抑郁药，商品名为百优解（Prozac），1986 年在比利时首先获准上市。1987 年底获得美国 FDA 批准进入美国市场，当年市值达到 3 亿美元。1995 年进入中国市场。本品长期出现在全球 30 种最畅销药物行列，20 世纪末，其全球销售量达到顶峰。

礼来公司对百优解的专利于 2001 年 8 月过期，此后市场上出现了一大批氟西汀药物。为鼓励通用名为药的发展，美国 1984 年生效的专利期恢复法（Hatch-Waxman）法案规定，第一个获得 ANDA 的仿制药生产商将可以获得 180 天的市场独占期。印度雷迪公司（Dr. Reddy）正是利用这一条法律，于 2001 年 6 月在美国市场率先上市通用名为药氟西汀的 40 毫克胶囊剂，当年在美国市场获得 7000 万美元销售额，该产品让雷迪公司在美国市场赚取了数亿美元。

为减小专利到期带来的巨大冲击，早在 2001 年 2 月礼来公司就获得 FDA 批准的规格为 90 毫克氟西汀长效胶囊（PROZAC WEEKLY）的批文，这是每周口服一次的氟西汀肠溶制剂。每周一次的药物治疗设计，在提高患者治疗依从性方面有明显的优势。

在 20 世纪 80 年代中期，戴维·T. 王与戴维·W. 罗伯逊（David W. Robertson）计划合成新的抗抑郁药，他们依据氟西汀的结构，进行修饰后得到了度洛西汀（duloxetine），可以抑制 5-HT 和去甲肾上腺素的摄取。1986 年，他们申报了专利。但 FDA 没有批准礼来公司在 2001 年申报的新药申请，认为它有一定的肝毒性和可能的心脏毒性，并且其生产度洛西汀的分公司 GMP 存在一定问题。但英国批准了该药治疗压力性尿失禁（stress urinary incontinence）的适应证。

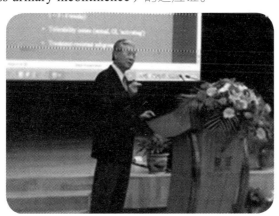

戴维·T. 王，在张江药谷做报告
引自：http://www.shchaohui.com/uploads/allimg/100625/news2010053101.jpg

礼来公司积极改造分公司的 GMP，并且把肝毒性警告标识到产品上，又通过临床研究，说明度洛西汀不存在心脏毒性。2004 年，美国 FDA 批准度洛西汀（商品名为 Cymbalta）治疗抑郁症和糖尿病神经病变。2007 年,又批准它治疗广泛性焦虑症。

本品在市场取得了很大成功,2012 年,销售额达到 50 亿美元。但因为专利于 2013 年过期,礼来公司通过增加治疗青少年抑郁这一适应证,使其保护期延长到 2014 年。随后,印度雷迪公司的仿制品上市。

王还参与了达泊西汀(dapoxetine)和托莫西汀(atomoxetine)的研究,但前者由于作用时间短,无法用于抗抑郁,但发现有治疗早泄的功能。后者则发现可用于治疗 ADHD,并且没有滥用倾向。

另外,普强公司于 1976 年上市了阿普唑仑(alprazolam),是一个短效抗焦虑的苯二氮䓬类药,可以治疗恐慌情绪和焦虑情绪,如广泛性焦虑症和社交焦虑症。并有骨骼肌缓解、抗惊厥、治疗失忆等功效。用药后,1 小时见效,可以持续 1 个星期。

本品于 1969 年由普强公司申报专利,并于 1976 年获得授权,1981 年正式上市,商品名为 Xanax。最初治疗恐慌,两年后本品就成为畅销药。2010 年本品在美国药品处方量排名中占第 12 位。

动物试验的副作用:增发药米诺地尔的发现

20 世纪 50 年代,普强公司(Upjohn)计划研发治疗溃疡药。该公司合成了几个哌嘧啶的化合物,但在狗的动物试验中发现,这些化合物对溃疡没有效果,但有很强的舒张血管作用。普强公司合成了 200 多个类似化合物进行检测,发现其中一个哌嘧啶二胺效果最好,命名为米诺地尔(minoxidil),并于 1963 年开始临床前研究。当普强公司收到 FDA 批准进行临床的文件后,该公司找到科罗拉多大学（University of Colorado）医学院副教授查尔斯·A.奇德西（Charles A. Chidsey），请他进行机制研究。奇德西进行了多次实验，但在第二次试验中发现它有毛发增多的副作用，于是他咨询了皮肤科医生吉他·卡恩（Guinter Kahn，1934—2014），并讨论把本品用于生发剂的可能性。

不过，卡恩随后却找到了跟他学习的住院医生保罗·J.格兰特（Paul J. Grant），两人得到了一些米诺地尔药品，悄悄开展了治疗脱发的试验。他们用 1% 的米诺地尔乙醇溶液，制成了生发剂，并打算申报专利。不过，已经得到相关消息的普强公司抢先申报了专利。

于是一场历时 10 年的官司开始了，同时，普强公司也在积极推进生发剂的研发。1986 年，普强公司申请米诺地尔治疗脱发的上市许可，临床资料包括该公司已经完成的 1800 例患者的资料。

不过，1986 年，法院裁定，普强公司可以开发生发剂，但专利上应有卡恩和格兰特的名字，还需要支付卡恩和格兰特专利使用费。1988 年，FDA 批准了米诺地尔 2% 的溶液治疗脱发的适应证，但因只有 39% 的患者对本品有效，所以要求该公司把商品名由 Regain（意指重新获得）改为 Rogaine，以避免误导脱发患者。

其实早在 1979 年，米诺地尔就以 Loniten 为商品名推向市场，不过是用于治疗高血压。但因为这一官司的影响，很多医生在 1980 年初已经把这一高血压药当成生发药开给脱发的患者。1996 年，本品治疗脱发的剂型还成为非处方药。2006 年，强生公司购买了这一品牌，并推出了不同剂量的产品。

从工业水处理剂到抗骨质疏松药：阿仑膦酸钠的发现

促排卵药克罗米芬（clomifene）最早于 20 世纪 60 年代应用于临床，一开始只用于女性经量过少。但后来发现使用此药物可以大大提高女性的怀孕率。1989 年，耶鲁大学医学院的弗洛伦斯·科米特（Florence Comite）和帕梅拉·詹森（Pamela Jensen）申报了一项使用克罗米芬预测女性怀孕的专利，使用本品后，通过 CT 检测到骨密度增加则预示怀孕。1990 年，科米特又申报了使用克罗米芬增加骨密度的专利。

怀孕可以导致骨质疏松，骨质疏松症是一个引起越来越多重视的世界范围的健康问题。其发病率已跃居常见病、多发病的第七位。目前全世界约 2 亿人患有骨质疏松，并且女性多于男性。世界卫生组织把每年的 10 月 20 日"国际骨质疏松日"。

阿仑膦酸钠（alendronate sodium）是一种目前被广泛应用防治骨质疏松症的药物，其化学成分是（4- 氨基 -1- 羟基亚丁基）双膦酸单钠盐三水化合物，通用名为阿仑膦酸钠，它是一种含有氮原子的双膦酸盐。

1894 年，德国药剂师西奥多·萨尔泽（Theodor Salzer，1833—1900）描述了一种不纯的商业用膦酸，其实就是双膦酸盐。不过这只在他的讣告中体现了出来。

1896 年，阿道夫·冯·拜耳（Adolf von Baeyer）的儿子汉斯·冯·拜耳（Hans von Baeyer）还是一位化学研究生，他在自己父亲的实验室里合成了一种不知名化合物。阿道夫·拜耳认为这一产品不纯，汉斯·拜耳继续努力提高了合成工艺，然后把结果拿给他的博士生导师卡尔·安德烈亚斯·霍夫曼 [Karl Andreas Hofmann，1870— 1940，发现霍夫曼包合物（Hofmann

284

clathrates）］。

第二年，相应的合成方法和成果发表了。在文章中，阿道夫·拜耳和霍夫曼推测这是一个双膦酸化合物［两个磷酸根之间有一个碳原子，此碳原子可连接其他两个烃基，即 P-C（R'R）-P］。1901 年，霍夫曼的另一学生威廉·海德 - 普里姆（Wilhelm Heide-priem，1876—1945）确证了这一推测。

后来，双膦酸盐成了一种工业用品，其用途主要在水处理，以防止水垢在各种管道的形成。但后来的研究表明，这类化合物有治疗骨质疏松的药物。

赫伯特·安德烈·弗莱施（Herbert Andre Fleisch，1933—2007）于 1959 年在洛桑大学（University of Lausanne）获得医学博士学位，然后到罗彻斯特大学（University of Rochester）做了三年博士后，从事血液和尿液中的矿物质检测，这让他发现焦膦酸盐（pyrophosphate，结构为两个磷酸根之间有一个氧原子，P-O-P）抑制羟基磷灰石（hydroxyapatite）的生长。焦膦酸盐，是一种常用的处理硬水（含钙、镁过高）的软化剂。

1963 年，弗莱施回到瑞士担任一家外科实验的实验室主管。他与西尔维娅·比萨扎（Sylvia Bisaz）合作发现焦膦酸盐在实验动物中抑制软组织的钙化。不过，焦膦酸易被体内的碱性磷酸酶分解，使得研究变得困难。

詹姆斯·欧文（James Irving）帮助弗莱施与保洁公司（P&G）建立了联系，该公司正在研究双膦酸盐在牙科上的应用。于是双方合作起来，发现了双膦酸盐对破骨细胞有很强的抑制作用，可以抑制骨的重吸收。1968 年，他们发表了相应结果[15]。弗莱施认为，双膦酸盐完全可以开发成抑制骨重吸收的药，以增加骨密度，从而治疗骨质疏松。不过，弗莱施本人对制药行业并不熟悉，而且骨质疏松这一疾病当时被认为并不广泛，所以鲜有药企愿意开发这类药物。

虽然在 20 世纪七八十年代进展不大，但弗莱施仍然在开展新的双膦酸化合物的评估实验。氯屈膦酸（clodronate）、阿仑膦酸（alendronate）、利塞膦酸（risedronate）、伊班膦酸（ibandronate）、帕米膦酸二钠（pamidronate）和唑来膦酸（zoledronate）都经过他的评估。经过弗莱施的不断宣传呼吁，一家意大利的制药公司真蒂利（Gentili）公司同意与弗莱施一起开发阿仑膦酸钠，但该公司实力不足，双膦酸化合物向临床应用迈进的步子依旧很慢。

1970—1985 年，毕业于以色列威兹曼科学院（Weizmann Institute of Science）的吉德翁·阿尔弗雷德·罗丹（Gideon Alfred Rodan，1934—2006）在康涅狄格大学（University of Connecticut）详尽地研究了成骨作用和破骨作用。1987 年，罗丹成为美国骨骼与矿物质研究协会会长，此时他已经加入了美国默沙东公司。罗丹了解弗莱施及他一直坚持研究和推广的双膦酸化合物。于是他向美国默沙东公司高层推荐了弗莱施。而弗莱施则说服美国默克公司购买了阿仑膦酸钠的美国开发权，加快开发进度。当其他药企知道默沙东公司在研发双膦酸盐以后，纷纷跟进。

经过弗莱施教授长达三十年的努力推动，双膦酸盐类药物成功实现了商业化。美国 FDA 先后在 1996 年和 2001 年批准阿仑膦酸钠（Fosamax，福善美）治疗绝经后骨质疏松症、糖皮质激素性骨质疏松症和男性骨质疏松症。这是第一种能够抑制破骨细胞分解骨骼导致骨质疏松的口服药，它能够极大地减轻骨质疏松以及其他的骨骼疾病的病情。

而伊班膦酸钠也是首先由弗莱施在和德国宝灵曼制药公司（Boehringer Mannheim）的合作中于 1988 年合成。宝灵曼公司于 1997 年被瑞士的罗氏公司兼并，于是伊班膦酸钠变成了罗氏公司的。它于 2003 年被欧盟首先批准，由罗氏公司和葛兰素史克公司以商品名邦罗力（Boniva）共同推出。

临床副作用成为主要适应证：西地那非的发现

磷酸二酯酶 5（phosphodiesterase type 5，PDE5）于 1980 年在大鼠的肺中被发现，它可以把环鸟苷酸（cyclic guanosin monophosphate，cGMP）转化为单磷酸鸟苷（GMP）。cGMP 升高能阻断钙离子进入细胞。钙离子减少使血管扩张，从而降低总体的血压。

1985 年，辉瑞公司在英国三明治（Sandwich）分公司的西蒙·坎贝尔（Simon Campbell）等人计划通过开发可以增加心房钠尿肽（atrial natriuretic peptide，ANP）这种降压因子的药物来降低血压。心房钠尿肽可以激发肾中的 cGMP，并通过信号传导，加快排尿。由于 PDE 可以降低 cGMP，所以他们开始以 PDE5 作为靶标，开发 PDE5 抑制剂作为降压药。

1989 年，安德鲁·贝尔（Andrew Bell）等人以现有一个较低活性的 PDE 抑制剂扎普司特（zaprinast）入手，合成了一个小分子物质 UK-92,480，比初始化合物的活性提高了 100 倍，认为可以抑制 PDE5，并申报了专利。

后续的动物实验也是按照降血压和治疗心绞痛两个适应证进行的。I 期临床实验于 1991 年在英国的莫里斯顿医院（Morriston Hospital）开始，显示其安全性非常好，但对血压、心率、前臂血流量、静脉应变性和心排血量变化等指标的作用不理想。说明本品作为降压药和治疗心绞痛的效果一般。但负责临床研究的伊恩·奥斯特洛（Ian Osterloh）等人观察到有志愿者服药后导致阴茎勃起的"副作用"。

20 世纪 80 年代早期，研究者们开始尝试用 α 受体阻断剂的注射疗法治疗阳痿。到 1991 年，研究者们开始报导一氧化氮（nitric oxide，NO）在阳痿中的作用，NO 是一个不稳定的气态自由基，能作为细胞间的信息使者，有广泛的生理作用，包括血管舒张、抗血小板活性、调节神经传导和对疾病的免疫抵抗。

辉瑞公司的研究团队获知这些研究后，把 NO 与 UK-92480 的副作用联系起来。研究之后发现，抑制 PDE5 会把 cGMP 转化成 GMP，GMP 水平增长直到使血管扩张，血液量增加，就可以治疗阳痿。

1994 年辉瑞公司设计了在家庭背景中进行的临床试验方案，得到了 FDA 的同意。临床试验共有 300 余人参与，取得了很大成功。市场调研也反馈了积极的结果，于是彼得·邓恩（Peter Dunn）等人通过研究，制订了新的合成方法，1996 年，本品申报了合成专利和新适应证专利，并被命名为西地那非（sildenafil）。

西地那非在 1998 年被批准上市，商品名为 Viagra。第一季度在美国市场即发出 290 万个处方。

因肺动脉高压（可导致右心衰竭）也可以用 PDE5 抑制剂来治疗。FDA 于 2005 年批准了西地那非治疗肺动物高压的适应证。但商品名为 Revatio。

2008 年西地那非销量达到 19 亿美元。2013 年，辉瑞公司宣布将在网上向患者直接出售本品。

参考文献

［1］GRÜN G, FLECKENSTEIN A. Electromechanical uncoupling of vascular smooth muscle as the basic principle of coronary dilatation by 4-(2′-nitrophenyl-2,6-dimethyl-1,4-dihydropyridine-3,5-dicarboxylic acid dimethyl ester (BAY a 1040, Nifedipine). 1. The significance of Ca^{++} ions for the bioelectrical and mechanical activity of smooth muscle[J]. Arzneimittel-forschung, 1972, 22(2):334-344.

［2］FERREIRA S H. A bradykinin-potentiating factor (bpf) present in the venom of bothrops jararaca[J]. British Journal of Pharmacology, 1965, 24: 163-169.

［3］BYERS L D, WOLFENDEN R. Binding of the by-product analog benzylsuccinic acid by carboxypeptidase A[J]. Biochemistry, 1973, 12: 2070-2078.

［4］SACHS G, CHANG H H, RABON E, et al. A nonelectrogenic H^+ pump in plasma membranes of hog stomach[J]. Journal of Biological Chemistry, 1976, 251(23):7690-7698.

［5］LINDBERG P, BRÄNDSTRÖM A, et al. Omeprazole: the first proton pump inhibitor[J]. Medicinal Research Reviews, 1990, 10(1): 1-54.

［6］ENDO A, KURODA M, TSUYITA Y. ML-236A, ML-236B, and ML-236C, new inhibitors of cholesterogenesis produced by Penicillium citrinium[J]. Journal of Antibiotics, 1976, 29:1346-1348.

［7］ALBERTS A W, CHEN J, et al. Mevinolin: a highly potent competitive inhibitor of hydroxymethylglutaryl-coenzyme A reductase and a cholesterol-lowering agent[J]. Proceedings of the National Academy of Sciences of the United States of America (PNAS), 1980, 77(7):3957-3961.

[8] SOHDA T, MIZUNO K, et al. Studies on antidiabetic agents. Ⅱ Synthesis of 5-[4-(1-methylcyclohexylmethoxy)-benzyl]thiazolidine-2,4-dione (ADD-3878) and its derivatives[J]. Chemical and Pharmaceutical Bulletin, 1982, 30: 3580-3600.

[9] ENG J, KLEINMAN W A, et al. Isolation and characterization of exendin-4, an exendin-3 analogue, from Heloderma suspectum venom. Further evidence for an exendin receptor on dispersed acini from guinea pig pancreas[J]. Journal of Biological Chemistry, 1992, 267(11):7402-7405.

[10] KILPATRICK G J, JONES B J, TYERS M B. Identification and distribution of 5-HT3 receptors in rat brain using radioligand binding[J]. Nature, 1987, 330(6150):746-748.

[11] KRAMER M S, CUTLER N, et al. Distinct mechanism for antidepressant activity by blockade of central substance P receptors[J]. Science, 1998, 281 (5383):1640-1645.

[12] MEIER R, GROSS F, TRIPOD J. Ritalin, a new synthetic compound with specific analeptic components[J]. Klinische Wochenschrift, 1954, 32 (19-20): 445-450.

[13] MEHTA N B. The chemistry of bupropion[J]. The Journal of Clinical Psychiatry, 1983, 44(5Pt2):56-59.

[14] MEUNIER H, CARRAZ G, et al. Pharmacodynamic properties of N-dipropylacetic acid[J]. Therapie, 1963, 18:435-438.

[15] FLEISCH H, RUSSELL R G, BISAZ S, et al. Influence of diphosphonates on the deposition and dissolution of ccalcium phosphate in vitro and in vivo[J]. Helvetica Physiologica et Pharmacologica Acta, 1968, 26(3):345-346.

第 8 章

现代生物药的发现

随着生物技术的发展，除了胰岛素、疫苗外，越来越多的生物因子、生物药品被应用到临床当中，并不断扩大市场份额，已经达到与传统化学药品竞争的地步。

肾衰竭与促红细胞生成素

1905 年，巴黎医学教授保罗·卡诺（Paul Carnot，1869—1957）和他的助手克洛蒂尔德·德弗朗德尔（Clotilde Deflandre）提出激素可能调节人体的红细胞。在兔子身上进行放血的试验，兔子在被注射了一种新红细胞因子（hemopoietin）后，红细胞有所升高。

伊娃·邦斯多夫（Eva Bonsdorff）和埃娃·亚拉维斯托（Eeva Jalavisto）继续研究这一因了，并给它起名促红细胞生成素（erythropoietin，EPO）。有其他研究团队揭示动物体内EPO 普遍存在于动物循环系统中，可以增加红细胞生长，提高血细胞容积。

1968 年开始，芝加哥大学生物化学系的研究团队对 EPO 进行纯化，并于 1977 年得到了几毫克纯度达 95% 的 EPO，分析 EPO 氨基酸组成，并分离其基因。使得利用这一物质治疗贫血成为可能 [1]。

20 世纪 70 年代，血液学家约翰·W. 亚当森（John W. Adamson）和肾脏病学家约瑟夫·韦瑟里尔·埃施巴赫（Joseph Wetherill Eschbach，1933—2007）利用羊和其他动物研究肾衰竭和 EPO 之间的关系，两人发现 EPO 可以刺激骨髓的红细胞生成，并治疗贫血症。

哥伦比亚大学在 NIH 资助下，合成了 EPO 并申报了技术专利。安进（Amgen）公司购买了这一专利。20 世纪 80 年代，安进公司开发出大规模生产工艺，临床试验由美国西北肾病研究中心实施，适应证为利用 EPO 治疗贫血。相关结果于 1987 年发表在《新英格兰杂志》。

1985 年，林（Lin）等人从噬菌体基因库中分离得到 EPO 基因，他们在哺乳动物细胞中用这种基因生产出 EPO。很快，重组人基因 EPO 开始开发。1989 年 6 月，美国 FDA 批准了重组人 EPO，商品名为 Epogen。2010 年，安进公司的 Epogen 销售额达到 33 亿美元。因过量使用 EPO 会引发心血管副作用，FDA 已经要求为 EPO 贴上警告标志。

杜-邹合成法：重组人胰岛素的成功关键

1920 年诺贝尔生理学或医学奖获得者奥古斯特·克罗格（August Krogh，1874—1949）是丹麦哥本哈根大学教授，他发现了骨骼肌中的毛细血管调节，还是第一个发现青蛙可以用皮肤呼吸的人。

1923 年，他和汉斯·克里斯蒂安·哈格多恩（Hans Christian Hagedorn, 1888—1971）通过胰岛素发现者班廷（Banting）和麦克劳德（Macleod），从加拿大多伦多大学得到了胰岛素生产的授权，在丹麦成立了诺德胰岛素实验室公司（Nordisk Insulinlaboratorium）生产胰岛素。该公司在 1926 年得到了丹麦政府的基金，把胰岛素生产作为公益事业。后来该公司改名为诺和诺德（Novo Nordisk）公司。

1936 年，多伦多大学的 D.M. 斯科特（D.M. Scott）和 A.M. 费希尔（A.M. Fisher）发现制备锌与胰岛素的混合物可以增加其降血糖作用，并将相关专利授权给了诺和诺德公司。同年，哈格多恩（Hagedorn）发现添加了鱼精蛋白后可延长胰岛素的作用时间。1946 年，诺和诺德制备成低精蛋白锌胰岛素即中性鱼精蛋白锌（Neutral Protamine Hagedorn，NPH）胰岛素。1950 年，NPH 胰岛素上市。

1955 年，胰岛素成为第一个蛋白序列被完全鉴定出来的蛋白质。完成这一工作的弗里德里克·桑格（Frederick Sanger，1918—2013）获得了 1959 年诺贝尔化学奖。1965 年，我国杜雨苍（1932—2006）和邹成鲁（1923—2006）成功地进行了胰岛素 A、B 两条肽链拆合条件的研究，为我国的人工结晶牛胰岛素成功奠定了基础。也使得第

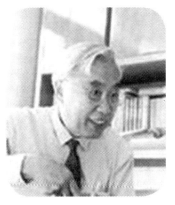

杜雨苍

引自：http://pic.baike.soso.com/ugc/baikepic2/50104/20160713131516-1/99168861.jpg/300

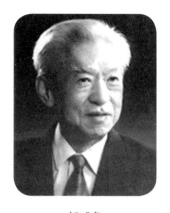

邹成鲁
引自：http://www.dzwww.
com/synr/dzft/200612/
W020061201371093911619.jpg

个基因重组人胰岛素通过大肠杆菌表达取得成功。

1981 年，诺和诺德公司用化学合成及酶反应方法，把猪胰岛素转换为人胰岛素。1988 年，诺和诺德公司也推出了基因重组人胰岛素。

1985 年，基因泰克（Genentech）公司的阿克塞尔·乌尔里希（Axel Ullrich）对人胰岛素受体进行了鉴定。1978 年，基因泰克公司通过把人的单链前体胰岛素 DNA 插入到大肠杆菌（E-coli）质粒中，表达后再用杜 - 邹法在体外连接合成胰岛素，成功开发出了用发酵的 DNA 重组人胰岛素。

以胰岛素作为主打产品的礼来公司对此非常感兴趣，很快购买了本品的专利和开发权。1982 年，以 Humulin 为商品名推向市场。1996 年，礼来公司的赖脯氨酸胰岛素（胰岛素类似物）被批准。随后其他几种胰岛素类似物和长效胰岛素先后被推向市场。

胰岛素类似物虽然价格贵了很多，但近年有临床研究显示，从长期来看，效果并不比基因重组人胰岛素有优势。

命运多舛的塞特斯公司：重组干扰素与重组白介素-2的发现

干扰素首先在 1957 年由阿利克·艾萨克斯（Alick Isaacs，1921—1967）和琼·林登曼（Jean Lindenmann，1924—2015）

在英国国家医学研究中心研究病毒干预时被发现。他们尝试把流感病毒加热后，再与细胞接触，发现细胞释放了一种蛋白，可以抑制病毒的生长。他们称之为干扰素（interferon）。1977 年，沃尔夫冈·伯特霍尔德（Wolfgang Berthold）等人通过放射性碘标记的方法得到干扰素 -β（IFN-β）。

　　1966 年，罗氏公司的副总裁约翰·伯恩斯（John Burns）说服在美国 NIH 工作的悉尼·伍登法兰（Sidney Udenfriend）加入罗氏公司，并在新泽西州领导建立专门的研究机构——罗氏公司分子生物学研究所（Roche Institute of Molecular Biology），并请伍登法兰担任首任主管。1967 年，悉尼·佩斯特卡（Sidney Pestka）加入了这一机构，并开始干扰素方面的研究，佩斯特卡开发了反相高效液相电泳，用这一技术，他于 1978 年和艾伦·瓦尔德曼（Alan Waldman）分离得到了干扰素 -α（IFN-α）。

　　捷克科学家扬·T 维尔切科（Jan T. Vilček）于 1959 年开始，在捷克科学家病毒研究所开始研究干扰素，并召开了第一次针对干扰素的国际学术会。1965 年，他移民到美国，在纽约大学微生物系担任副教授。他与同事分析了 IFN-α 和 IFN-β 的不同抗原特性，并研究了干扰素 -γ（IFN-γ）。他们还研究发现了一种从人二倍体成纤维细胞中生产 IFN-β 的方法，使得干扰素进入临床，并在德国和日本上市。但这种方法生产的干扰素最终被基因重组干扰素取代。后来，维尔切科（Vilček）还参与到了 TNF-α 单抗药物的开发当中。

　　1980 年，查尔斯·魏斯曼（Charles Weissmann）通过基因克隆技术，得到干扰素的基因克隆并建立了体外表达体系。发现干扰素被一个相关联的基因家族编码，并且干扰素的抗病毒作用也被证实。

在此之前，卡里·坎泰尔（Kari Cantell）与芬兰血库合作，首先从血液富集白细胞然后再从中提取干扰素，然而效率非常低。而通过基因重组，把干扰素基因整合到大肠杆菌或酵母中，然后通过发酵得到干扰素的方法，使干扰素成本大为降低。

很多企业通过基因重组的办法来生产干扰素，其中包括刚成立的瑞士德彪公司。成立于 1971 年加州伯克利的塞特斯公司（Cetus Corporation）也开始与曲通（Triton Biosciences）公司合作开发干扰素，希望成为一种抗病毒药物。但他们得到的是干扰素 -β1b（Interferon beta 1b，IFN-β1b），对病毒没有作用。

塞特斯公司的主要产品其实是白细胞介素 -2（Interleukin-2，IL-2）。IL-2 是一个非常重要的细胞因子，它是第一个被克隆的细胞因子，其受体也是第一个被克隆的细胞因子受体，在研究这一细胞因子过程中，取得了很多生物发现。

IL-2 于 20 世纪 60 年代中期发现，白细胞在某些介质中，生长可以加快。20 世纪 70 年代中期发现，用植物血凝素刺激正常人淋巴细胞后，其产物加入到骨髓培养液中，可以使 T 细胞选择性扩增。1979 年，在小鼠细胞中分离了这种物质，1980 年，在人细胞中分离了这种物质[2]。

20 世纪 80 年代，包括塞特斯公司、基因泰克公司以及英姆纳克斯（Immunex）公司等企业都在竞争克隆 IL-2 的基因。日本科学家谷口维绍（Tadatsugu Taniguchi）是查尔斯·魏斯曼的博士生，他于 1978 年在苏黎世大学获得分子生物学学位，在此期间他协助魏斯曼进行了 IFN-β 的基因克隆。回到日本后，他在东京癌症研究中心工作。1981 年，他克隆了 IL-2 基因。

1983 年，塞特斯公司也成功克隆 IL-2 并建立了表达体系，并与史蒂夫·罗森堡（Steven Rosenberg）合作展开临床试验。

安进公司也得到了一个 IL-2 克隆（两个基因克隆体系表达的个别氨基酸有差异），双方一开始在科研上竞争，但进入临床阶段后，便闹上了法院。最终安进公司输了官司，被迫退出这一领域。塞特斯公司的临床实验发现 IL-2 对肾癌有着不错的疗效，但同时也发现本品有较大的副作用。

　　1990 年，在 IL-2 已经在欧洲多个国家上市的情况下，美国 FDA 拒绝其新药上市请求，要求其补充资料。这给塞特斯公司带来了一场灾难。虽然 1981 年，该公司在 IPO 时募集到了 1 亿多美元。但中间开发各种生物制剂，又投资让公司的员工卡雷·班克斯·穆利斯（Kary Banks Mullis，1944—　，1993 年诺贝尔化学奖获得者）研发 PCR 及仪器，并开发其他医疗器械。而且，投入巨大的 IFN-β1b 对病毒无效，这些都让塞特斯公司财务资金见窘。

　　于是，几个星期后，塞斯特公司 CEO 辞职，PCR 的专利权转让给了罗氏公司。这仍挽救不了公司的颓势，1991 年，希龙公司（Chiron Corporation）收购了塞特斯公司。继续投入资金后，1992 年，IL-2 终于获批在美国上市，商品名为 Proleukin。随后，罗氏、葛兰素公司都开发了自己的 IL-2 产品。2006 年，诺华公司收购了希龙公司，并在 2010 年把 IL-2 卖给了普罗米修斯实验室（Prometheus Laboratories）公司。

　　在成功把 IL-2 推上市后，希龙公司又收集了干扰素的资料，把 IFN-β1b 的研究继续下去，发现它对治疗多发性硬化症（multiple sclerosis）有效果，于是 1993 年，IFN-β1b 也得以上市。德国的先灵公司在更早的时候就把 IFN-β1b 推向了市场。

　　另外，开发干扰素的还有百健（Biogen）公司。该公司于 1978 年在瑞士日内瓦成立。创立者中包括英国爱丁堡大学的肯尼思·默里（Kenneth Murray）、MIT 的菲利普·夏普（Phillip

Sharp）、哈佛大学的沃尔特·吉尔伯特（Walter Gilbert，首任
CEO，成就包括优化基因测序方法，纯化乳糖操纵子，描述基
因的外显子和内含子等）和苏黎世大学的查尔斯·魏斯曼（负
责第一个产品：干扰素 αinterferon alpha）。吉尔伯特因对基因序
列的研究获得 1980 年诺贝尔化学奖，夏普因对游离 DNA 的研
究获得 1993 年诺贝尔生理学或医学奖。

2003 年百健公司与圣地亚哥的艾迪公司（IDEC
Pharmaceuticals）合并为百健艾迪公司（Biogen Idec.）。现在又
重新改为百健（Biogen）公司。

上天眷顾细心的眼睛：链激酶的发现

约翰·霍普金斯大学的副教授威廉·史密斯·蒂利特
（William Smith Tillett，1892—1974，他于 1930 年与同事还发
现了一种与肺炎球菌 C- 多糖反应的蛋白，即 C- 反应蛋白）在
研究心肌梗死时，发现溶血链球菌在人的血浆中发生凝集现象，
但在人的血清中却不会凝集。这一细节吸引了蒂利特的注意。

蒂利特认为这是由于血清中缺少了某种因子导致的，即纤
维蛋白原。他设想，溶血链球菌把纤维蛋白原吸附于自身表面
激活，所以发生凝集。那么当血浆中的纤维蛋白原被链球菌吸
附后，血浆便不会凝结。于是他设计实验进行验证。

他首先把血浆草酸化，没有了钙离子，血浆不会凝块。然
后在对照试管中加入钙，其余试管中加入溶血链球菌和钙，不过，
实验结果是：所有试管里的血浆全部凝结了。

蒂利特有些失望，但保留了这些试管，不时前来观察一下
有无变化。在他决定处理前最后一次观察时，发现有一个加入
了溶血链球菌的试管血凝块开始溶解了。于是他推翻了自己的

原先设定，认为这是由于溶血链球菌分泌了某一物质引起的血凝块溶解。

　　他们研究了不同动物和人的血浆，以及不同菌株进行交叉比较研究，终于在 1933 年发现了溶血链球菌果然分泌了一种可以溶解纤维蛋白原的物质，但这一反应特异性非常强。1934 年，蒂利特分离了这一物质，并指出这是一个蛋白酶。

　　立达实验室（Lederle Laboratories）公司跟进，并于 20 世纪 40 年代开始支持本品的临床试验研究，但最终因工艺问题于 60 年代放弃这一项目。不过，欧洲贝林公司在 40 年代就开始生产这一物质。经过长期的研究，贝林公司推出了这一产品抗凝结药链激酶，商品名溶栓酶。一项对 588 名患者，另一项对 268 名患者的临床验证，把链激酶直接注入冠状动脉，可以溶解血栓。尤其是血管栓塞的最初几个小时，本品能提高生存率。

　　蛋白质链激酶在萃取后要彻底净化，但是这种药剂有时会引起过敏反应，因为接触过链球菌的人会在血清中保留相应的抗体，从而导致过敏。而尿酶，可以同样溶解血栓，却没有过敏风险，因为这种物质在肾脏中产生，并出现在尿液中。立达实验室公司放弃链激酶的一个原因就是他们转而开发尿酶。但最初的尿酶是从尿液中提取，所以要 900 升尿才提取出一个治疗剂量，生产成本很高。

来自水蛭的抗凝药：重组水蛭素的发现

　　1884 年，约翰·贝里·海克拉夫特（John Berry Haycraft）从水蛭中发现一种抗凝物质，他称为水蛭素（hirudine）。但这种物质提取不易。基因工程出现后，水蛭素就可以通过基

因重组的办法很容易生产出来。两种重组水蛭素乐匹卢定
（lepirudin，拜耳公司推出）和地西卢定（desirudin，瓦利安
特制药推出）很快被推向市场。而水蛭素的类似物和比伐卢定
（bivalirudin）等也被积极开发。

现在通过酵母发酵生产的水蛭素比天然水蛭素在 63 位酪氨
酸少一个巯基，使副作用大大减少。乐匹卢定还可以治疗肝素
引起的血小板减少症。但由于出血等副作用，拜耳公司已经不
再生产乐匹卢定了。

地西卢定效果要好得多，曾有临床对比实验显示，地西卢
定治疗静脉血栓比依诺肝素钠（低分子量肝素）效果好。

大肠杆菌基因重组表达系统遇到障碍：重组组织活化遗传因子（tPA）的发现

1976 年，加州大学教授赫伯特·博耶（Herbert Boyer）与
投资人罗伯特·A. 斯旺森（Robert A. Swanson，1947—1999）
联合成立了基因泰克（Genentech）公司，他们首先用大肠杆菌
（E. coli）进行基因工程蛋白表达，先后成功地实现了生长抑素
（somatostatin）和胰岛素的生产。

生长抑素是基因泰克的第一个产品，博耶采用化学合成的
方法，得到了生长抑素的基因，然后导入到大肠杆菌表达系统中。
这是第一个表达合成基因的药品。

奥曲肽（octreotide）是诺华公司生产的生长抑素类似物。
它对生长激素、胰岛素和胰高血糖素（glucagon）的抑制作用
比天然激素要强得多。它于 1979 年由化学家维尔弗里德·鲍尔
（Wilfried Bauer）首先合成，可用于治疗出血或其他内分泌疾

病，也取得了极大的市场销量，但毕竟与艾塞那肽一样，属于化学合成药物。

生物抑素的完成给基因泰克公司很大的信心，他们更加努力地投入到胰岛素的生产当中。当时百健公司的沃尔特·吉尔伯特也在进行胰岛素的基因工程表达。两个公司之间展开了竞争。不过基因泰克公司使用单链表达后再采用"杜-邹"法进行化学合成，而不是单纯的整个基因表达，结果避开了百健公司遇到的工艺难题。

接下来，基因泰克公司把目标瞄准了组织活化遗传因子（tissue plasminogen activator，tPA）。这种物质存在于人体组织中，不过量很少，临床上可用于治疗栓塞或血栓性卒中。

基因泰克公司把 tPA 基因分离出来后，用相同的办法，插入到大肠杆菌表达系统，但得到了纯度非常低的产物。研发人员之一丹尼斯·克莱德（Dennis Kleid）反复尝试了很多遍，得到的结果仍不理想。科学界原以为通过大肠杆菌这种原核细胞可以表达非常多的蛋白质，但这一想法遇到了挫折。生长抑制只有 14 个氨基酸，人胰岛素共有 51 个氨基酸，但 tPA 有 527 个氨基酸，并且有大量糖基化位点。大肠杆菌表达人胰岛素尚且遇到困难，更不要说 tPA 了。另外，大肠杆菌难以进行糖基化，所以蛋白无法顺利折叠，也就起不了相应的作用。

1980 年，基因泰克公司在用大肠杆菌表达 HBV 蛋白（生产疫苗用）时也遇到了困难，因为这一蛋白本身会抑制大肠杆菌的繁殖。为此，加州大学的阿瑟·莱文森（Arthur Levinson）被招募进公司，第二年，他开发成功了一个猴肾细胞表达系统。

而在此之前，哥伦比亚大学的迈克尔·维格勒（Michael Wigler）等人已经在哺乳动物细胞中表达基因了，并申报了相应的专利。

1976 年，斯坦福大学的罗伯特·席姆克（Robert Schimke）和学生弗雷德·阿尔特（Fred Alt）在研究细胞对肿瘤药物耐药时发现了基因扩增现象，他们发现甲氨蝶呤抑制细胞的二氢叶酸还原酶（dihydrofolate reductase，DHFR），而耐药细胞则会十倍甚至百倍地表达这一基因。他们分析，这一酶基因表达抑制后可以反向调节细胞基因加速表达 DHFR 基因。1980 年，哥伦比亚大学的劳伦斯·蔡辛（Lawrence Chasin）和盖尔·乌尔劳布（Gail Urlaub）等发现中国仓鼠卵巢细胞 -DUKX（Chinese hamster ovary cells-DUKX，CHO-DUKX）中没有 DHFR 酶基因[3]。

1982 年，罗伯特·席姆克的学生兰迪·考夫曼（Randy Kaufman）来到 MIT 的菲尔·夏普（Phil Sharp）实验室攻读博士后学位。考夫曼希望在 CHO 细胞中表达 DHFR 酶基因并连接其他基因蛋白，当细胞培养基内含有甲氨蝶呤（MTX）时，二氢叶酸还原酶被抑制，通过反馈调节，使得该基因自我扩增，连带其上下 100~1000kb 的基因都会扩增。这一设想被随后的实验证实了。不过，夏普并没有申报专利，认为哥伦比亚大学的基因表达系统已经覆盖了这一领域。所以夏普参加的百健公司也没有用哺乳动物细胞表达系统生产干扰素，而是与合作伙伴先灵葆雅公司（Schering-Plough）一起采用了大肠杆菌。

但在基因泰克公司，另一位席姆克实验室人员克里斯·西蒙森（Chris Simonsen）帮助阿瑟·莱文森实现了在 CHO 细胞中表达生产 DHFR 基因及蛋白，并于 1983 年 1 月申报了专利。而兰迪·考夫曼因为没有申报专利，他于 1983 年年底到一家波士顿基因研究机构工作，在那里他用 CHO 细胞表达生长激素、

EPO、tPA、凝血八因子等人生物蛋白。

当基因泰克公司的 tPA 进入临床后，生产负责人比尔·杨（Bill Young）开始考虑大规模生产的问题，但当时哺乳动物培养都是实验性的小规模培养，从礼来公司跳槽而来的吉姆·斯沃茨（Jim Swartz）开始把培养大肠杆菌的发酵罐应用到哺乳动物细胞中去。他们又从宝来威康（Burroughs Wellcome）公司挖来三位大规模发酵生产疫苗的工艺专家，共同组建了一支哺乳动物细胞发酵工艺研究团队。经过几年的努力，哺乳动物细胞发酵工艺成熟了。

1987 年，基因泰克公司的 tPA 被 FDA 批准上市，这是第一个 CHO 细胞表达的上市药品。不过，另一个竞争者意大利 Gissi II 公司的 tPA 项目在 1990 年得出了令人失望的结果。另外，比伯拉赫的卡尔托梅股份有限公司于 1987 年就创建了用遗传工程生产 tPA 的工艺，他们建成了一个 1.55 亿马克的生产车间，通过新的工艺，大大降低了成本。

肿瘤坏死因子α（TNF-α）单克隆抗体大放异彩：英夫利昔单抗的发现

很多生物药物已经被广泛应用于抗炎、抗肿瘤以及治疗免疫性疾病。而应用最广的生物制剂（biologics）是单克隆抗体药物。较早的单抗药物是肿瘤坏死因子抑制剂，包括依那西普（etanercept）、英夫利昔单抗（infliximab）和阿达木单抗（adalimumab）。

1968 年，加州大学教授盖尔·A. 格兰杰（Gale A. Granger）发现淋巴细胞可以分泌一种细胞毒因子，他命名为淋巴毒素

（lymphotoxin，LT），而耶鲁大学的南希·H.拉德尔（Nancy
H. Ruddle）同月也发表了文章，报道同样的生理现象。1976
年，纽约纪念凯德琳癌症研究中心（Memorial Sloan-Ketter-
ing Cancer Center）的劳埃德·J.奥尔德（Lloyd J. Old，1933-
2011）等人发现另一种巨噬细胞分泌的细胞毒因子，命名为肿
瘤坏死因子（tumor necrosis factor，TNF）[4]。这些因子都是
基于杀死小鼠纤维肉瘤细胞 L-929 细胞而发现的。1981 年，
奥尔德团队的另一成员伊丽莎白·卡斯韦尔（Elizabeth Car-
swell）与澳大利亚国家大学的伊恩·A.克拉克（Ian A. Clark）
经研究发现这些因子与内毒素中毒现象有关，并猜测与疟疾
有关。

1984 年，通过对淋巴毒素和肿瘤坏死因子的基因克隆，发
现二者相似。于是前者被命名为 TNF-β，后者被命名为 TNF-α。
随后其氨基酸序列被确认，并认识到 TNF-α 与白介素和神经生
长因子类似，都是调节生理功能的细胞激酶。

1985 年，布鲁斯·A.博伊特勒（Bruce A. Beutler）和安东
尼·切拉米（Anthony Cerami）发现恶液质因子（cachectin）
也是 TNF，并发现 TNF 是内毒素中毒的调节因子。凯文·J.特
雷西（Kevin J. Tracey）和切拉米发现了 TNF 在致死性感染性
休克中的调节作用，并确定了 TNF 单抗的治疗作用。

1998 年，森托克（Centocor）公司推出了 TNF-α 英夫利昔
单抗用以治疗风湿性关节炎。本品由纽约大学医学院的 Junming
Le（尚无准确译名）和扬·T.维尔切科（Jan T. Vilček）等人在
1989 年构建。他们把 75% 人的基因片段和 25% 鼠的基因片段
嵌合在一起，重组到 CHO 细胞中表达，单抗产物命名为 cA2。
他们通过与森托克公司合作，共同开发本品。

　　森托克公司由迈克尔·沃尔（Michael Wall）和休伯特·休梅克（Hubert Schoemaker）等人成立于 1980 年，开始生产胃肠道肿瘤检测试剂盒与乙肝病毒（HBV）检测试剂盒，并取得了丰厚利润。但 1992 年，公司开发了一个抗感染性休克的药物未获得批准，带来了很大危机。虽然英夫利昔单抗初期临床实验取得成功，但公司仍面临破产危险。

　　于是森托克公司采取了合作办法，与礼来公司共同在 1994 年上市了阿昔单抗（Abciximab，c7E3 Fab，商品名为 ReoPro）。这给了公司逆转机会，能够腾出力量继续开发英夫利昔单抗。英夫利昔单抗最初适应证只用于脓血症的诊断。流行病学家说服公司进行风湿性关节炎药物的开发。1998 年，英夫利昔单抗上市，商品名为 Remicade。上市后，成为市场头号产品。同年，强生公司以 56 亿美元收购了森托克公司。2004 年本品的年销售额就达到 30 亿美元。

　　在 1998 年上市的还有另一个 TNF 单抗药物依那西普，由英姆纳克斯公司（Immunex Corporation）推出。该公司是由史蒂夫·杜赞（Steve Duzan）于 1981 年成立的，他招聘了一个免疫学家和一个生物技术博士开始创业，第一个产品柳金尼年销量达到 2300 万美元。他受到鼓励，开始研究 TNF-α 单抗依那西普。它由 934 个氨基酸组成，相对分子质量达到 150 000，由 TNF 受体与人 IgG1 的 Fc 段基因重组后，嵌入中国仓鼠卵巢细胞（CHO 细胞）内进行发酵表达。本品治疗风湿性关节炎的临床实验始于 1983 年，完成于 1998 年，紧随英夫利昔单抗单抗上市，上市当年即取得了巨大的成功。

　　同样针对 TNF-α 的还有阿达木单抗，本品由巴斯夫（BASF）公司与剑桥抗体技术公司（Cambridge Antibody

Technology）研发，他们于 1993 年，通过噬菌体展示技术得到了 D2E7，并把它作用前体药物，在巴斯夫生物研究公司（BASF Bioresearch Corporation）创建了全人的单抗表达系统，然后到巴斯夫诺尔（BASF Knoll）公司进行药物继续开发。随后，雅培公司收购了巴斯夫诺尔公司。本品于 2003 年上市。2012 年，本品全球销量达到 93 亿美元。

TNF-α 单抗还有戈利木单抗（Golimumab，CNTO 148），本品也是由森托克公司上市，每月注射一次，治疗活动强直性脊柱炎，与甲氨蝶呤联用治疗风湿性关节炎。

本科生也很强：人表皮生长因子受体-2（HER-2）单抗药物（曲妥珠单抗）的发现

1962 年，美国范德堡大学（Vanderbilt University）的斯坦利·科恩（Stanley Cohen，1922—　）鉴定出了表皮生长因子（epidermal growth factor receptor，EGF），一个调节表皮生长的生长因子。他发现 EGF 可以使新生小鼠眼睛睁开和牙齿生长比正常小鼠早几天。细胞内 EGF 受体后来被发现是一个蛋白激酶。科恩的导师意大利裔女科学家丽塔·莱维-蒙塔尔奇尼（Rita Levi-Montalcini）在 1960 年发现了第一个生长因子——神经生长因子（NGF）。两人一起分享了 1986 年诺贝尔生理学或医学奖。

1978 年，科恩又与同事发现了表皮生长因子受体（epidermal growth factor receptor，EGFR）这一酪氨酸激酶[5]。

1982 年，MIT 的罗伯特·艾伦·温伯格（Robert Allan Weinberg，1942—　）的团队用一些经亚硝基乙脲（nitrosoethylurea）诱发的大鼠成神经细胞瘤进行 NHI/3T3 成纤维细胞转染，转染的细胞注射给小鼠并生成了成纤维细胞瘤，接着检测相关的蛋白，发现一个相对分子质量为 185 000 的蛋白起到作用[6]，所以也称 P185，两年后他们将其命名为 neu [与神经肿瘤（neural tumor）相关] 蛋白。多个课题组也得到了相同的结果。

加州大学洛杉矶分校（UCLA）琼生癌症中心（Jonsson Cancer Center）的肿瘤专家丹尼斯·J. 所罗门（Dennis J. Slamon，1948—　　）与温伯格团队合作，发现针对 P185 的单抗对肿瘤模型动物有很好的效果。

1985 年，基因泰克公司的研究员阿克塞尔·乌尔里希（Axel Ullrich）等人将这一基因克隆，发现 neu 蛋白与人 EGFR1（HER1）同源，便更名为 HER2。

1986 年，乌尔里希遇到丹尼斯·所罗门，展开了合作。因经费不足，所罗门实验室的一个本科生温迪·莱文（Wendy Levin）被指派研究这一课题。通过研究发现乳腺癌患者的复发、生存率与 HER-2/neu 基因的表达有关[7]，即女性表达的 HER-2 越多，乳腺癌风险越大。如果用一个抗体或小分子药物阻止 HER-2 酶的活性，就可以阻止癌细胞的生长。并且这一个酶位于细胞表面，有利于药物与之结合。

第二年，乌尔里希证实了 HER2 单抗对乳腺癌动物模型有效，并且可以增强肿瘤坏死因子（TNF-α）单抗的抗肿瘤作用。

基因泰克公司对这一鼠源单抗立项，基因泰克合成了一系列 100 多个老鼠细胞蛋白的单克隆抗体。这些单抗可以抑制 HER-2 阳性细胞株的生长。他们筛选出最有效的抗体 muMAb 4D5。1991 年，muMAb 4D5 单抗治疗乳腺癌进入了临床研究。但效果不理想，于是莱恩·普雷斯塔（Len Presta）、保罗·卡特（Paul Carter）和迈克尔·谢泼德（Michael Shepard）等人利用基因组合技术，把部分人的基因与鼠的基因结合在一起，并通过定点突变技术进一步把嵌合抗体人源化，把这一基因整合进 CHO 细胞，进行大规模发酵。这种方法生产的人源化单抗被命名为曲妥珠单抗（trastuzumab），含有 95% 的人抗体和 5% 的鼠抗体。

1994 年，曲妥珠单抗三期临床开始，1997 年完成，虽然有一定心脏毒性，但针对乳腺癌的临床效果是明显的。1998 年，本品获得美国 FDA 快速通道批准曲妥珠单抗上市，商品名为赫赛汀（Herceptin）。这一个从生物工程得到的治疗乳腺癌的人单克隆抗体，是第一个有靶点的癌症治疗药物。

实验记录很重要：人表皮生长因子受体-1（HER-1）单抗药物（西妥昔单抗）的发现

曲妥珠单抗上市后，表皮生长因子受体 -1（epidermal growth factor receptor-1，EGFR-1）即 HER-1 的抗体——西妥昔单抗（cetuximab）也随后被开发成功。

约翰·门德尔松（John Mendelsohn，1936—　）是 DNA 双螺旋结构发现者詹姆斯·沃森（James Watson）的第一个研究生。1980 年，门德尔松担任加州大学圣地亚哥分校的教授，他的同事戈登·久长·佐藤（Gordon Hisashi Sato，1927—　）对生长因子有很多研究，佐藤和自己的儿子丹瑞·佐藤（Denry Sato），联合精通免疫学的门德尔松，一起寻找一种阻止癌症细胞的方法。

他们鉴定了与 Her-2 同属的 EGFR-1（HER-1），因为三分之一的癌症与之相关。两名教授带领团队经过两年的努力，终于得到了一个鼠 EGRF-1 单抗，可以阻断人的 EGFR-1 并抑制细胞生长和裸鼠身上的肿瘤。因为这是他们第 225 次筛选得到的结果，所以命名为 C255。

1985 年，门德尔松到纽约纪念凯德琳癌症研究中心工作，并主导了 C255 的商业化进程。首先他授权给圣地亚哥的一家抗体公司，后来这家公司被礼来公司买下了，但礼来公司却不愿意继续开发这一药品，经过协调，礼来公司表示愿意提供本品的原料生产。

于是门德尔松又开始游说其他企业合作。1992 年，塞缪尔·瓦克索（Samuel Waksal）领导的英克隆系统（ImClone Systems）公司对 C255 产生了兴趣，并支持他进行临床研究，为之改名为 IMC-C225。

2001 年，临床试验显示，对于顽固的直肠癌患者，联合使用 IMC-C225、卡培他滨和奥沙利铂，可以使 22.5% 患者的肿瘤缩小。百时美 - 施贵宝公司集资 20 亿美元要收购 20% 的股份，其中 10 亿美元为预付款。

但因为其 II 期临床设计和执行比较差，FDA 起初拒绝了 IMC-C225 的上市申请。结果使股票下跌，并且塞缪尔·瓦克索对这一信息的不公开应用（其亲属利用信息提前卖出股票）而被判入狱。幸而德国默克公司伸出援手，重新设计了临床方案，把本药与标准化疗方案联用，然后开展临床试验。2004 年，FDA 批准了它。命名为西妥昔单抗（cetuximab），商品名为 Erbitux。

而在此之前，法国安万特公司的前身，法国罗纳普朗克乐安（Rhone-Poulenc-Rorer）公司，于 1989 年申请了抗表皮生长因子受体与化疗药物联用使肿瘤减小的专利，发明者是曾在以色列威兹曼科学院工作过的约瑟夫·史莱辛尔（Joseph Schlessinger）。这一专利被称为 886 专利，并授权给了英克隆系统公司。

不过，以色列的耶达（Yeda）研究发展公司代表迈克尔·塞拉（Michael Sela，醋酸格拉替雷的发现者之一，以色列威兹曼科学院的教授）提出异议，认为是塞拉和史莱辛尔共同研究得到了 886 专利成果。2001 年，耶达公司在美国把安万特公司和英克隆系统公司告上法庭，即 886 案。

塞拉拿出了大量的实验记录，而安万特公司和史莱辛尔却只能靠回忆来证明，于是法庭宣判，耶达公司在美国拥有这一专利的权益，在美国以外，耶达公司和安万特公司共同享有专利权益。于是，安万特公司和英克隆系统公司各自拿出了 6000 万美元赔付给耶达公司，另外还要每年支付专利使用费。

2006 年 FDA 批准其治疗头颈癌。2009 年，FDA 批准其治疗野生 K-ras 基因型的结肠癌患者，这是第一次把基因检测应用于肿瘤治疗。这一药物通过静脉注射治疗，每名患者需要经过 8 周疗程，共需要花费 3 万美元。2008 年，礼来公司以 65 亿美元的价格收购了英克隆系统公司。2013 年，本品销售额达到 18 亿美元。

员工自由创新的回报：血管内皮细胞生长因子单抗药物（贝伐珠单抗）的发现

由于生长速度很快，肿瘤需要生成它们自己的血管以便有足够的血液供应保证其不断繁殖。1971 年，波士顿儿童医院的朱达·福尔克曼（Judah Folkman）提出一个新的由阻止血管生成来治疗癌症的方法，这是一个可以切断肿瘤的血液供应的过程。他在工作开始致力于分离"肿瘤血管生成因子"。1991 年，福尔克曼与他的博士后迈克尔·奥莱利（Michael O'Reilly）成功从老鼠中分离到两个蛋白：血管抑制素和内皮抑制素，二者都可以阻止血管壁的生成。福尔克曼的抗血管生成理论新颖，所以没有申请到经费。但他坚持进行了研究，他观察到两种蛋白可以导致老鼠上的三类肿瘤抑制，并且没有传统化疗中的抗药性。1997 年，他的结果发表在《自然》杂志上。恩特药物公司开始与他联系开发这两种药物，其股票也很快从 12 美元上升到 82 美元。但后来证明，内皮抑素在人体内是无效的。股票又跌到 30 美元。

贝伐珠单抗是一个人源化的抗血管内皮细胞生长因子（vascular endothelial growth factor，VEGF）受体的单抗，由基因泰克公司的拿破仑·费拉拉（Napoleone Ferrara，1956—　）在 1989 年发现，这是第一个基于抗血管生成机制的药物。费拉拉于 1988 年进入基因泰克公司。1989 年，他在研究心血管疾病时分离到一个脑下垂体蛋白，将之命名为血管内皮细胞生长因子（VEGF）。因为公司允许员工做他们感兴趣的研究，所以费拉拉在 1993 年和他的同事发展了一个鼠抗体来抑制 VEGF，发现可以使鼠肿瘤缩小。于是公司开始把 VEGF 抗体作为抗肿瘤的备选药物研发。他们首先将鼠抗体人源化，使得人的基因占 96%，并命名为贝伐珠单抗（bevacizumab）。

临床试验发现，贝伐珠单抗的确可以通过抑制血管生成杀死癌症细胞。当与其他化疗一起使用时，对 20% 的直肠癌患者可以延长 4.9 个月的存活时间。并且副作用非常小。2004 年，FDA 批准它与标准化疗药物联用治疗直肠癌，以 Avastin 为商品名上市，当年销量达到 2.24 亿美元。

2008 年，FDA 批准它治疗乳腺癌，但于 2011 年又撤销了这一适应证。

从活疫苗到死疫苗再到基因工程疫苗：狂犬病疫苗的进展

继巴斯德之后，在狂犬病疫苗上开辟新时代的是希拉里·科普罗夫斯基（Hilary Koprowski），他与美国费城威斯达研究所（Wistar Institute）的同事在 20 世纪 60 年代末开发出了新一代的细胞培养疫苗，称为人双倍体细胞疫苗（human diploid cell vaccine，HDCV）。后来学者采用不同的细胞进行培养，先后诞生了纯化鸡胚细胞疫苗（PCEC）、纯化绿猴肾细胞疫苗（PVRV）、纯化鸭胚细胞疫苗（PDEV）、狂犬病毒吸附疫苗（RVA，采用猕猴肺纤维细胞培养）等。

巴斯德的第一代疫苗是减毒活疫苗，由于采用生物组织制备，易于发生过敏反应，副作用大，还存在减毒疫苗变异恢复活性的可能，安全性不如第二代疫苗。第二代疫苗是灭活疫苗，通常用 β- 丙内酯灭活，其安全性与诱导免疫的能力都差不多。中国曾经采用苏联发明的仓鼠肾细胞疫苗（PHKCV），用狂犬病毒的北京菌株生产，用甲醛灭活。

在动物用的疫苗上，由于安全性要求不如用在人身上，现在仍然可以使用减毒活疫苗。巴斯德最早是用兔子传代生产疫苗，后来科普罗夫斯基在 1948 年改用鸡与鸡胚传代，最终产生一种称为 Flury 菌株，它来源于 1939 年在美国的一个患者，如果传代 40~50 次，称为低传代 Flury 菌株（Flury LEP），如果传代达到 227~230 次则称为高传代 Flury 菌株，这种减毒疫苗具有较好的免疫效果。减毒疫苗的一个现实威胁就是本身可以引发狂犬病，在 1968 年开发的 ERA 疫苗，免疫效果很好，但数起在猫身上发生的狂犬病导致了它退出市场。

ERA 疫苗是基于在 1935 年于美国阿纳巴马的一只狗身上发现的狂犬病毒，其毒株称为 SAD（street alabama dufferin）株。这一毒株也是后来开发出来的 SAD B19 疫苗的基础，这一疫苗是为野生动物口服用的，目的是减少自然界狂犬病毒的库存。SAD B19 毒力不弱，所以后来进一步减毒产生了 SAG2，是现有的野生动物疫苗饵的主要成分之一。由于这两种口服疫苗余毒仍然嫌高，不耐热，针对北美地区的浣熊与条纹鼬效果不佳，在 20 世纪 80 年代，随着基因工程技术的发展，合成了一种新疫苗，用牛痘病毒加入狂犬病毒的糖蛋白抗原基因，称为牛痘狂犬病毒糖蛋白（vaccinia rabies glycoprotein，VRG），VRG 疫苗多用于北美地区制作疫苗饵，清除野生动物中的狂犬病毒。

希勒曼：开发40余种疫苗的大师

莫里斯·拉尔夫·希勒曼（Maurice Ralph Hilleman，1919—2005）是一种美国病毒学家，他一生开发了 40 余种疫苗，在 14 种国家计划疫苗中，他开发了 8 种：麻疹、腮腺炎、甲型肝炎、乙型肝炎、水痘、脑膜炎、肺炎和流感嗜血杆菌疫苗。他在发现腺病毒、肝炎病毒和 SV40 病毒中也发挥了作用。他幼年丧母，在八年级时，他被逮到在教堂礼拜时偷看达尔文的《物种进化论》。1944 年他获得芝加哥大学微生物学博士学位，他在博士论文中论述了衣原体感染，这种通常被认为是病毒引起的疾病，其实是生长在细胞内的衣原体引起的。

毕业后，他加入施贵宝公司的一个分公司（E.R. Squibb & Sons），当时"二战"正在进行，他针对太平洋美军患的一种感染性疾病，开发了流行性乙脑（Japanese B encephalitis）疫苗。1948 年，他来到华特瑞陆军研究院（Walter Reed Army Institute of Research）担任呼吸疾病研究主管，在这里他发现了流感病毒易于变异的特性。由此，他预感到 1957 年的中国香港流感爆发可能会带来非常大的危害，通过连续 9 天的工作，他分离了相关的流感病毒，并制备了相应疫苗。4000 万份疫苗被生产和应用,虽然美国仍有 6 万余人死于这次流感,但损失大大降低了。

1957 年他加入了美国默克公司担任疫苗事务部负责人。1963 年，他的女儿患了腮腺炎，他从女儿身上分离到病毒株，并开发出了疫苗，这一疫苗今天仍在使用。并且，他还用这一病毒开发出了麻腮风三联疫苗，这是第一个被批准的多种病毒同用的疫苗。

他还发现，猿猴病毒如 SV40 等能造成其他病毒的污染，例如对脊髓灰质炎病毒的污染。1961 年发生了污染事件，使得索尔克（Salk）疫苗被召回，被阿尔伯特·萨宾（Albert Sabin）的口服疫苗替换。虽然后者也被污染，但口服无害。

行万里路，采万人血：乙肝病毒（HBV）疫苗的发现

20 世纪 50 年代，美国医生 / 基因学家巴鲁克·塞缪尔·布隆伯格（Baruch Samuel Blumberg，1925—2011）周游世界，

采集各地血样，研究相关的疾病。1963 年，他在患有黄疸患者的血样中发现了乙肝病毒抗原（HBVsAg）。1968 年，病毒学家阿尔弗雷德·普林斯（Alfred Prince）发现这个抗原是乙肝病毒的蛋白。后来布隆伯格研究认为这一病毒可以造成肝癌。另外他的团队开发了乙肝病毒（HBV）的检测试剂盒，并与美国默克公司合作制备疫苗，免费给药企使用。他因这些工作而获得1976 年诺贝尔生理学或医学奖。

美国默克公司获得 HBV 使用权后，希勒曼与团队通过用胃蛋白酶、尿素和甲醛处理的办法，得到了疫苗。希勒曼还假设，用乙肝表面蛋白注射给正常人后，正常人会被免疫，并产生相应的抗体，当被免疫者再接触 HBV 时，就会产生免疫力。

他通过收集患者血液，从血液中得到病毒，通过多种步骤，杀死病毒得到表面抗原，然后开展临床研究。1981 年，美国FDA 批准了这一疫苗的使用。

因为这一疫苗是从血液中提取制备，所以在 AIDS 被发现后引发了广泛担忧，虽然这一疫苗的制备过程杀死了所有病毒包括 HBV 自身，即便血液中有 HIV 也会被杀死。后来这一疫苗被酵母基因工程疫苗取代。

希龙公司（Chiron Corporation）于 1981 年成立，公司创立者之一巴勃罗·DT·巴伦苏埃拉（Pablo DT Valenzuela）本身是位分子生物学家，在他主持下，公司与肯尼思·默里（Kenneth Murray，1930—2013）合作。默里是一位英国分子生物学家，他的妻子诺琳（Noreen）也是一位生物学家。他的团队通过基因工程技术开发出了 HBV 疫苗。希龙公司开始生产基因工程HBV 疫苗。他们把乙肝表面抗原基因整合到酵母细胞中，通过发酵得到了乙肝表面抗原蛋白。由此制成了世界上第一个基因工程疫苗。

这一疫苗发挥了非常大的作用。受益于基因工程疫苗，中国青少年的乙肝感染率大大降低了。另外，默里也是百健（Biogen）公司的创始人之一。

病毒致癌：人乳头瘤病毒（HPV）疫苗的发现

人类疱疹病毒（Epstein-Barr virus，EBV）4 型的命名是为了纪念迈克尔·安东尼·爱泼斯坦（Michael Anthony Epstein，1921—　）和伊冯娜·巴尔（Yvonne Barr，1932—　），两人于 1964 年发现了本病毒。相应的细胞被送到费城儿童医院的沃纳·亨利（Werner Henle）和格特鲁德·亨利（Gertrude Henle）夫妇那里，他们在研究这一病毒时发现，EBV 可以直接使 B 细胞永生化（不断繁殖导致癌症），相关结果发表于 1968 年。

德国病毒学家哈拉尔德·祖尔·豪森（Harald zur Hausen，1936—　）曾在亨利夫妇实验室接触过这一病毒。1977 年，豪森担任德国弗莱堡大学（University of Freiburg）的病毒和病原系主任。他与卢茨·吉斯曼（Lutz Gissmann）合作，分离出了人乳头瘤病毒 6（human papillomavirus 6，HPV6），他又与未来的第二任妻子埃特尔 - 米歇尔·德·维利尔斯（Ethel-Michele de Villiers）合作，提取了 HPV6 的 DNA。

1983 年，豪森又在子宫癌患者的样本中发现 HPV16 及其 DNA，一年后又发现 HPV18。他发现这一病毒在 75% 的患者身上可以检测到，于是确信 HPV 是导致子宫癌的病因。因发现 HPV 致癌，豪森获得了 2008 年的诺贝尔生理学或医学奖。

1988 年，周健（Jian Zhou，1957—1999）从北京医科大

学生物化学研究所到位于剑桥大学的英国帝国癌症研究基金会
（ICRF）下属肿瘤和病毒实验室，在国际 HPV 研究先驱莱昂内
尔·克劳福德（Lionel Crawford）教授指导下做研究。1989 年，
周健的妻子孙小依也来到这里做访问学者。

　　他们遇见了从澳大利亚昆士兰大学来这里度学术休假的免
疫学家伊恩·弗雷泽（Ian Frazer）教授。弗雷泽和周健在相邻
的两个实验室工作。

　　弗雷泽一直希望能研制出 HPV 疫苗，这让他与周健找到了
共同兴趣点。1990 年，弗雷泽准备回澳大利亚时，邀请周健夫
妇到昆士兰大学（University of Queensland）的免疫学实验室，
继续共同研究 HPV。

　　HPV 需要在活细胞中培养，但病毒繁殖时与活细胞基因融
合，病毒内核是导致疾病的病毒 DNA，外表是一层有 20 个面
的蛋白质"外壳"。如何获得提纯的 HPV 蛋白质外壳，进而进
行免疫试验，成为一个当时难以逾越的障碍。

　　当时周健利用基因重组技术合成了 HPV 外壳的两个蛋白
质，但如果不能把这两个蛋白质组装起来，成为外壳颗粒，仍
然缺乏免疫效果。

　　1991 年 3 月，周健夫妇在一次散步时，得到灵感，尝试着
将 HPV16 的两个已经表达提纯的 HPV 外壳蛋白——L1 和 L2
蛋白，放在同一个试管组织液中。大约过了两个星期，奇迹发
生了，这两个蛋白通过自组装，形成了 HPV 病毒样颗粒（virus-
like particle，VLP）。

　　很快，弗雷泽与周健夫妇证实，病毒样颗粒能够激发免疫
反应，相关论文发表在 1991 年第 185 期的《病毒学》期刊上 [8]，
论文中详细介绍了制造病毒样颗粒的实验细节。同年，他们申

请了相关专利。这一工作为 HPV 疫苗研发扫清了道路。随后，澳大利亚药企 CSL 获得了专利授权，美国默克公司随后又从 CSL 获得了部分专利权益。

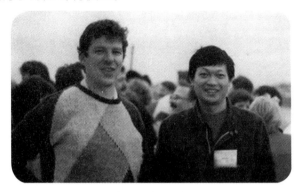

弗雷泽与周健
引自：http://www.cas.cn/xw/kjsm/gjdt/200906/W020090608551211058205.jpg

虽然弗雷泽与周健申请了美国的 PCT 专利，但这一专利仍在美国受到了挑战。美国乔治城大学（Georgetown University）研究人员发现，单独一个病毒外壳蛋白（L1 蛋白）也可以引发免疫反应；美国癌症研究所（NCI）研究人员发现，牛乳头状病毒的 L1 蛋白可以形成病毒样颗粒并引发免疫反应；罗切斯特大学研究人员发现，HPV 11 型病毒 L1 蛋白可以单独自组装为病毒样颗粒，并有免疫作用。

于是，相关的专利争议、官司便开始了。直至 2005 年，葛兰素史克公司才决定接受弗雷泽与周健的 HPV 疫苗专利。

2006 年，默沙东公司四价的 HPV 疫苗 Gardasil 被美国批准，能预防 HPV 6、HPV 11、HPV 16、HPV 18 四种病毒亚型。次年这一疫苗被全球 80 多个国家和地区批准应用。

2007 年，葛兰素史克公司的 16、18 亚型二价 HPV 疫苗

Cervarix 在澳大利亚被批准上市。2009 年 1 月，美国专利部
门最终授权了弗雷泽与周健的专利，专利号为 US. 7,476,389。
2009 年 10 月，葛兰素史克公司的 Cervarix 疫苗在美国被批准
上市。而早在 1999 年，周健便因为过度劳累和疾病，在温州不
幸去世。

　　2014 年，默沙东公司在四价基础上新增了 31、33、45、
52 和 58 五种 HPV 病毒亚型，推出了九价疫苗，商品名同为
Gardasil。2015 年默沙东公司的 HPV 疫苗销量达到 19.07 亿美元。

　　我国于 2017 年上市默沙东公司的四价疫苗，商品名为佳达
修。另外，葛兰素史克的二价疫苗也在同期登陆我国市场，商
品名为希瑞适。

羊吃的是草，挤出来的是药：转基因药物进展

　　索尔克研究所（Salk Institute for Biological Studies）的生
物学教授鲁道夫·耶尼施（Rudolf Jaenisch）是转基因研究领
域的先驱，1974 年，耶尼施与福克斯蔡斯肿瘤研究中心（Fox
Chase cancer center）的比阿特丽斯·明茨（Beatrice Mintz,
1921—　）合作，把外源基因导入小鼠早期胚胎，胚胎发育成
小鼠后，就能表达外源基因[9]。

　　转基因医药业（国外称"pharming"，由 farming 和
pharmaceutical 两个词汇构成）把农牧业和医药业整合在一起，
它利用基因工程技术在宿主动物或植物中插入其本身无法表达
的、相关药品的基因。因此，成体的宿主动物或植物作为生物
反应器，大量表达相应的医药产品，经纯化以后，便可以作为
药品在临床上使用。

转基因技术的研究和应用已经有三十余年的历史，但转基因药品的出现却是近几年的事情。由于转基因药品有着生产成本低、安全性高等特点，有机构预测未来大部分的蛋白、激素、疫苗均可用转基因动植物进行生产，转基因药品将有数百亿美元的市场。

美国 GTC 生物技术公司（GTC Biotherapeutics）研制的转基因山羊乳汁生产抗凝血酶（α-antithrombin，商品名为 ATryn），该公司把从转基因动物的乳汁中分泌、精制治疗用蛋白质生产法申请了专利，并于 2006 年 1 月获得授权。但 2006 年 2 月，欧洲药品管理局宣布，因为临床试验不充分等原因，美国 GTC 生物技术公司生产的世界上第一种源自转基因动物的药品不能在欧盟上市。该公司经过沟通商议，4 个月后，本品又获得了欧洲药品评价局（EMEA）人用药品委员会（CHMP）的批准推荐。

ATryn 抗凝血酶也称抗凝血酶 Ⅲ（antithrombin Ⅲ，AT Ⅲ），主要治疗手术血栓栓塞患者，用于先天性抗凝血酶缺乏患者。美国 FDA 于 2009 年批准本品在美国上市，这也是当前唯一一个同时在欧盟与美国销售的转基因药品。

但本品销售权益为多方合作，而且公司股权关系也较复杂，所以在各方协调不当的情况下，本品的销量并没有达到市场预期。GTC 生物技术公司于 2010 年 12 月被 LFB 生物技术公司（LFB Biotechnologies S.A.S）收购。

荷兰转基因集团公司（Pharming Group NV）研制的转基因兔乳汁生产重组人 C1 抑制剂（rhC1INH），于 2010 年被欧盟药监局批准上市。适应证为治疗遗传性血管性水肿，目前已经申请新的适应证：功能延迟恢复缺血性再灌注损伤（delayed graft function ischemia reperfusion injury）。本品目前还在美国寻求上市，并且该公司近一年来的市场销量未见报道。

　　虽然还有许多国外公司正在进行转基因药品的开发，但也有个别公司因技术或资金原因而中止了这方面的研究。

　　生物医药产业是最贴近民众，且受政策法规调控最为严格的行业。作为生物医药产业的新的类别，加上转基因研究本身的争议性，转基因医药行业的监管调控将更加严格。因转基因药品涉及了药品和转基因动物两个部分，所以美国 FDA 采用两个领域的部门来同时对此药品进行管理。一个是生物药评价与研究中心（Center for Biologics Evaluation and Research, CBER），另一个是兽医学中心（Center for Veterinary Medicine, CVM）。

　　以美国对第一个上市的人用转基因药品 ATryn 的调控为例，生物药评价与研究中心基于 ATryn 的安全性和有效性进行审批；兽医学中心保证生产 ATryn 的成体转基因山羊的健康状况，不但能够持续地产生含药的奶，而且可以连续繁殖 7 代，对外界环境也不造成影响。另外，在 ATryn 获批上市前的 2009 年 1 月 15 日，美国兽医学中心发布了 187 号指导原则《关于使用基因修方面而携带可遗传的重组基因结构的动物的管理办法》，专门管理转基因动物。

参考文献

［1］MIYAKE T, KUNG C K, GOLDWASSER E. Purification of human erythropoietin[J]. The Journal of Biological Chemistry, 1977, 252 (15): 5558-5564.

［2］WELTE K, WANG C Y, MERTELSMANN R, et al. Purification of

human interleukin 2 to apparent homogeneity and its molecular hetero-geneity[J]. The Journal of Experimental Medicine, 1982, 156 (2): 454-464.

[3] URLAUB G, CHASIN L A. Isolation of Chinese hamster cell mutants deficient in dihydrofolate reductase activity[J]. Proceedings of the National Academy of Sciences U.S.A., 1980, 77 (7): 4216-4220.

[4] CARSWELL E A, OLD L J, KASSEL R L, et al. An endotoxin-induced serum factor that causes necrosis of tumors[J]. Proceedings of the National Academy of Sciences U.S.A., 1975, 72(9):3666-3670.

[5] CARPENTER G, KING L JR, COHEN S. Epidermal growth factor stimulates phosphorylation in membrane preparations in vitro[J]. Nature, 1978, 276:409-410.

[6] PADHY L C, SHIH C, COWING D, et al. Identification of a phosphoprotein specifically induced by the transforming DNA of rat neuroblastomas[J]. Cell, 1982, 28:865-871.

[7] SLAMON D J, CLARK G M, WONG S G, et al. Human breast cancer: correlation of relapse and survival with amplification of the HER-2/neu oncogene[J]. Science, 1987, 235 :177-182.

[8] ZHOU, et al. Increased Expression of Vaccinia Recombinant HVP 16 L1 and L2 ORF Proteins in Epithelium Cells Is Sufficient for Assembly of HVP Virion Like Particles[J]. J. Gen. Virology, 1990,71:2185-2190.

[9] JAENISCH R, MINTZ B. Simian virus 50 DNA sequences in DNA of healthy adult mice derived from preimplantation blastocysts injected with viral DNA[J]. Proceedings of the National Academy of Sciences U.S.A., 1974, 71(4): 1250-1254.

结　语

中国作为四大文明古国之一，医药史源远流长，凭借中医药的保障，以我国为核心的东方文明成为唯一流传下来并且没有中断的文明。虽然我国有着杰出的中医药历史，但近代科学体系建立以来，特别是伴随着化学、生命科学的发展，新药发现海量涌现，我国却因战乱和保守没能赶上这一利好。随着改革开放，制药产业也融入市场经济之内。我国的新药发现开始进入"从仿到创"的不断进步之中。

进入新的世纪，国际制药业迎来新一轮高潮，但在利润增加的同时，新实体分子药物却呈现减少趋势。虽然一些老药不断增加新的适应证，如阿司匹林应用于预防和治疗心脏血管疾病，沙利度胺在被痛批几十年后，于 1998 年获批治疗麻风结节性红斑，并于 2006 年获批联合地塞米松治疗多发性骨髓瘤。另外，也有一些孤儿药被开发，但新药发现的黄金时代已经过去。

今天，新药发现迎来了新的低潮。各大药企也都面临新产品后继乏力，老产品专利过期的尴尬，销售额也一降再降。创新的下降，正如元素周期表完成后，再发现新的元素，就非常困难。生理、生化和药理已经成为比较完善的科技体系，对新靶点的寻找变得异常困难。虽然有生物信息学、基因组学、组合化学以及现今的大数据技术，但上市的新药仍没有明显增长。不仅如此，新药失败案例还不断增多，许多新药倒在Ⅲ期临床上。把失败的成本分摊到成功的新药之后，有机构测算出一个新分子实体类药物上市的平均成本已经从10年前的10亿美元增加到现在的20亿美元。

面对现状，正在稳步前进中的我国制药业需要的是迎难而上的勇气，以及对新药研发百折不挠的决心。我国众多的科研机构，已经发现了许多不错的新药先导物，其中一些还具有新的作用机制。特别是新药重大创制专项，大大推动了我国的新药发现。相信随着我国创新环境的持续改善，我国的新药发现会从一个跟跑者，逐步变成一个领跑者。